U0260610

《补救性心理教育丛书》编委会名单

主　　编　吴发科

编委成员　（以姓氏笔画为序）

马　超　　王　玲　　刘学兰　　刘志雅

许思安　　李艳月　　迟毓凯　　陈彩琦

钟明天　　唐红波　　黄喜珊

补救性心理教育丛书

抑郁症
的心理研究与矫治

YIYUZHENG
DE XINLI YANJIU YU JIAOZHI

主编 ◎ 钟明天　　副主编 ◎ 蚁金瑶

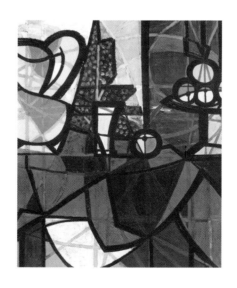

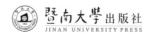
暨南大學出版社
JINAN UNIVERSITY PRESS

中国·广州

图书在版编目（CIP）数据

抑郁症的心理研究与矫治/钟明天主编；蚁金瑶副主编. —广州：暨南大学出版社，2012.12（2021.4 重印）

（补救性心理教育丛书）

ISBN 978 – 7 – 5668 – 0270 – 5

Ⅰ.①抑…　　Ⅱ.①钟…②蚁…　　Ⅲ.①抑郁症—精神疗法　　Ⅳ.①R749.405

中国版本图书馆 CIP 数据核字（2012）第 221621 号

抑郁症的心理研究与矫治
YIYUZHENG DE XINLI YANJIU YU JIAOZHI
主编：钟明天　　副主编：蚁金瑶

出 版 人：张晋升
责任编辑：张仲玲　郭　婷
责任校对：周海燕
责任印制：周一丹　郑玉婷

出版发行：暨南大学出版社（510630）
电　　话：总编室（8620）85221601
　　　　　营销部（8620）85225284　85228291　85228292　85226712
传　　真：（8620）85221583（办公室）　85223774（营销部）
网　　址：http://www.jnupress.com
排　　版：广州市天河星辰文化发展部照排中心
印　　刷：湛江日报社印刷厂
开　　本：787mm×960mm　1/16
印　　张：18.375
字　　数：320 千
版　　次：2012 年 12 月第 1 版
印　　次：2021 年 4 月第 5 次
定　　价：36.00 元

目　录

前　言

　　抑郁症是以显著而持久的心境低落为主要特征的情感性精神障碍。抑郁症的发病率高，全世界很多人都受到抑郁症的困扰，无论个体来自什么种族、处于何种经济地位或哪个年龄阶段，均有可能患上抑郁症。世界卫生组织（WHO）调查发现，抑郁症是 21 世纪威胁人类身心健康的主要疾病之一，并预测抑郁症将于 2020 年成为全世界导致死亡和残疾的第二大因素，而重性抑郁症则被列为年度致残的首要原因。由于抑郁症对人类健康的破坏力巨大，且常常导致悲剧性的自杀事件发生，一直以来，精神科和心理咨询工作者都十分重视抑郁症的防治工作，市面上也层出不穷地涌现出很多与抑郁症相关的书籍。这些书籍中，最为常见的是在心理精神科专业书籍中的各类疾病介绍中夹杂有抑郁症的相关内容，显得较为简略，难以应用于实践；而专门介绍抑郁症的书籍中，较多的类型是自助型指导书，其理论主要围绕认知改变策略展开，未能涉及其他治疗策略，药物治疗基本没有谈及。

　　鉴于此，本书编制的初衷在于较全面系统地介绍抑郁症的预防和治疗方面的知识，不仅重点介绍了抑郁症的认知行为治疗、森田疗法、沙盘治疗、艺术治疗等常用的心理治疗方法，且较详实地介绍了药物治疗的种类和治疗原则，还谈到了难治性抑郁症的尚存争议的终极治疗方法——外科手术治疗。为了使得全书内容更加贴近抑郁症治疗的临床实践，本书的参编者主要是一些具有丰富实践经验的来自临床一线的精神科及心理治疗医师，根据他们既往的主要临床工作内容有针对性地安排章节内容的写作，且每种疗法均配有详细的实际治疗案例以加深读者的理解。

　　本书是集体智慧的结晶。参编者有广东省深圳市精神卫生中心的杨海晨、张文顺、李毅、柯晓殷，深圳市南山区慢性病防治院的赵巍峰，湖南省脑科医院的周彬，湖南省人民医院的王志平，国防科学技术大学人文与社会科学学院的朱雪玲，中南大学湘雅二医院医学心理学研究所的蚁金瑶，上海市虹口区精神卫生中心的汪作为、史泊海。各章节的编写者分列如下：第一章为钟明天，第二章为李毅（第 1~4 节）、杨海晨（第 5 节），第三章为柯晓殷

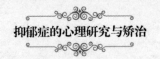

（第 1 节）、杨海晨（第 2 节），第四章为钟明天（第 1 节）、朱雪玲（第 2、3 节），第五章为杨海晨（第 1、2 节）、柯晓殷（第 3 节），第六章为张文顺（第 1 节）、王志平（第 2 节）、史泊海（第 3 节）、柯晓殷（第 4 节）、汪作为（第 5 节），第七章为周彬，第八章为蚁金瑶，第九章为张文顺，第十章为汪作为，第十一章为朱雪玲，第十二章为赵巍峰。全书由钟明天（华南师范大学心理学院）负责基本框架设定，并与蚁金瑶共同负责文字审查修订以及后期统稿工作。

在编写过程中，我们参阅了大量国内外的相关资料，得到了广东省中小学心理健康教育指导中心吴发科教授的热情帮助，以及暨南大学出版社的大力支持，在此深表感谢。由于能力和水平所限，书中定有疏漏或不当之处，敬请各位读者朋友们批评指正。

钟明天

2012 年 11 月于广州

介绍篇

　　编者按：抑郁症是一种新出现的疾病吗？抑郁症到底有多常见？抑郁症对人们的影响有多大？为什么近些年来抑郁症似乎越来越多地出现在我们的周围？本篇将围绕这些问题一一展开论述。

第一章

抑郁症概述

　　抑郁被称作是"心理病理中的普通感冒"，这是因为它的发作十分频繁，几乎人人都在其一生的某段时期里或轻或重地体验过抑郁症状。例如，在工作中受到领导的批评或责难，在生活中与恋爱对象或伴侣发生激烈的争吵，在学习中考试失败而受到家长的责骂等。在诸如此类的状况下，人们都可能体验到抑郁情绪。美国一项全国范围的调查发现，在 8 ~ 10 年级的学生中，61% 的人情绪低落有失望感，45% 的人表示难以承受家庭和学校的负担，34% 的人认为生活中没有什么事情让他们高兴，34% 的人曾经考虑过自杀。另一项包含 1 万名健康个体的调查发现，每两个人当中就有一个人承认自己曾经"有时候感觉压抑"或"沮丧"，一般而言这种状态并不会持续太久或太严重。但是，对于有些人来说，这种情绪持续时间超过 2 周且过于严重，以至于极大地影响了他们的正常生活，这就可能已经达到临床所称的抑郁症。

　　抑郁症（Depression）也称抑郁发作，或"忧郁症"，是一种很常见的以显著而持久的心境低落为主要特征的情感性精神障碍。与正常人经历的情绪起伏不同，抑郁症患者常有情绪低落、体力精力下降、活动减少、产生自罪感和无价值感、社交退缩、丧失兴趣及愉悦感、产生自杀观念等症状，这些症状持久或反复发作，使患者正常学习、工作和生活的基本能力受损或丧失，甚至可能导致患者以自杀结束自己的生命。全世界有很多人受到抑郁症的困扰，无论个体处于什么种族、何种经济地位或哪个年龄阶段，均有可能患上抑郁症。许多众所周知的名人都曾经和抑郁症进行过斗争，例如美国总统亚伯拉罕·林肯、俄罗斯作家列夫·托尔斯泰、英国首相温斯顿·丘吉尔等。由此可见，高贵的地位和富足的生活并不能填充抑郁症患者内心的空虚。根据北欧、英国和美国的调查，有 15% ~ 30% 的成年人都曾经在他们的生活中经历过一次抑郁症。WHO（世界卫生组织）估计，世界范围内大约有 1 亿人患有抑郁症，它将抑郁症列为 21 世纪威胁人类身心健康的主要疾病之一，并预测抑郁症将于 2020 年成为全世界导致死亡和残疾的第二大因素。

事实上，抑郁症并非一种新出现的疾病，自古以来就有人被抑郁情绪困扰。早在 3000 年前，埃及的祭司们就曾经治疗过一种疾病，从其描述来看和抑郁症十分相符：祭司们观察到，人们经历失败之后就会陷入一种沮丧的情绪之中，而且持续时间较长，有阶段性复发的特点。《圣经旧约》中讲述了扫罗王的故事，说他一直遭受"恶魔"的折磨，失去了生活的兴趣，只有大卫的琴声可以使他摆脱这种情绪的困扰。这个"恶魔"被认为是上帝所派遣的，被看成是上帝对扫罗王的惩罚。后来，希波克拉底首次把精神疾病定性为大脑的异常，并把这一现象描写为"躁狂"和"伤感"。

抑郁症是不分年龄的，无论是未成年人、成年人还是老年人，都有可能患上抑郁症。据调查，抑郁症的首发年龄多在 24～29 岁之间。任何时候都有约占总人口比重 5% 的人在临床上被诊断为抑郁症，有 17% 的人在其生命中的某个时期会体验到明显的抑郁情绪，而有将近 25% 的人其抑郁症状持续长达两年的时间，给患者、家属以及社会带来了巨大的负担。抑郁症反复发作的患者在成年后有 20% 的时间消耗在医院里，有 20% 的患者因为他们的症状而完全丧失工作能力。而只有很少的抑郁症患者得到过专业的帮助。近年来，抑郁症患者发病的年龄有年轻化的趋势，"二战"结束以来，越来越多的年轻人患上了此病，已经成为患此病的主要群体。

抑郁症还是一个可能带来极其严重后果的心理疾病。无论是名人还是普通人，老人还是儿童，当其抑郁症状严重到一定程度时，可能会看不到除自杀之外的其他选择。已有很多人在与抑郁症作斗争的过程中遭遇了失败，不断地有认为自杀是解决问题的唯一办法的人走上不归路。国外有著名作家海明威饮弹自尽，演员玛丽莲·梦露服用安眠药死亡，女作家茜尔维娅·普拉特用玻璃片结束了自己的生命；国内则有作家三毛自杀，明星张国荣跳楼身亡和陈百强服药自尽等。在过去几十年里，自杀率以一种惊人的速度增长，自杀死亡率节节攀升，尤其在青少年和儿童中增长得较快。

综上可知，抑郁症是一个极为严重的问题，它对人们生活的各个方面产生潜移默化的负面影响，给社会经济造成了巨大的负担（生产力下降、与事故和伤残相关的花销、医疗和心理治疗方面的费用上升等），甚至会使人们付出惨痛的生命代价。

近些年来，抑郁症的发病率越来越高，在最近 50 年中增长了 10 倍，以至于抑郁症已经成为最常见的心理疾病。抑郁症呈增加趋势的社会学因素主要有：

1. 社会支持的力度减弱

现代社会，人们都把个性作为追求的目标，人际共处日益困难，每三个婚姻中就有一个会去找离婚法官。伴随传统家庭的衰落以及宗教、村镇集体等力量的削弱，许多人无法获得别人的支持而只能依靠自己。正如心理学家保罗·基尔霍次所说："家庭的衰落以及宗教联系的丧失是抑郁症的主要原因。当前起主导作用的'唯物观念'意味着斗争，从而导致人际接触的消减。人群中出现的孤独化，是一个决定性的因素。"尤尔格·温德利认为："个体在集体中的根系一旦开始消失……人就会特别地感受到自己的脆弱和不安。"

由于我们首先关注的是自己而非别人，所以一旦我们需要有人给予支持的时候，别人也一样不会关注我们。美国心理学会主席马丁·塞利格曼指出："单个个体如果遭遇损失，在社会中只能获得很少的支持。而'比较原始'的社会，则十分重视对受害者的帮助，防止受害者从无助变成无望。"

2. 生活的不稳定性增加

现在，几乎没有多少人能够保证自己的工作岗位是保险的。老一辈们理所当然地在某个岗位上奋斗终生的现象，在现代社会里面已经越来越罕见了。一个人在一生中将会多次地更换职业。以往，一个人还可以预期自己的职业前景，而现在，长期计划和长期目标已经落伍了。心理学家克莉斯汀娜·沙赫特纳（Christina Schachtner）指出："开放性和灵活性已经变成了生存的必要，因为在今天，职业已经不再是人们可以一生从事的事情。"

职业的更换，不仅意味着适应新环境和学习新技能的压力，还意味着与其相关的地理和社会环境也在变化，这使得人们越来越难以建立长期的友谊和关系。一个不断更换工作的人要建立温馨和信任的关系是很困难的，因为对于其他人而言，他/她是一个没有过去的人，缺乏与他们一起的共同经历。这种情感脱离根基的后果就是孤独、寂寞和缺少温馨感。

3. 生活条件的改变，给每个人都提出了更高的要求

对于现代人而言，生活变得越来越艰难了。失业人群和单身人士的数量增加；工作的竞争压力增大；越来越高的离婚率导致单亲家庭的数量增加，而单亲家庭的父亲或母亲要承担教育和抚养的双重压力。我们不再相信上帝、偶然和命运，我们相信的是自己，确信自己能够操纵自己的生活和命运。现代社会的物质化进程，更是把个人的成功用物化的金钱来衡量，诸如更好的职业、更好的汽车等。因此，我们都在以自己的方式施展自己的才能，努力使自己从群体中脱颖而出，站在更高的位置，占据更多的资源。现代人的游戏规则就是："你只要能够从生活中获取更多，就不能满足于平庸。"在这个

表面看来一切都是可以通过努力而获得的年代，是没有借口和宽恕可言的，谁做不到最大程度的自我实现，他就是一个失败者。所以，如果我们在职业上没有进展，是自己的责任；在爱情婚姻上没有幸福感，也是自己的责任；身体出现疲惫，仍然只能是我们自己的责任。

我们误认为自己可以完全控制自己的生活，但是，这只是我们的一厢情愿。现实是残酷的，正如美国心理学会主席马丁·塞利格曼所说："我们一再经历不可避免的个人失败。我们很少能够获得我们所追求的东西。失意、挫折和碰壁是我们的日常经历。"

4. 节奏增快和信息大爆炸

随着新技术的使用，像电脑、互联网、手机的使用，数据传递和信息交流速度明显增快，且伴随着知识和信息量的爆炸式增长。专家认为，当代社会里，每 5 年时间，知识量就会增长一倍。而自从"二战"结束以来，人类所获得的知识和信息量超过以往所有世纪的总和。这一结果导致人们的负担过重，要在巨大的信息洪流中筛选出有用的东西已经成为很困难的任务，在多数情况下，我们只能掌握表面的东西。而便利的通讯技术手段使得我们越来越急于求成，低估了在现实生活中解决问题所需要的努力和耐心，结果却发现，我们并不能如愿以偿地快速实现自我的目标，于是可能引发自卑、无助和无能感，认为自己是一个失败者。

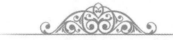

诊断篇

编者按： 国外和国内的诊断标准有何异同点？抑郁症的症状有哪些具体表现？抑郁症与其他疾病之间的关系如何？轻度、中度、重度抑郁症是怎么划分的？青少年儿童、老年人的抑郁症症状有何特殊之处？要准确地诊断抑郁症，就要能够准确地回答这些问题。

抑郁症的诊断标准

第一节　抑郁症的症状介绍

　　心理学家曾将抑郁症的表现概括为"三低"，即情绪低落、思维迟缓和意志消沉。这三种症状是典型的重度抑郁的症状，但不一定出现在所有的抑郁症患者身上，甚至并非出现于多数抑郁症中。抑郁症的表现可分为核心症状和附加症状（心理症状群与躯体症状群）两大类。

一、抑郁症的核心症状

　　（1）心境或情绪低落。表现为从轻度心境不佳到忧伤、悲观、绝望。患者常诉说自己心情沉重，生活没意思，高兴不起来，郁郁寡欢，度日如年，痛苦难熬，不能自拔。有些病人也会出现焦虑、易激动、紧张不安等症状。持久的心境低落是抑郁症重要的特征性症状，是诊断抑郁症必须具备的症状。心境低落通常持续两周以上，多数为数月，少数长达数年。

　　（2）兴趣缺乏。指患者丧失了对既往生活、工作的热忱，对任何事都提不起兴趣，不愿意去做。常表现为闭门独居，疏远亲友，回避社交。

　　（3）乐趣丧失。指患者无法从生活中体验到乐趣。表现为如下两点：

　　①情感体验不能：一方面是没有高兴的体验；另一方面还可能表现在面对令人悲伤、哀愁、愤怒、恐惧之事时，不能在内心有相应的体验。虽然理智上知道事件的性质，知道自己理应有相应的内心情感体验，但是实际上却无此类相应的体验。

　　②情感表达不能：对客观事物的高兴、悲哀、愤怒、恐惧的性质能认识，并能有相应的内心情感体验，但是不能将内心的这些情感体验用表情、动作

和语言表达出来，尤其是不能用表情表达出来，即情感或情绪的表达障碍。

以上三个核心症状是相互联系的，可以在一个患者身上同时出现，互为因果。但也有不少患者只有其中某一种或两种症状较突出，有的症状轻，有的症状重，表现出程度上的差别。

二、抑郁症的附加症状

并非所有的抑郁症患者均有附加症状，而有附加症状的患者表现也不同，有的症状较重、明显，有的症状较轻、不明显。抑郁症附加症状包括心理症状群及躯体症状群两大类。

（一）心理症状群

抑郁症常伴发的心理学症状有：

（1）焦虑。焦虑是抑郁症最常见的伴发症状，而且成为抑郁症的主要伴发症状之一。焦虑表现有三组症状：①紧张不安和忧虑的心境。②伴发的心理症状，如注意困难、记忆不良、对声音敏感和易激惹。③伴发的躯体症状，如交感神经系统活动亢进导致血内肾上腺素浓度增加、肝糖原分解、血压升高、心跳过速、胸闷、吸气困难、过度呼吸、骨骼肌紧张、头痛、颤抖、口干、两手湿冷；副交感性症状如多尿、肠蠕动加快、腹泻乃至大小便不自主排出、感觉毛发竖起等。

（2）自责自罪。患者对自己以往的一些轻微过失或错误痛加责备，认为自己的这些行为让别人感到失望；认为自己患病给家庭、社会带来巨大的负担。严重时患者会对自己的过失无限制的"上纲上线"，甚至达到妄想的程度。

（3）精神病性症状。主要是幻觉或妄想。幻觉是指外界不存在某种事物而患者感知到这种事物，也就是客观环境中没有相应的现实刺激作用于感觉器官而出现的知觉体验。妄想是一种病态的信念或知觉，尽管逻辑荒谬或与事实不相符，但患者仍坚信不疑，无法通过摆事实讲道理对其进行说服。抑郁症患者的幻觉妄想通常是短暂性的，内容多与抑郁心境相一致，有时可表现为不典型的妄想，即观念内容对公认的现实歪曲得不太严重，或者患者并不十分坚信，可以接受医生的影响，也不十分固定。随着抑郁情绪的缓解，幻觉、妄想症状也随之消失。

（4）认知症状。抑郁症伴发的认知症状主要是注意力和记忆力下降。由于注意力固定于内心抑郁体验，病态观念的体验使注意力不容易放到日常生活客观需要记住的事物上，加之注意兴奋集中和思维联想的缓慢，易引起瞬时记忆和近期记忆的减退，有的甚至会对熟悉的人和事产生生疏感、疏远感。这类症状具有可逆性，可随有效的治疗而逐渐缓解。

（5）自杀观念和行为。由于情绪抑郁，自信心下降，认为自己成了没有价值的人、无用的废物、活着是个浪费粮食的人等而产生自伤、自杀的念头。病情严重时，患者的自杀念头会反复出现。抑郁症患者最终有 10% ~ 15% 死于自杀。偶尔有患者会出现"扩大性自杀"，即患者在严重的情绪低落状态下，感觉困难重重，一筹莫展，陷入绝境，从而产生强烈的自杀企图。他们决意自杀摆脱痛苦，但想到自己的亲人也处于重重困难之中，为免除亲人的痛苦和不幸的遭遇，常将自己的配偶或儿女杀死后自杀。这也称为怜悯性杀亲或家族性自杀等。

（6）精神运动性迟滞或激越。多见于"内源性抑郁"病人。精神运动性迟滞患者在心理上表现为思维发动的迟滞和思流的缓慢，患者将之表述为"脑子像是没有上润滑油"。这种情况同时会伴有注意力和记忆力的下降，在行为上表现为运动迟缓、工作效率下降，严重者可以达到木僵的程度。激越患者的表现则与之相反，他们脑中往往反复思考一些没有目的的事情，思维内容无条理，大脑持续处于紧张状态。但他们由于无法集中注意力来思考一个中心议题，因此思维效率下降，无法进行创造性思考。在行为上，激越患者表现为烦躁不安，紧张激越，有时不能控制自己的动作，但又不知道自己因何烦躁，因此惶惶不可终日。

（7）自知力。相当一部分抑郁症患者自知力完整，会主动求治。存在明显自杀倾向者自知力可能有所扭曲，缺乏对自己当前状态的清醒认识，甚至完全失去求治愿望。伴有精神病性症状的患者自知力不完整甚至完全丧失自知力的比例较高。

（二）躯体症状群

抑郁症的躯体症状又称为生物学症状，主要包括睡眠紊乱、食欲紊乱、性功能减退、精力丧失、晨重暮轻、非特异性躯体症状等。这些症状很常见，但并非每例都出现。

（1）睡眠紊乱。睡眠是人体一种非常重要的自我调节和保护功能。睡眠紊乱指睡眠处于不正常状况，是常见的一种睡眠障碍。抑郁症患者可表现为：①早段失眠，即入睡困难。他们常常 1 个小时甚至 2 个小时以上才能入睡，严重时，病人甚至整夜未睡、通宵未眠。②中段睡眠障碍。这指的是在睡着之后经常很快醒来，醒后再入睡困难，甚至直到早上应该起床的时间才能再入睡。③末段失眠。最常见的是早醒，具有特征性的意义。有些患者会有睡眠感的缺失，即别人以为他睡得很好，但患者本人觉得自己一点也没睡着，称为主观性失眠。④睡眠过多。少数抑郁症也会出现睡眠过多，表现为嗜睡、睡眠增加或者白天黑夜连着睡都觉得不够。

（2）食欲紊乱。这一症状主要表现为食欲下降和体重减轻。食欲下降轻度患者多数表现为对饮食无兴趣，觉得什么食物都变得没有味道，不思饮食，重度患者则拒绝进食。患者因为食欲不好，所以常出现体重下降、营养不良等症状。轻度患者体重下降不明显，明显体重下降的标准是一个月内下降的程度达到5%，或者每日下降接近2斤，且一般持续2~3个月。少数患者会食欲增强，或者有间歇性（间断性出现）的饥饿感，或者暴饮暴食。如果食欲增强，或者食欲下降，甚至还有睡眠增多的话，约有10%的病人表现出体重增加。

（3）性功能减退，即性欲减退，指的是抑郁症患者性欲下降，夫妻性生活次数明显减少，甚至缺乏，或无法从中体验到乐趣。这一症状与情绪低落相一致，是十分常见的症状。性欲减退常引起夫妻问题，而这一问题又会加重抑郁症状。

（4）精力丧失，主要表现为疲乏无力，洗漱、着衣等生活小事都感到困难费劲、力不从心，有无明显原因的持续疲劳感。轻度患者常感觉自己身体疲倦、力不从心，生活和工作丧失积极性和主动性；重度患者甚至连吃、喝、个人卫生都不能顾及，他们常用"精神崩溃"、"泄气的皮球"来描述自己的状况。该症状有时与精神运动性迟滞相伴随。

（5）晨重暮轻。约有50%的抑郁症患者症状有明显的昼夜节律的改变，即抑郁情绪在晨间加重，下午和晚间减轻。

（6）非特异性躯体症状。主要表现为反复或持续出现各种躯体不适和植物神经（又称自主神经）症状，如头疼、头晕、心悸、胸闷、气短、心前区疼痛、四肢麻木、恶心呕吐、周身不适、尿频、尿急等症状。患者多不找精神科医生，而去其他科室反复就诊，希望得到相应的治疗。经医生检查又查不出什么病，在此情况下，该类患者仍旧认为一定是自己身体有病没有查出来，因此更加重了担心。如果仅仅是担心，就是一种疑病，即怀疑自己有病，但不坚信；如果不能听从解释，不相信医生做出的各种检查结果，坚信自己得了不治之症，甚至认为自己身体内部已经腐烂等，这就达到了疑病妄想，

达到这种严重程度的患者较为少见。

第二节 三种诊断标准的抑郁症定义

抑郁症至今没有绝对明确、统一的定义，现在比较普遍的定义是：抑郁症是由各种原因引起的以抑郁为主要症状的一组心境障碍或情感性障碍，是一组以抑郁心境自我体验为中心的临床症状群或状态。所谓"抑郁心境"是指在一段较长时间（一般持续2周或数月数年）内所体验到的占优势地位的一种抑郁情绪或抑郁心情。

关于抑郁症的诊断，在西方国家里，普遍存在着抑郁症诊断扩大化的明显趋势，其原因在于对"躯体化（Somatization）"这一术语的滥用；在我国，则是有很多医生对抑郁症认识不足，易致漏诊、误诊。抑郁症的确诊必须是患者具有抑郁的精神症状才能成立，这是目前必须遵循的诊断原则，否则难免将抑郁症的诊断漫无边际地扩大化。正确诊断抑郁症，制定出统一的、公认的并被接受的诊断标准，一直是精神病学学者们努力奋斗的目标。目前全世界主要应用的为以下三种诊断标准：

一、国际疾病分类 - 第 10 版（International Classification of Diseases, Tenth Revision, ICD - 10）

这一诊断标准为欧亚大多数国家采用，是 ICD - 10 规定的抑郁发作。（编者注：即临床所称的抑郁症，下同）一般标准有以下 3 条：

（1）抑郁发作须持续至少 2 周；

（2）在病人既往生活中，不存在足以符合轻躁狂或躁狂标准的轻躁狂或躁狂发作；

（3）需除外的最常见情况：此种发作不是由于精神活性物质使用或任何器质性精神障碍所致。

抑郁发作的症状分为两大类，可以粗略地将之分别称为核心症状和附加症状。

抑郁发作的核心症状有 3 条：

（1）抑郁心境，对个体来讲肯定异常，存在于一天中大多数时间里，且几乎每天如此，基本不受环境影响，持续至少 2 周；

（2）对平日感兴趣的活动丧失兴趣或愉快感；

（3）精力不足或过度疲劳。

抑郁发作的附加症状有 7 条：

（1）自信心丧失和自卑；

（2）无理由的自责或过分和不适当的罪恶感；

（3）反复出现死或自杀想法，或任何一种自杀行为；

（4）主诉或有证据表明存在思维或注意能力降低，例如犹豫不决或踌躇；

（5）精神运动性活动改变，表现为激越或迟滞；

（6）任何类型的睡眠障碍；

（7）食欲改变（减少或增加），伴有相应的体重变化。

根据患者出现以上症状的情况可按严重程度分为以下三种。

（1）轻度抑郁发作：具有核心症状中的至少两条，核心与附加症状共计至少四条。

（2）中度抑郁发作：具有核心症状中的至少两条，核心与附加症状共计至少六条。

（3）重度抑郁发作：具有全部核心症状，核心与附加症状共计八条。它又分为不伴精神病性症状和伴有精神病性症状两种类型。

伴有精神病性症状者需存在如下症状：

（1）患者存在妄想和幻觉，但不应有典型精神分裂症性的幻觉和妄想，即不应有完全不可能或与文化不相适应的妄想，不应有对病人进行跟踪性评论的幻听或第三人称的幻听。常见的情况为带有抑郁、自罪、虚无、自我援引（又称关系妄想）及被害内容的妄想。

（2）患者存在抑郁性木僵。

伴有精神病性症状者又分为与心境相协调的和与心境不协调的两类。与心境相协调的精神病性症状包括罪恶妄想、无价值妄想、躯体疾病或大祸临头（灾难）妄想、嘲弄性或谴责性的听幻觉；与心境不协调的精神病性症状包括被害或自我援引妄想，没有情感色彩的幻听。

ICD － 10 中还列举了一系列所谓"躯体化症状"，在含义上与 DSM － Ⅳ 的伴忧郁或经典分类中的内源性抑郁症类似。这些症状包括：

（1）对平日感兴趣的活动丧失兴趣或失去乐趣；

（2）对正常时能产生情感反应的事件或活动缺乏反应；

（3）比通常早醒 2 小时以上；

（4）早晨抑郁加重；

（5）具有明显的精神运动性迟滞或激越的客观证据（他人的观察或报告）；

（6）食欲明显丧失；

（7）体重减轻（上月体重的5%以上）；

（8）性欲明显丧失。

符合"躯体化症状"的条件是上述症状中（1）、（2）两条必须具备一条，（3）～（8）条需要具备4条才能肯定。

二、精神障碍诊断与统计手册－第4版（Diagnostic and Statistical Manual of Mental Disorder，Fourth Edition，DSM－Ⅳ）

它是美国制定的精神病学诊断标准，它规定的抑郁发作标准如下：

（1）在连续两周内，出现与以往功能不同的明显改变，表现为下列5项以上，其中至少1项是①心境抑郁或②丧失兴趣或乐趣。

注：不包括明显是由于一般躯体情况或者与心境协调的妄想幻觉所致的症状。

①患者几乎每天大部分时间都心境抑郁，这或者是主观的体验（例如感到悲伤或空虚），或者是他人的观察（例如看来在流泪）。青少年和儿童的表现可能是心境激惹；

②患者几乎每天大部分时间，对于所有（或几乎所有）活动的兴趣都显著减低；

③患者出现显著的体重减轻（未节食）或体重增加（在一个月内体重变化超过原体重5%），或者几乎每天食欲减退或增加。注：儿童则为未达到应增体重；

④患者几乎每天失眠或嗜睡；

⑤患者几乎每天精神运动激越或迟缓（由他人观察到的情况，不仅是主观体验到坐立不安或缓慢）；

⑥患者几乎每天感到疲倦乏力或缺乏精力；

⑦患者几乎每天都感到生活没有价值，或过分的、不合适的自责自罪（可以是妄想性的程度，不仅限于责备自己患了病）；

⑧患者几乎每天感到思考或集中思想的能力减退，或者犹豫不决（或为自我体验，或为他人观察）；

⑨患者经常想到死亡（不只是怕死），产生没有特殊计划的自杀意念、自杀企图，或制订一种特殊计划以期实行自杀。

（2）患者的这些症状并不符合混合发作的标准。

（3）这些症状使患者产生了临床上明显的痛苦烦恼，或者使患者出现在社交、职业或其他重要方面的功能缺损。

（4）这些症状并非由于某种物质（例如某种滥用药物，某种治疗药品）或由于一般躯体化情况（例如甲状腺功能降低）所引起。

（5）这些症状不能归于离丧，离丧症状即在失去所爱者后出现这些症状并持续2个月以内，其特点为显著的功能缺损、病态地沉湎于生活无价值、自杀意念、精神病性症状或精神运动性迟缓。

根据患者出现以上症状的情况按严重程度分为以下七种。

（1）X1——轻度：症状基本上不超过诊断所需的项数，其结果只是轻度影响了职业功能或者轻度影响了日常社交或人际关系。

（2）X2——中度：症状或功能缺损在"轻度"与"重度"之间。

（3）X3——重度而不伴有精神病性。表现：症状数超过诊断所需项数，而且症状严重影响了职业功能或者重度影响了日常社交或人际关系。

（4）X4——重度且伴有精神病性。表现：妄想或幻觉。如果可能的话，注明精神病性表现与心境是否协调。

与心境协调的精神病性表现：妄想或幻觉的内容与典型的抑郁主题（如个人的不足处、罪责、疾病、死亡、虚无或应得的惩罚）均相协调一致。

与心境不协调的精神病性表现：妄想或幻觉的内容与上述典型的抑郁主题不相协调一致却包括一些被害妄想（与抑郁主题不直接有关）、思想被插入、思想被广播、被控制妄想等。

（5）X5——部分缓解：抑郁发作的症状还存在，但已不符合所有标准，或者已有一段时间毫无抑郁症状，但时间不满2个月（如抑郁发作诊断是叠加在心境恶劣障碍之上的，那么此时只下后一诊断）。

（6）X6——充分缓解：在过去2个月内，不存在明显的心境症状。

（7）X0——未注明。

三、中国精神障碍分类及诊断标准第3版（Chinese Classification and Diagnostic Criteria of Mental Disorders, Third Version, CCMD - 3）

这是我国自行制定的精神病学诊断标准，它规定的抑郁发作以心境低落为主，与其处境不相称，可以从闷闷不乐到悲痛欲绝，甚至发生木僵。严重者可出现幻觉、妄想等精神病性症状。某些病例的焦虑与运动性激越很显著。该诊断标准由症状标准、严重标准、病程标准和排除标准等部分组成。

1. 症状标准

以心境低落为主，并至少有下列4项：

（1）兴趣丧失、无愉快感；

（2）精力减退或疲乏感；

（3）精神运动性迟滞或激越；

（4）自我评价过低、自责或有内疚感；

（5）联想困难或自觉思考能力下降；

（6）反复出现想死的念头或有自杀、自伤行为；

（7）睡眠障碍，如失眠、早醒或睡眠过多；

（8）食欲降低或体重明显减轻；

（9）性欲减退。

2. 严重标准

社会功能受损，给本人造成痛苦或不良后果。

3. 病程标准

（1）符合症状标准和严重标准至少已持续2周；

（2）可存在某些分裂性症状，但不符合分裂症的诊断。若同时符合分裂症的症状标准，在分裂症状缓解后，满足抑郁发作标准至少2周。

4. 排除标准

排除器质性精神障碍或精神活性物质和非成瘾物质所致抑郁。

5. 说明

本抑郁发作标准仅适用于单次发作的诊断。

按病理症状及严重程度等将抑郁症分为以下几类。

（1）轻性抑郁症（轻抑郁）：除了社会功能无损害或仅轻度损害外，发作符合抑郁发作的全部标准。

（2）无精神病性症状的抑郁症：除了在抑郁发作的症状标准中，增加"无幻觉、妄想，或紧张综合征等精神病性症状"之外，其余均符合该标准。

（3）有精神病性症状的抑郁症：除了在抑郁发作的症状标准中，增加"有幻觉、妄想，或紧张综合征等精神病性症状"之外，其余均符合该标准。

（4）复发性抑郁症：

①目前发作符合某一型抑郁标准，并在间隔至少2个月前，有过另1次发作符合某一型抑郁标准。

②以前从未有躁狂，不符合任何一型躁狂、双向情感障碍或环性情感障碍标准。

③排除器质性精神障碍，或精神活性物质和非成瘾物质所致的抑郁发作。

复发性抑郁症又可细分为以下几类。

（1）复发性抑郁症，目前为轻抑郁：符合复发性抑郁的诊断标准，目前发作符合轻抑郁标准。

（2）复发性抑郁症，目前为无精神病性症状的抑郁：符合复发性抑郁的诊断标准，目前发作符合无精神病性症状的抑郁标准。

（3）复发性抑郁症，目前为有精神病性症状的抑郁：符合复发性抑郁的诊断标准，目前发作符合有精神病性症状的抑郁标准。

第三节　三种诊断标准对抑郁症定义的异同点

ICD－10、DSM－IV 和 CCMD－3 这三种诊断标准对抑郁症的定义有详有略、有同有异，反映了不同学术观点之间的分歧。

一、三种诊断标准的相同点

（1）三个标准对抑郁症都有较清楚的概念描述且诊断要点极其相近。

（2）三个标准都强调了抑郁症反复发作的特点，指出大多数有过一次发作的病人都会后续有多次发作。

（3）ICD－10 和 DSM－IV 都强调了将抑郁症的程度分为轻度、中度以及重度，并加以确定；DSM－IV 则进一步将抑郁的单次与反复发作划分为轻、中、重度，对重度抑郁的界定基本同 ICD－10。

（4）三个标准都强调了抑郁发作不包括发生于双向情感障碍中的抑郁状态。因此，抑郁症只包括首次发作抑郁症或复发性抑郁症。

（5）ICD－10 和 DSM－IV 均对抑郁症即"忧郁的"或"躯体的"症状的诊断作出了界定性诊断标准。

二、三种诊断标准的不同点

1. 三种诊断标准所强调的症状有所不同

（1）ICD－10 诊断标准强调心境低落、兴趣和愉快感丧失、精力降低等症状为典型抑郁症发作的症状，此外，它还强调被广泛认为具有特征性的症状，如通常身处愉快环境缺乏情感反应的症状、早醒、精神运动性迟滞或激越、食欲性欲下降、体重的下降等；ICD－10 强调了心境低落的昼夜节律变化——早晨抑郁加重；心境抑郁低落可以在某些患者中不明显、不突出，而突出的是焦虑、痛苦、运动激越症状；ICD－10认为易激惹、过度饮食、疑病观念、戏剧性行为可以掩盖抑郁心境，使抑郁心境不易被人发现；ICD－10强调抑郁心境不能随环境的改变而改变；强调恐怖症、强迫症症状可以掩盖抑郁心境；强调在症状极为严重或起病非常突然时，如激越和迟滞这类主要症状十分明显时，患者可能不愿或不能描述许多其他症状。在这种情况下，从总体上评定为重度发作也是适宜的，其抑郁心境可以不必持续2周。它强调抑郁心境有个体差异；它还指出痴呆或精神发育迟滞患者并不排除可治性抑郁症的诊断。

（2）DSM－Ⅳ诊断标准则强调抑郁症必须有心境抑郁或者丧失兴趣和乐趣，有两者之一即可；它没有指出对愉快环境缺乏情感反应的症状；它指出抑郁症可有食欲增加、体重增加症状；它指出抑郁症可以有嗜睡症状；它指出社交、职业或其他重要方面的功能缺损；它要求排除药物、躯体情况、离丧所致的抑郁，即居丧时的反应不算抑郁症；这些症状在ICD－10及CCMD－3中均未提及。

（3）CCMD－3诊断标准在病程标准中增加了抑郁叠加分裂症状的病程鉴别规定，便于医师掌握操作及鉴别诊断，这一点ICD－10及DSM－Ⅳ均未提及。

2. 三种诊断标准对抑郁症严重程度界定有所不同

（1）ICD－10诊断标准对抑郁症的轻、中、重度界定明确，便于临床应用；它指出重度抑郁症患者一般都存在躯体症状、患者痛苦、自罪、自杀观念及自杀行为或木僵症状，可以出现或不出现精神性症状。患者除了在极有限的范围内，几乎不可能继续进行社交、工作或家务活动。它指出幻觉妄想有协调和不协调之分；它明确了木僵应与精神分裂症木僵、分离性木僵（癔症性木僵）、器质性木僵相鉴别；它还指出其他抑郁症的标准；它还明确了无抑郁症发作缓解的指标。

（2）DSM－Ⅳ诊断标准对抑郁症的轻、中、重度标准也很明确，但是较ICD－10简单；它对重度抑郁的界定未强调自杀观念；它对抑郁症发作缓解的界定很明确，分为部分缓解和完全缓解。

（3）CCMD－3诊断标准中无中度抑郁症标准的界定，它只界定轻度和重度抑郁症；它明确指出重度抑郁症可出现精神病性症状，但未指出自杀行为、木僵等是重度抑郁症的标准，亦未写明重度抑郁症是否均伴有躯体症状；它对精神病性症状未作出协调的与不协调的区分；它无抑郁症缓解的标准但有明确的缓解期标准。

（4）ICD－10 强调的"忧郁的"或"躯体的"症状与 DSM－Ⅳ强调的略有不同；而 CCMD－3 则对此类症状未提及。

第四节　抑郁症与其他疾病的关系

一、抑郁症与神经症

神经症是一种主要表现为焦虑、恐怖、强迫、疑病、抑郁、衰弱症状的精神障碍。常出现抑郁或轻中度抑郁状态：情绪抑郁、忧伤、焦虑、紧张恐惧、烦躁；对生活失去兴趣，对未来绝望，有自杀观念；注意力难以集中、工作能力下降、自责、情绪不稳、易激惹；出现躯体症状如腹胀、头痛、胸痛、心慌、心动过速、食欲不振（又称食欲缺乏）、体重下降、性欲下降或缺失、月经不调、失眠多梦等。

神经症患者出现抑郁状态及躯体症状，与社会不良因素刺激、心理素质偏低和性格缺陷有关。神经症与抑郁症共病现象十分多见，以焦虑症、神经衰弱、强迫症及疑病症与抑郁症共病最为多见，因此如何甄别就显得十分必要。

（一）抑郁症与焦虑症

（1）焦虑症是一种以焦虑情绪为主的神经症，这种情绪有明显的主观性，是一种主观体验到的害怕、紧张情绪，常伴有自主神经紊乱、肌肉紧张与运动性不安等症状。焦虑是一种内心紧张不安，表现为对未来可能发生的、难以预料的某种危险或不幸事件的过度担心，在观念上是不确定的；而抑郁症意味着已经造成的丧失，是无可挽回的既定事实，在观念上是确定的。

（2）焦虑情绪对于人来说是具有保护性意义的，有利于人积极地去预防不利事件的发生，是采取各种预防措施的动力。因此，这种情绪在一定程度上是有益处的和有社会适应价值的；而抑郁心境表现为从心情烦闷、消沉、郁郁寡欢、状态不佳、心烦意乱、苦恼、忧伤到悲观、绝望，这些情绪持续一定的时间并达到一定的严重程度，会极大地影响患者的工作、学习、生活和社交能力，甚至导致自杀，因此对人是无益的，没有社会适应价值。

（3）就诊断而言，当抑郁与焦虑均较严重，并均符合各自的诊断标准时，只要抑郁程度足以达到迟滞性抑郁，则优先诊断为抑郁症；严重焦虑伴轻度抑郁症状不足以诊断为抑郁症时，应诊断为焦虑症；严重抑郁伴轻度焦虑症状不足以诊断为焦虑症的，应诊断为抑郁症。

（二）抑郁症与神经衰弱

（1）轻性抑郁常有头晕、头痛、无力和失眠等症状，易误诊为神经衰弱。但后者起病前有一定的心理和社会因素，如长期紧张、用脑过度等，情感以焦虑、脆弱为主，主要临床表现是与精神易兴奋相联系的精神易疲劳、心情紧张、烦恼和易激惹等情绪症状及肌肉紧张性痛和睡眠障碍等生理功能紊乱症状。

（2）神经衰弱患者自知力良好，症状被动性大，求治心切；而抑郁症以心境低落为主，伴随思维迟缓，自卑、自罪、自杀意识及生物学症状（如情绪昼重夜轻，食欲、性欲下降等），少数抑郁症患者自知力丧失，不主动求治。

（3）抑郁症的病人多伴有焦虑，并与生理性、季节性相关；神经衰弱的病人没有这一特点。

（三）抑郁症与强迫症

强迫症病人可有抑郁心境，抑郁症病人也可有强迫症，二者的主要区别在于强迫症和抑郁心境何者是原发性的和占主要地位的症状。

（1）强迫症的特点是有意识的自我强迫和反强迫并存，二者强烈冲突使病人感到焦虑和痛苦。强迫症伴有的抑郁症状起源于自己的内心而不是被别人或外界影响所强加，往往由强烈的反强迫意愿引起。患者虽极力抵抗，却无法摆脱。抑郁则是对强迫疾病的一种心理反应，随强迫症状而转移，随强迫症状的加强或减轻而加重或减轻。

（2）抑郁症伴发的强迫症状，突出的是心情烦闷、郁郁寡欢、心烦意乱、悲观、绝望等抑郁心境。强迫症状的伴生与患者思索困难及对事物缺乏信心有关，进而继发出现强迫观念（强迫思想、强迫性穷思竭虑、强迫怀疑、强迫联想、强迫回忆、强迫意向）、强迫动作和行为（强迫检查、强迫洗涤、强迫性仪式动作、强迫询问、强迫缓慢）；抑郁症伴发的强迫症状较泛化，强迫症状严重程度较轻，对强迫症状的焦虑、自我克制愿望皆少，一般治疗好抑郁症，强迫症状随即消失。

此外，抑郁症与强迫症的区别还在于：抑郁症是一种发作性的障碍，强迫症的典型形式是慢性的；电休克对内源性抑郁（病因尚未十分明确的原发性的情感障碍）有效，却对强迫症无效；抑郁症与躁狂症属于同一个临床实体，而强迫症跟躁狂沾不上边；强迫症与人格结构有直接联系，抑郁症却与任何一种人格结构都没有显著关系。

（四）抑郁症与疑病症

疑病症突出的是持久存在的疑病症状，其抑郁是一种对可能患有某病而忧虑的心理反应，如患者常对自身健康产生疑虑或过分注意，经过必要的检查和医生的解释保证，他们的疑虑仍然不能结束；抑郁症患者常有疑病观念或疑病症状，但抑郁症状更突出明显，占主导地位。

二、抑郁症与应激相关障碍

应激相关障碍是指一组因严重或持久的精神创伤所引起的精神障碍，也称反应性精神病。强烈或持久的心理应激因素是导致本病发生的直接病因。应激相关障碍类疾病，如创伤后应激障碍、适应障碍及居丧反应与抑郁症区别如下：

（一）抑郁症与创伤后应激障碍

（1）创伤后应激障碍常在异乎寻常的威胁性或灾难性心理创伤（如天灾人祸）后出现，以焦虑、痛苦、易激惹症状为主，患者情绪波动大，并无晨重夜轻的节律改变；而抑郁症可以没有促成的生活事件，临床上以心境抑郁为主要表现，还具有晨重夜轻的节律特点。

（2）创伤后应激障碍患者精神运动性迟缓不明显，睡眠障碍多为入睡困难或睡眠不深，有与创伤有关的噩梦、梦魇，特别容易从睡梦中尖叫醒来；抑郁症患者多有明显的精神运动性迟缓，睡眠障碍多为早醒，而醒后难以重新入睡。

（3）创伤后应激障碍患者常重新体验到创伤事件，有反复的闯入性回忆，易受惊；抑郁症患者则无此类症状。

（二）抑郁症与适应障碍

（1）适应障碍是因长期存在应激源或困难处境加上病人的人格缺陷而产生烦恼、抑郁等情感障碍以及适应不良行为（如不注意卫生、生活无规律等）和生理功能障碍（如睡眠不好、食欲缺乏等）并使社会功能受损的一种慢性心因性障碍；抑郁症是一种常见的心境障碍，可由各种原因引起，以显著而持久的心境低落为主要临床特征，且心境低落与其处境不相称。

（2）适应障碍的发生是心理社会应激因素与个体素质共同作用的结果，是对于某一明显的处境变化或应激性生活事件所表现出的不适反应，诸如更换工作、新兵入伍、考入大学、移居国外、离退休后或患严重躯体疾病引起的生活适应障碍；迄今为止，抑郁症病因与发病机制还不明确，也无明显的体征和实验室指标异常症状，概括地说是生物、心理、社会（文化）因素，即遗传因素、生物因素、心理—社会因素相互作用的结果。

（3）适应障碍是一种短期的和轻度的烦恼状态及情绪失调，能影响到社会功能，但不出现精神病性症状；而抑郁症根据有无"幻觉、妄想或紧张综合征等精神病性症状"，又分为无精神病性症状的抑郁症和有精神病性症状的抑郁症，后者指在抑郁症发展过程中，出现持续时间相对短暂的幻觉妄想等精神病性症状的抑郁症。可以出现视觉、听觉、嗅觉、味觉、触觉、内脏等各种幻觉和关系、迫害、嫉妒、自责自罪等各式各样的妄想。

（4）适应障碍通常在遭遇生活事件后1个月内起病，病程一般不超过6个月。表现为或轻或重的抑郁心境、愉快感减退或丧失、兴趣减退或消失、心烦、焦虑、易激惹、恐惧不安、冲动、绝望、无助感、易哭；抑郁症符合上述症状标准和严重标准并至少持续2周，以显著而持久的心境低落为主要临床特征。此外，抑郁症还具有抑郁心境所导致的继发症状，如自责自罪、精神病性症状、认知症状（注意力和记忆力下降）、自杀观念和行为、精神运动性迟滞或激越、自知力受损、睡眠紊乱、食欲紊乱、性功能亢进、精力丧失、晨重夜轻等。

（三）抑郁症与居丧反应

居丧反应又称亲人死亡的悲伤反应，是指失去亲人后产生的精神情感的、生理的和行为的反应。居丧反应是一种正常的悲痛反应，居丧者会经常向周围人诉说悲伤的心情，会有轻微的负罪感（如认为自己没有照顾好死者），会有轻微的体重减轻与睡眠紊乱，但在2个月内严重症状会消失；居丧者会试图重返工作岗位和参加社会活动，如尽量与家庭成员在一起或去工作，居丧者会主动通过这些方式来转移注意力并逐渐摆脱悲痛情绪，1年内情绪逐渐平稳；此外，灾难后居丧者的居丧反应初期的各种精神、躯体症状严重，如果不及时干预，使其持续时间长，则演变为创伤后应激障碍的概率较高。按DSM－Ⅳ标准建议：在居丧反应的最初2个月内，如果没有明显的社会功能损害和无价值观、自杀观念、精神病性症状和运动迟滞等严重症状，就不能诊断为抑郁症。抑郁症患者会有强烈的负罪感，认为自己有罪；他们会有强烈的无价值感，认为自己活得毫无意义；他们还会经常考虑或企图自杀，有明显的体重减轻和睡眠紊乱现象，患者几乎不想也无法重新开始工作与参加社会活动。这些症状可以持续2个月以上甚至1年以上。

三、抑郁症与精神分裂症

抑郁症诊断需排除精神分裂症，而两者很容易相互误诊，因为在精神分裂症病程中可以伴发严重抑郁。有些患者既有抑郁症状又有精神分裂症症状，并且两者同时出现、同样严重、同时消失，这种疾病应诊断为分裂情感性精神障碍；有些患者在精神分裂症症状基本消失后，往往发生抑郁症状，称之为精神分裂症后抑郁；还有一些抑郁症患者出现精神分裂症状。上述这些情况都造成患者诊断困难，进而影响治疗。因此，正确识别、区分抑郁症和精神分裂症关系重大，两者主要鉴别点如下：

（1）精神分裂症也可伴有抑郁症状，但这种抑郁症状持续时间短暂，其情感反应以淡漠为主，缺乏真正的抑郁内心体验；抑郁症则以心情烦闷、郁郁寡欢、心烦意乱、悲观、绝望等抑郁心境为主。

（2）精神分裂症紧张性木僵多呈现蜡样屈曲，肢体任人摆布，即使四肢悬空或放在极不舒适的位置也能维持很久而不主动改变，如同蜡做的人一般。精神分裂症患者还可见违拗，如要求他做的动作不但不执行，反而做出与要求完全相反的动作（如要求患者张嘴时，患者反而把嘴闭得更紧），或患者对于别人的要求不做出任何反应；抑郁症的木僵或亚木僵状态，其典型表现是行动迟缓、精力减退、缺乏兴趣和活力、总感到心有余而力不足、家务和日常活动都懒得去做、整天无精打采、身心疲惫，严重者呆若木鸡，但不会出现被动性服从、蜡样屈曲或违拗等。

（3）精神分裂症患者发病时多伴有幻觉、妄想、行为紊乱等，其中妄想以关系妄想、被害妄想和物理影响妄想最为多见；抑郁症以心境低落为主要特点，有时也可有妄想，但一般以自罪妄想最多见，其妄想内容并不荒谬离奇。

（4）精神分裂症的病程多数为发作进展或持续进展，缓解期常有残留精神症状或人格缺损；抑郁症的心境低落是间歇发作性病程，患者在间歇期基本正常。

（5）精神分裂症患者大多数不能正确分析和辨识自己的疾病和精神状态，

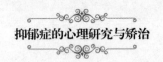

不能指出在自己既往和现在的表现与体验中哪些属于病态，并认为自己精神正常、没有病，对治疗不配合；抑郁症患者大多知道自己在情绪上出了问题，并为此感到很痛苦，能配合治疗。

此外，值得一提的是"分裂症后抑郁"。这种抑郁症状出现在精神分裂症疾病恢复期，即绝大多数精神分裂症症状消失或尚存个人少量的阳性和（或）阴性精神分裂症症状或患者自知力恢复或大部分恢复的阶段，也可发生在分裂症之后任何时期或在间隔很长时间之后，其抑郁症状、持续时间、严重程度均可达到抑郁症标准。

四、抑郁症与分裂情感性障碍

（1）分裂情感性障碍的精神分裂症状与抑郁症状几乎是同生、同存、同消失的，而抑郁症患者的精神分裂症症状（不协调症状）不是与抑郁症状同生的，而是在抑郁症状出现之后才出现的。它多在抑郁症状严重时出现，多数患者这种症状持续时间不长，并且它常在抑郁症消失之前消失。

（2）分裂情感性障碍抑郁型的精神病性症状，多为典型的或特征性的精神分裂症症状，如评论性幻听、争论性幻听、命令性幻听、思维松散、思维破裂、思维贫乏、原发性妄想、情感倒错、意志缺乏等；抑郁症不协调精神病性症状，多为精神分裂症的常见症状，如言语性幻听和源于幻觉的继发性妄想、关系妄想、被害妄想以及现实解体、人格解体等感知综合障碍。

五、抑郁症与双相情感障碍

（1）双相情感障碍是以躁狂或忧郁的反复发作和交替发作为特征的精神病。主要表现为情感高涨（躁狂）或低落（抑郁），或两者交替出现。躁狂症的特征是兴奋、激动、乐观、情感高涨；抑郁型恰恰是另一极端，其特点是忧郁、悲观、沉静、情感低落。因二者可交替发病，故该病又称循环性精神病。在双向情感障碍发病全程中，有的患者以躁狂型为主，有的患者以忧郁型为主，他们往往一个阶段化悲为喜，另一个阶段又转喜为忧。

（2）抑郁症以心境低落为主，患者以往从未有症状符合任何一型躁狂、双相情感障碍或环性情感障碍标准。

六、抑郁症与持续性心境障碍

持续性心境障碍是一种情感性精神障碍（心境障碍），其特点为：持续并常有起伏的心境障碍，每次发作极少严重到足以描述为轻度躁狂，也不足以达到轻度抑郁。其发作形式为：环性心境障碍（反复出现心境高涨或低落）、恶劣心境（持续出现心境低落）、混合状态（躁狂和抑郁症状在一次发作中同时出现）。

1. 环性心境障碍

环性心境障碍是一种慢性情绪障碍，是一种不能满足重性抑郁症或躁狂发作诊断标准但反复出现众多轻躁狂发作和抑郁发作症状的疾病。

2. 恶劣心境

恶劣心境（Dysthymic Disorder）指一种以持久的心境低落状态为主的轻度抑郁，从不出现躁狂。此病症常伴有焦虑、躯体不适感和睡眠障碍。患者有求治要求，但无明显的精神运动性抑制或精神病性症状，生活不受严重影响。在 ICD - 10 和 DSM - IV 中，称为 Dysthymia，在我国 CCMD - 2 - R 中没有这一类型，而是称之为"抑郁性神经症"并归入神经症中。但在 CCMD - 3 中，恶劣心境已列为心境障碍的一个亚型。国内外随访研究表明：抑郁症与恶劣心境障碍之间无本质的区别，同一患者在不同的发作中可一次表现为典型的抑郁发作，而另一次表现为恶劣心境障碍，二者只是症状的严重程度不同，或存在病期的差异。

3. 混合状态

如果在一次发作中躁狂和抑郁症状共存，既有经典躁狂症状，又有明显焦虑、抑郁、心境恶劣等症状，则称之为混合状态（混合性躁狂、心境恶劣性躁狂或易激惹性躁狂）。历史上有过躁狂性木僵，病人呈运动性迟滞、刻板、缄默，但心境高涨，有观念飘忽的抑郁，病人心境抑郁，但思维加速，有观念飘忽的描述。这一状态多出现在躁狂和抑郁转型或过渡期间，往往与疾病严重程度相关。这一症状的患者更常见的临床表现是病人兴奋多动，但心境是低沉而忧郁的，自始至终均有此混合症状。值得注意的是，躁狂时出现一过性心境低沉十分常见，但混合状态最常见于躁狂和抑郁症状持续存在的病例。

抑郁症与持续性心境障碍，主要鉴别点如下：

（1）抑郁症以内因为主，家族遗传史较明显；持续性心境障碍，家族遗

传史不明显；

（2）抑郁症临床表现上精神运动性迟缓症状明显，有明显的生物学特征性症状，如食欲减退、体重下降、性欲减退、早醒及晨重夜轻的节律改变；持续性心境障碍生物学特征性症状不明显；

（3）抑郁症可伴有精神病性症状，持续性心境障碍则不伴有此类症状；

（4）抑郁症多为自限性病程；持续性心境障碍病程冗长，至少持续2年，且间歇期短。

七、抑郁症与脑器质性病变所致抑郁

抑郁症患者出现的一些症状在脑器质性疾病患者中也可出现，如激越型抑郁症患者可出现自我意识障碍，该症状可见于大脑半球器质性病变，如癫痫；脑器质性病变患者也可出现抑郁，如情绪低落、自卑自杀、思维迟滞、兴趣减退或消失、易疲劳、精力衰退等。故抑郁症与脑器质性病变所致抑郁须仔细区分。它们的区别如下：

（1）脑器质性病变所致抑郁可查出相应的病因，如脑变性、占位性病变、外伤、感染、癫痫、中毒、缺氧等，其抑郁心境是在器质性病变症状出现之后发生的，可用脑器质性病变的部位来解释，而不是患者对病变的情绪反应；抑郁症的发生不包含上述病变。

（2）脑器质性病变的患者主导症状或突出症状是各种程度不同的意识障碍、认知障碍以及各部位脑器质性损害的各种局灶性症状群，如颞叶损害导致感觉性失语、命名性失语、听觉失认症、幻听、癫痫发作等；抑郁症以心境低落并与其处境不相称为主要特征，没有上述症状群。

（3）脑器质性病变的患者，用脑电图检查可能发现有临床意义的 θ 波、δ 波、棘波、尖波等；用脑 CT 检查，也可发现脑萎缩、脑肿瘤、脑血肿、脑梗死等脑器质性病变；抑郁症实验室检查无上述现象。

（4）脑器质性病变所致抑郁的症状随原发疾病的病情变化而变化，当原发疾病好转，或在有关药物停用后，兴趣减退、愉快感丧失等抑郁症状会随之减轻或消失。

（5）抑郁症患者既往有类似的发作史，且常有家族史；脑器质性病变所致抑郁患者，既往无抑郁发作史，且常无抑郁症家族史。

八、抑郁症与痴呆

痴呆是由病程缓慢的进行性大脑疾病所致的综合征，其特征是多种高级皮层功能紊乱，涉及记忆、思维、定向、理解、计算、判断、言语和学习能力等多方面。痴呆患者意识清晰，情感自控能力变差、社交或动机衰退等常与认知损害相伴随，但有时可早于认知损害出现。抑郁症和痴呆是两种不同的疾病，但由于有些类似的表现，比如反应慢、不做事情、对家人冷淡、显得呆滞、迟钝等，所以容易混淆。两者主要鉴别点如下：

（1）发病方式不同。痴呆患者发病方式缓慢或不明显，而抑郁症患者的发病多较急，常具有某些诱因，而且病症可能很快恶化。

（2）自我感觉程度不同。痴呆患者很少能感觉到自身智能障碍，不愿承认其存在、尽量隐瞒或加以否定。相反，抑郁症患者则充分了解自身的智能障碍，并因此产生强烈的悲观失望感。

（3）有无失眠、食欲不振等植物神经功能失调症状。这些症状在抑郁症患者身上为特征性表现，而痴呆患者极少有此类症状。

（4）是否有语言障碍。抑郁症患者即或有言语迟钝，也能正常而自然地说话，但痴呆患者常表现为感觉或运动性失语。

（5）情绪状态不同。抑郁症的抑郁状态持续；痴呆的情绪多变动、不稳定、淡漠。

（6）智能障碍不同。抑郁症的智能障碍多为部分性的，每次检查结果不恒定；痴呆病人的智能大多为全面痴呆，影响生活，检查结果较恒定。

（7）治疗反应不同。抗抑郁剂对抑郁症治疗明显，对痴呆无效。

九、抑郁症与精神活性物质和非成瘾物质所致抑郁

资料报道50%~98%的嗜酒者在饮酒时和戒酒后短期内可出现抑郁症状。病理性醉酒可出现抑郁情绪，酒精依赖患者常伴有焦虑和抑郁状态，特别是戒断酒精第一周较明显，主要表现为心烦、心悸、坐卧不安、失眠、渴望得到酒喝、情绪低落甚至有自杀企图。

镇静催眠药物主要是用来改善不同疾病患者的焦虑失眠症状，易形成依赖性，严重药物依赖者表现为抑郁状态：情绪抑郁、闷闷不乐，还可能出现意识障碍，甚至出现自杀行为。

服用抗焦虑药的患者，如服用苯二氮䓬类抗焦虑药的患者突然停药会出现抑郁、焦虑紧张、激越不安、失眠、易激惹、乏力、食欲减退等症状。

新型毒品（苯丙胺类兴奋剂）的生理成瘾比较隐蔽，不易被发现，但精神危害大，严重滥用者在强制戒毒期会出现抑郁状态：疲乏、失眠或睡眠过多、焦虑、心境恶劣、产生自杀观念及行为等。

激素类药物（肾上腺皮质激素、促肾上腺皮质激素等）、抗结核病药物（异烟肼等）、抗高血压药（利血平、可乐定、降压灵等）、抗消化性溃疡药物（西咪替林、雷尼替林等）、口服避孕药（复方炔诺酮、甲地孕酮片等）、抗震颤麻痹药（左旋多巴）、中枢抗胆碱能药物（阿托品、苯海索等）、胆碱酯酶抑制剂（如毒扁豆碱）、抗疟原虫药物（如氯喹、阿的平/米帕林）、抗精神病药物（氯丙嗪、利血平、奋乃静等）等非成瘾物质的使用和中毒时，有些患者会出现抑郁状态、产生自杀企图。

十、特殊形式的抑郁

典型的抑郁症并不难识别，但多数抑郁症患者并不总是表现为终日唉声叹气、以泪洗面或寻死觅活，许多抑郁症的表现形式不易被察觉。有三种特殊形式的抑郁症由于不典型，故容易被忽视或误诊，进而使病人长期陷于痛苦而不能自拔。因此，早期识别非常重要。

微笑型抑郁：这类患者虽有抑郁的主观体验，但在旁人面前却总是有说有笑，旁人很难察觉到他是强颜欢笑。

勤勉型抑郁：典型的抑郁症患者往往做事提不起精神、不愿动、工作效率低，而有些患者却表现为工作狂。他们全身心地投入工作，终日忙忙碌碌，最怕闲下来。

隐匿型抑郁：以躯体不适为主，抑郁情绪却不明显。这类患者多辗转于内、外科求治，做了许多不必要的检查，有些甚至被误诊。这类患者在我国较为多见。

特殊人群的抑郁症

第一节　青少年儿童抑郁

一、青少年儿童抑郁的临床表现概览

（一）生理上的表现

（1）以各种身体不适为主诉。儿童往往意识不到自己情绪的变化，他们通常就诊于各种综合医院及基层医疗机构，向医生诉说的是躯体症状，而不是抑郁情绪。

（2）躯体症状：睡眠障碍、食欲减退、体重下降、头昏、头痛、疲乏无力、胸闷、气促、胸痛等各种躯体不适。其中睡眠障碍可表现为：早醒，一般比平时早醒 2 ~ 3h，醒后不能再入睡；有的入睡困难，睡眠不深，早上醒不来；少数睡眠过多。也有少数患儿出现食欲增强、体重增加的情况。

（二）心理上的表现

（1）情绪低落，心境恶劣：患者通常表现为显著而持久的情绪低落、不愉快、悲伤、经常哭泣。患者自述感到心里压抑、高兴不起来，失去了往日的兴趣和欢乐，言语活动减少，常感觉"没意思"、"没劲"、"精力不足"。

（2）思维、言语迟缓：思维速度缓慢、反应迟钝、思路闭塞、语速明显减慢、主动言语减少。患者自觉"脑子好像是生了锈的机器"、"脑子像涂了一层糨糊一样开不动了"，觉得自己的脑子不能用了，学习能力下降。

（3）自我评价低，产生自卑感及无助感：认为自己脑子笨，自卑感强，自责自残，将所有的过错归咎于自己，常产生绝望感、无助感；对日常娱乐活动和学习丧失兴趣，不愿上学。另外，抑郁症患儿常表现出抗挫折能力差的

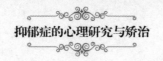

现象。

（4）逐渐产生自杀观念：轻度患者感到生活没意思，不值得留恋，想要自杀。随着抑郁的加重以及自杀观念的日趋强烈，患者会寻找或准备一些自杀方法，最后实施自杀。国外的研究也表明，青少年患抑郁症可导致自杀。

（5）其他：有研究表明，儿童抑郁症患者的幻觉较成人抑郁症患者明显。这可能是与儿童的思维不成熟、情感体验不深刻、表达较简单幼稚有关。

（三）行为上的表现

（1）情绪激动、易怒：研究表明，儿童的抑郁情绪不一定通过言语表现出来，有时可能突发地表现为爱发脾气、易被激怒。

（2）经常哭泣：由于幼儿语言表达能力受限制，他们的抑郁表现体现在多方面，其中一些患儿表现为经常哭泣，并且不易接受安抚。

（3）运动迟滞，冲动、攻击行为：有些患儿行为迟缓，不愿和周围人接触交往，不愿外出，不愿参加平常喜欢的活动。少数患儿的行为表现为不听从管教、对抗父母、冲动行为、攻击行为或违纪行为。

二、特定年龄阶段抑郁的特殊性

（一）婴儿期抑郁

该时期的抑郁主要是由婴儿与父母分离所致，表现为不停地啼哭、易激动、四处寻找父母、退缩、对环境没有兴趣、睡眠减少、食欲下降、体重减轻。当与父母重新团聚后，这种症状可以消失，Spitz 称为婴儿依恋性抑郁症。

（二）学龄前期儿童抑郁

由于语言和认知能力尚未完全发展，对情绪体验的语言描述缺乏，本时期儿童抑郁往往表现为对游戏没兴趣、食欲下降、睡眠减少、哭泣、退缩、活动减少。3～5岁学龄前儿童主要表现特点为明显对游戏失去兴趣，在游戏中不断有自卑自责、自残和自杀表现。

（三）学龄期抑郁

本时期抑郁表现为注意力不能集中，思维能力下降，自我评价低，记忆力减退，自责自罪，对学校和班级组织的各种活动不感兴趣，易激惹，睡眠障碍比较突出，攻击行为和破坏行为较明显。部分严重者表现为头疼、腹痛、躯体不适等隐匿性抑郁症状。6～8 岁的儿童抑郁主要有躯体化症状如腹部疼痛、头痛、不舒服等；其他的症状有痛哭流涕、大声喊叫、无法解释的激惹和冲动行为。

（四）青春前期抑郁

该时期症状明显增多，除表现为心情低落、思维迟滞、理解能力和记忆力下降以外，还有攻击行为、破坏行为、多动、逃学、说谎、自伤自杀等异常行为。ICD－10 将这种既有抑郁情绪，又存在品行问题的类型称为"抑郁性品行障碍"。9～12 岁儿童更多出现空虚无聊、自信心低下、自责自罪、无助无望、离家出走、恐惧死亡等心理和行为。

（五）青春期抑郁

12～18 岁青少年更多出现冲动、易激惹、行为改变、鲁莽不计后果、学习成绩下降、食欲改变和拒绝上学等心理和行为。

三、青少年儿童抑郁症与成人抑郁症的不同之处

（一）临床表现不同

青少年儿童抑郁症的临床症状与成年人基本相似，但在不同发育阶段以及不同文化背景中，其症状表现会有某些差异。总体而言，随着年龄的增长，患者出现忧郁症状、精神病性症状、自杀意图和功能损害的几率相应增大，自杀致死的成功率也随之增高。相比之下，焦虑、恐惧、躯体症状在儿童中更为多见。

儿童的抑郁情绪不一定通过言语表露出来，有时可能突出地表现为发脾气或出现某些行为问题。若他们出现精神病性症状也以幻听为主，不像青少年和成年人那样容易出现妄想，此点可能与儿童认知功能发育不成熟有关。青少年患者比儿童更容易出现睡眠及食欲紊乱，与成年人相比，他们又较少出现植物神经症状，行为问题则较成年人相对多见，容易在多个场合表现出明显的攻击、破坏甚至暴力行为；女孩和男孩比较，无论是攻击行为的发生率还是表现形式都没有明显差异；除品行和对立违抗障碍之外，攻击行为的严重程度与其他共患障碍没有关系。此外，以睡眠过多、食欲增强和体重增加为特征的所谓"不典型抑郁症"常常也见于青少年时期。

情绪低落是抑郁症的核心症状，需要从患者的主观体验和面部表情两方

面加以考虑。儿童的情感体验比较肤浅，加之表达能力欠缺，他们的情绪低落症状有时很难通过言谈得出明确结论，在这种情况下，面部表情（悲伤或缺乏笑容）成为主要判断依据。另一方面，有些病期较长（数月至数年）的青少年，他们的抑郁或悲伤不一定经常能从面部表情上看出来，可能只在言谈中才偶尔有所流露。

躯体症状在青少年儿童抑郁症中相当突出。在一项对 162 名 8 ~ 18 岁青少年儿童抑郁症患者的临床研究中发现，近七成患儿至少有一种导致功能损害的躯体症状，其中以头痛最常见，其他如胸痛、胃痛、腹痛、震颤、眩晕及视力模糊也很常见。成年人抑郁症常见的表现如体重减轻、食欲下降、睡眠障碍、自卑、自责和自罪，这些症状在青少年儿童抑郁症中却不常见；相反，情绪波动大、行为冲动、易激惹、发脾气、离家出走、学习成绩下降和拒绝上学等症状却十分常见。部分儿童还不能准确表达内心的感受（如愤怒和沮丧等），有些则在表达认知症状（如绝望和自卑）时还存在困难。

（二）生物学指标和药物治疗不同

就生物学和药物治疗方面的研究结果来看，不同年龄阶段发病的抑郁症有一些共同特点，也存在许多不同之处，主要体现在以下七个方面：

（1）地塞米松抑制实验（DST）。多篇关于青少年儿童抑郁症的 DST 研究表明，儿童患者的 DST 阳性率高于青少年，前者在 50% ~ 70% 之间，后者为 40% ~ 60%；住院病人的阳性率是门诊病人的 2 倍；有内源性抑郁症状、精神病性症状和典型抑郁发作史的患者，DST 阳性率更高一些，与成年人 DST 的研究结果比较一致。

（2）脑电图。成年人抑郁症的睡眠脑电改变是生物精神病学研究结果得到最多重复验证的指标之一，最为一致的表现是睡眠潜伏期延长、睡眠连贯性紊乱、快动眼睡眠（REM）潜伏期缩短、REM 密度增高和 3、4 期睡眠减少。这些表现有的在青少年抑郁症睡眠脑电研究中较常见到，但儿童患者却比较少见。在 8 项青少年抑郁症的睡眠脑电研究中，6 项发现 REM 潜伏期缩短、5 项睡眠潜伏期延长、4 项 REM 密度增高；而在 4 项儿童抑郁症的睡眠脑电研究中，只有 1 项报告睡眠潜伏期延长和 REM 潜伏期缩短。此外，所有青少年儿童抑郁症的这类研究都没发现 3、4 期睡眠减少。

（3）生长素（GH）。对儿童抑郁症的生长素激发试验发现，无论使用可乐宁（又称可乐定）、胰岛素、左旋多巴还是生长素释放激素（GHRH）进行刺激，患者的 GH 分泌都出现迟钝反应。这一结果与成年人抑郁症的研究所见相当一致。青少年抑郁症的同类试验目前还没有类似发现。

（4）甲状腺素。只有个别研究发现儿童 T3、T4 和 TSH 降低。

（5）五羟色胺（5 - HT）。研究表明，儿童、青少年以及成年人抑郁症都存在 5 - HT 系统调节紊乱。5 - HT 激发试验发现，成年人服用 5 - HT 激动剂后一般出现催乳素分泌延迟、催乳素浓度与抑郁量表评分之间呈负相关。儿童抑郁症的研究结果完全相反，大多表现为催乳素分泌增加、其浓度与抑郁评分呈正相关。对青少年抑郁症的这类研究目前还未发现较为一致的结果。

（6）皮质醇。成年人抑郁症大约一半有皮质醇分泌过多的现象，这种情况在青少年和儿童中甚为少见，只有少数研究发现青少年抑郁症存在皮质醇分泌节律的改变，在夜间睡眠时其血浆浓度反而升高。

（7）药物治疗。一项对 275 名 12～19 岁门诊病人的随机双盲对照研究表明，三环类药物（TCAs）丙咪嗪治疗青少年儿童抑郁症的效果并不优于安慰剂。因此，用三环类药物治疗青少年儿童抑郁症存在很大的疑问。相比之下，和成年人一样，选择性五羟色胺再摄取抑制剂（SSRIs）对这类病人的疗效已为多数临床研究所验证。

第二节　老年期抑郁

老年人是抑郁症的高发人群，老年期抑郁症是指发生在老年期（60 岁或以上）这一特定人群的抑郁症。广义的老年期抑郁症包括 3 种临床类型：①老年期前发病持续到老年期或老年期复发的抑郁障碍。从本质上说还是一般意义上的抑郁障碍，只是随着患者年龄增大，临床症状可能变得不够典型；②老年期继发于其他疾病，包括各种躯体疾病和外来物质所致的抑郁障碍（继发性抑郁）。老年期的继发性抑郁，其抑郁症状往往只是原发疾病临床症状的一部分，一般不具有重性抑郁症的特点，症状波动性较大，病程与原发性疾病关系密切，往往随着原发疾病的变化而变化；③老年期首发的抑郁障碍。这是一组老年期发病且病因不甚明确的抑郁性障碍。

老年期抑郁症的病因可能与机体老化（特别是大脑的老年性、退行性改变）有关，也可能与老年频繁遭受的精神挫折（如社会地位下降、孤独、歧视）、躯体疾病增加、躯体功能下降等多种因素有关。

一、老年期抑郁症的独特特点

（1）躯体症状多、疑病症状多。躯体症状主要表现为植物神经功能障碍或有关内脏功能障碍，如厌食、腹部不适、便秘、体重减轻、胸闷、喉部阻塞感、头痛和其他躯体各部的疼痛、失眠、周身乏力等。临床上有一种称为"隐匿性抑郁症"的类型，该类型抑郁症患者多见于老年期，表现为以各种各样的躯体不适为主诉和情绪低落等，抑郁体验不深刻，容易被漏诊或被误诊为躯体疾病而延误治疗。临床上遇到反复主诉躯体不适而查不出阳性体征的老年患者时，应考虑"隐匿性抑郁症"的可能。

许多老年期抑郁症患者还伴有明显的疑病症状，疑病内容常涉及消化系统，便秘、胃肠不适是这类病人最常见也是较早出现的症状。病人常以某一种不太严重的躯体疾病开始，进而担心自己的病情会恶化，甚至怀疑自己得了不治之症。他们虽然听过医生解释说明其身体状况但仍然无法释怀，尽管症状日益好转但抑郁、焦虑却与日俱增。所以，若老年人对正常躯体功能过度关注，对轻度躯体疾病过分反应时，应考虑到老年期抑郁症的可能。

老年人的躯体症状可表现为：①疼痛综合征：如头痛、胸疼、背痛、腹痛及全身疼痛；②心胸部位症状：如胸闷、心悸等；③消化道系统症状：如厌食、腹部不适、腹胀及便秘等；④自主神经症状：如面红、手抖、出汗、周身乏力等。其中，以找不到器质性背景的头痛及其他部位的疼痛最为常见。

老年期抑郁症患者躯体症状多的原因，可能与老年人对抑郁情绪体验的倾诉和表达受到压抑转而"躯体化"有关。受文化等各方面影响，老年人很难向子女诉说自己的抑郁体验，而子女则很容易向父母表达自己的体验。与青壮年比较，老年人的社会支持明显较少，尤其是在丧失配偶之后。另外，躯体功能下降也限制了老年人社会交往的范围。以上这些因素都压抑了老年期抑郁症患者情感体验的表达。

（2）认知损害明显。可表现为各种不同类型的认知功能损害，严重时与痴呆相似，患者对自己智能下降表现出特征性的淡漠。这类患者往往表现出少语少动、思维迟缓、面无表情，也容易被误诊为痴呆。老年期抑郁症患者表现出的假性痴呆，其发病往往比一般的真性痴呆急，常在数周或数月内出现，并缺乏脑血管意外病史。而老年真性痴呆患者往往发病缓慢，在数年内逐渐出现，或在多次脑血管意外后出现。

目前的研究显示，多数的首次发病于老年期的抑郁症患者并不会发展成痴呆，但是老年期抑郁症却是老年痴呆（特别是阿尔采默痴呆）发病的危险因素。Alexopoulo 对 57 例老年期抑郁症患者进行了长达 3 年的随访研究，发现抑郁发作时伴有假性痴呆者，随后出现真性痴呆的比例（43%）显著高于单纯抑郁症状的患者（12%）。

（3）焦虑症状多。老年期抑郁症患者对抑郁情绪往往不能很好表达，多用"没意思、心里难受"来表示，常伴有明显的焦虑症状，有时躯体性焦虑可完全掩盖抑郁症状。激越性焦虑常见于老年人，它往往是较严重抑郁的继发症状，也可能成为病人的主要症状。临床表现为焦虑恐惧、终日担心自己和家人将遭遇不幸、大祸临头，以致搓手顿足、坐立不安、惶惶不可终日。

（4）妄想常见。妄想症首先以疑病妄想及虚无妄想在老年期抑郁症中最为常见，其次为被害妄想、关系妄想、罪恶妄想、贫穷妄想等。这类妄想一般以老年人的心理状态为前提，与他们的生活环境及他们对生活的态度有关。

（5）自杀风险高。老年期抑郁症患者自杀风险比其他年龄组高很多。有报告称：55% 老年期抑郁症患者会自杀，而在一般的抑郁症患者中，这一时期患者的自杀率为 15% ~25%。老评期自杀往往发生在伴有躯体疾病的情况下，且成功率高。其他导致自杀的危险因素还有孤独、酒精中毒等。

二、老年期抑郁症的发作形式、病程和预后

老年期抑郁症也有单次发作和反复发作两种形式。起病多缓慢，与年轻病人相比，老年期抑郁症患者病程较长，平均发作持续时间超过 1 年，也明显长于早年发病的老年期抑郁症患者，常常转变为慢性病程。Ayd 报道 31 ~50 岁的抑郁症患者未经治疗的自然病程是 9 ~18 个月，而 50 岁以后增加至 3 ~5 年。

总的来说，老年期抑郁症患者的预后相对较差，易于复发，老年期首发的抑郁症易变为慢性，即使得到有效的抗抑郁治疗，好转率仍较低，复发率和死亡率均较高。Post 对 92 例老年期抑郁症患者随访 3 年发现：仅 26% 患者痊愈，37% 的患者治愈后有一次复发，25% 的患者愈后反复发作，12% 的患者在整个随访期间一直未愈。Post 曾总结老年期抑郁症预后有利的因素包括：①70 岁以下；②发作期在 2 年以内；③早年发作恢复者；④阳性的情感障碍家族史者；⑤外向性格特征；⑥抑郁症状典型。不利的因素有：①合并心脑血管疾病及其他躯体疾病者；②持续或残留的睡眠障碍；③伴有脑萎缩或脑实质改变；④既往反复发作多次且疗效不佳；⑤存在妄想症状；⑥发病年龄

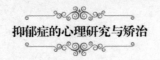

晚；⑦病前存在不良的人格基础；⑧缺乏社会支持系统等。

老年期抑郁症患者死亡率也较正常老年人高。Murphy 对 124 例老年期抑郁症患者随访一年发现 14 例（11.3%）死亡，随访四年发现 41 例（33.1%）死亡，常见的死亡原因为心脑血管疾病、肺部感染、恶性肿瘤与自杀。

三、案例

李女士，66 岁，退休多年，退休前是某企业工人。老伴于 6 年前因脑溢血（又称脑出血）引起瘫痪而卧床不起，由于儿女都在工作，因此照料老伴的工作都落在李女士的肩上。李女士在家里打扫卫生、买菜做饭、照料老伴，把家里整理得井井有条，每天虽然忙忙碌碌，但情绪等各方面均较好。有时晚上儿子回家后，还出去散步，与社区老年人一起跳舞等。半年前，老伴去世。由于既往老伴身体每况愈下，因此老伴的去世也在李女士及家人预料之内，李女士也觉得老伴的去世对自己没有太大影响。老伴去世之后，李女士每天的事情减少了许多，晚上有时间仍去散步等。但 3 个月前，李女士开始出现没有原因的心慌、胸闷并逐渐加重，儿女遂带她去医院就诊，在医院做了血压、心电图及动态心电图等许多检查均没有发现异常。之后，儿女注意到母亲话比以前少、外出活动也比以前少，最近还经常说睡眠不好，这些症状虽然李女士自己归结为心慌、胸闷等躯体原因，但由于检查均正常，家人因此怀疑李女士是情绪出了问题，遂来专科医院门诊就诊。经问诊，医生还发现她有兴趣明显下降、易疲乏、食欲下降等症状，于是诊断为"老年期抑郁症"。后经相应的抗抑郁剂治疗，1 个月后病情有明显改善，治疗 2 个月后，李女士自觉病情已基本痊愈。目前已治疗 4 个月余，李女士在医生建议下仍坚持服药，目前情绪平稳，生活起居正常。

病因篇

编者按： 为什么抑郁症只在某些人身上出现？影响抑郁症发生的因素有哪些？由于发病机制不清以及缺乏客观有效的诊断指标等原因，往往会导致抑郁症的误诊、漏诊率高，从而延误诊治时机。因此，了解抑郁症发病的相关机制、探讨有哪些因素使得个体更倾向于患上抑郁症等已成为研究者们的共同研究方向。关于病因的探讨也有助于我们加深对抑郁症治疗方案选择的理解。

抑郁症的病因解释

鉴于抑郁症的普遍性、后果的严重性以及对其进行有效预防和治疗的必要性，抑郁症的发病机制一直受到医学、心理学等领域学者的广泛关注。找到抑郁症的病因，将会对抑郁症的预防、早期诊断及治疗具有重大的临床应用价值。目前，研究者主要关注的抑郁病因大致可划分为生物、心理和社会学三个方面。根据基尔大学心理学教授约尔格·阿尔登霍夫的观点，有些人患上抑郁症的原因在于他们的大脑有"生物疤痕"，这些"疤痕"可能是源于缺乏亲情、重大疾病或遗传的对紧张反应敏感的性格。成年之后，在遭遇特定的生活事件如亲人亡故、疾病、孤独等状况时，这些"疤痕"就会重新破裂，引发相应的体内激素或神经递质的异常变化。因此，早期的素质基础、在后来的生活环境中遭遇的事件以及对这一事件的认知、应对方式三者共同对抑郁症的发生起着作用。总而言之，当前的较为一致的意见是：导致抑郁症的因素有很多，充满压力的生活事件、遗传基因、个人的认知方式均起到了一定的作用。抑郁症的发病是一个复杂的综合过程，它有一定的生物学基础，同时它还受社会、心理等多种因素共同作用，由此而形成生物—心理—社会的统一模式。生理因素影响诱发抑郁所需的素质基础，社会和心理两个方面的因素则共同诱发了其发生发展过程。

第一节　生物学病因分析

一、遗传因素

对于抑郁症的生理学遗传基础研究，以往的研究方式主要有双生子研究，其方法主要是对同卵双胞胎（两个胎儿形成于同一个卵子中，有完全一样的基因）和异卵双胞胎（两个胎儿形成于两个不同的卵子中，有不一样的基因，其基因相同率大约是同卵双胞胎的二分之一）进行比较，两类双胞胎在出生之前的环境是一样的。双生子研究表明，如果同卵双生子中的一个患心境障碍，另一个患上该病的概率高达67%；而对于异卵双生子而言，就只有20%。此外，在有抑郁症患者的家庭中，其他成员患抑郁症的概率比普通个体高1.5~3倍。换言之，如果一个家庭中有一个人患有抑郁症，则很可能会在与该个体有血缘关系的其他人中发现更多的抑郁症患者。针对双生子开展的研究结果也显示，抑郁症具有家族遗传性。例如，Kendler等人对42 161个双生子的大样本进行抑郁症终生患病率评估研究，结果支持抑郁症具有明显的家族遗传性这一观点。而根据Sullivan PF等的一项元分析结果显示，抑郁的遗传率达37%。

五羟色胺、去甲肾上腺素、多巴胺是三种与抑郁发病密切相关的神经递质，研究结果较为一致地表明，抑郁症患者大脑中五羟色胺水平降低、去甲肾上腺素水平下降、多巴胺功能亢进。因此，与这些神经递质相关的基因受到了很大的关注。有研究显示：5-羟色胺转运蛋白启动子区的短（S）等位基因是抑郁症的易感基因之一。例如Caspi等人研究发现，与长（L）等位基因携带者相比，短（S）等位基因携带者更易对应激生活事件产生抑郁性反应。虽然有证据表明，基因会在一定程度上与个体患抑郁症的概率相关，但是，目前的研究越来越多地表明，单个基因并不能够完全影响人类的情绪和行为。至今为止，尚不能肯定任何一种基因为特定的抑郁症基因，有关基因对复杂行为影响的研究相当清楚地表明，一种基因必然导致一种疾病的模式并不能成立。即：将某个人患遗传性抑郁症的原因全部归结于某一种抑郁症基因的说法是错误的。

二、性别与年龄

现有的研究结果显示：性别与年龄也是抑郁症发生的重要影响因素。例如，男性和女性的发病率有显著的差异，女性抑郁发病率约是男性的两倍，约有26%的女性和12%的男性在一生中的某些时间符合抑郁症的诊断标准。一项针对男女在抑郁症患病率上的差异的研究结果表明：在童年时期，男女抑郁症的发病率没有明显的差异，但到了青少年时期，女性的抑郁症发病率显著高于男性甚至达到两倍之多，而这种性别差异一直持续至老年时期。此外，研究还表明：20~50岁是临床抑郁症的好发年龄，但65岁以后，个体患抑郁症的概率再次升高。在女性中，年龄对抑郁症产生的影响作用表现得尤其明显，45～55岁是女性产生抑郁症的高峰期，男性则不存在这样的年龄差异。一般认为，性激素水平的变化可能是女性抑郁症患病率更高的一个重要原因。女性经历了月经来潮、怀孕、生产、停经等过程，使得其激素水平处于频繁的变化中。Freeman等对231名没有抑郁症病史的35～47岁女性进行了为期8年的前瞻性研究，发现和绝经前期相比，她们进入绝经过渡期后出现临床诊断抑郁的风险较之前增加了2.5倍。因此，激素的变化和情绪的变化有着很密切的关系。例如在生孩子之后的短短几个小时内，女性体内的孕酮、雌激素及甲状腺激素等急剧减少，会导致大脑中的神经递质如5-羟色胺、多巴胺以及去甲肾上腺素的含量随之减少。因此，即使整个生产过程都很顺利，仍然会有大约一半的女性在生完孩子之后会体验到抑郁症状，表现为对任何事情都失去兴趣，甚至包括刚出生的孩子。此外，她们还会伴有体力下降、情感淡漠或是过度敏感等症状。一般而言，这种抑郁情绪来得快，去得也很快。但是，也有部分女性的这种抑郁情绪会持续大约1周，而有大约10%的女性会在长达几个月的时间里一直持续有这种情绪。此外，所谓的经期综合征也会使约2/3的女性在每个月的经期体验到明显的抑郁症状，其原因也和激素变化密切相关。

三、脑内神经递质

已经有很多实验证据证明：抑郁情绪是脑内多种神经递质，如5-羟色胺、去甲肾上腺素、多巴胺和乙酰胆碱之间浓度不平衡的结果。临床实践的意外发现也证明了抑郁症发作与神经递质之间的关系。20世纪50年代末，内科医生爱德华·弗莱斯给高血压患者开出利血平降血压之后，竟然有多名患者自杀，而这些患者在服药之前并没有明显的心理异常表现。后来经过系统的研究发现，利血平会使老鼠变得懒散，原因在于利血平会导致5-羟色胺和去甲肾上腺素的缺乏，从而引发抑郁症状。而抗抑郁药物如五羟色胺再摄取抑制剂（SSRI）类药物对于抑郁症的临床疗效也再次说明了抑郁与神经递质之间的紧密关系。现代的研究技术手段如功能磁共振、事件相关电位等也已经反复证明，抑郁症存在多个脑区的功能激活和功能连接异常。

第二节　社会学病因分析

我们生活在社会中，烦恼、幸福、悲伤、愉悦、焦虑等维持或破坏正常生理功能的情绪与社会紧密相连。这包括了客观环境的变化，包括婚姻、家庭、个人身体状况和人际关系的变化，经济条件的变化，个人学业和事业上的变化等。凡是这些变化造成的强大的精神压力、严重的精神创伤或不愉快的情感体验等，都可能成为引起抑郁症的心理因素。统计资料表明：在不同的社会文化环境、不同的社会阶层以及不同的家庭背景下，抑郁症的发病率有一定程度上的差异，这说明社会因素在抑郁症发病过程中起着不容忽视的作用。

一、应激事件

应激事件是抑郁症的诱发因素。Grant 等把应激定义为：在一个特定的社会，威胁特定年龄段个体的身体和（或）心理健康的环境事件或持续状态。重大生活事件突然发生或长期持续存在，会引起强烈或持久的不愉快情感体验，从而导致抑郁症的产生。尤其是负性生活事件，如丧偶、离婚、婚姻不和谐、失业、亲人病故等。以这种方式定义的负性生活事件在从童年到成年的抑郁症的发病过程中都起着重要的作用。对于青少年来说，早年的应激事件，如童年期被忽略、被躯体虐待、性虐待或者早年丧失父母，都是今后罹患抑郁症的重要危险因素。此外，青春期作为一个过渡期，总是伴随着痛苦情绪和应激的发生。研究表明，青少年的应激增加伴随着青春期抑郁症状的增加。应激引起机体生理、神经内分泌、神经生化、免疫功能和心理行为等多方面的变化。几乎所有的抑郁障碍者在抑郁发作前的一个月内都曾遭遇到至少一件重大的负性生活事件。抑郁发病时间与应激事件的严重程度有关，在严重负性事件 1 年内发生抑郁的可能性较高，中等程度负性事件作用影响仅持续几个月，而日常生活事件则对抑郁的慢性化发展起叠加作用。此外，前瞻性研究还发现，青少年在抑郁发病、复发以及症状恶化前都经历过应激事件。

然而，应激与抑郁症的关系并不是静止的、单向的，而是一个双向的、相互作用的过程。大样本的研究结果显示：随着既往抑郁症发作次数的增加，抑郁障碍的严重程度也呈线性增长的趋势，诱发当前抑郁发作的生活事件严重程度呈线性降低的趋势。也就是说，随着既往发作次数的增加，很小的生活事件即可触发再一次抑郁发作。应激事件诱发抑郁症具有性别差异。有研究发现，不论面对何种应激性生活事件，女性比男性表现出更高的患抑郁症的风险。最后，抑郁症患者遭遇生活事件的频率与强度都显著高于正常人。

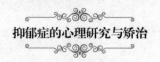

这一方面说明，生活事件可能是导致抑郁障碍的原因之一；另一方面也说明，抑郁症病人惯用的防御方式及特点使他们较常人更容易"主动地"经历一些负性生活事件，如失恋或朋友反目等。

二、社会支持

社会支持是指个体与社会各方面包括亲属、朋友、同事、伙伴等社会人以及家庭、单位、党团等社团组织所产生的精神上和物质上的联系程度。我们一般认为，社会支持具有减轻应激的作用，是个体"可利用的外部资源"。一方面，良好的社会支持使得个体更容易获得自尊和自我效能感，从而抵制抑郁等负性情绪的产生；另一方面，当个体遇到压力时，社会支持能提高个体的应对能力，为个体提供问题解决的策略，从而减轻压力带来的不良影响，进而避免抑郁的发生。研究表明，抑郁症与较少的社会支持，较多的人际关系问题有关。当遭受负性生活事件应激时，具有精神疾病家族史或不良性格等内因的个体如果超过其耐受力，并且又无法得到充分的社会支持与及时的心理卫生指导时，就容易导致其心理失衡从而产生抑郁。不过，究竟是缺乏社会支持造成了应激事件增加进而引发抑郁症，还是社会支持的缺乏直接引发了抑郁症，学者们有不同意见。关于应激事件与社会支持之间的关系，学界也尚有争议。此外，性别不同对社会支持的感受性也不同，且社会支持对不同性别所起的作用也不同。国外有研究表明：社会支持对抑郁症的发病有缓冲作用，但在男性中的保护作用要大于女性，说明女性对社会支持的感受性差或在遇到困难时所得到的实际社会支持少于男性。

三、家庭环境与教养方式

家庭环境是抑郁发病的重要影响因素，特别是对于青少年和儿童来说。抑郁症患者家庭往往缺乏温暖的氛围，缺乏承诺和责任感；家庭成员间情感联系及表达不畅，情绪问题和心理冲突不能及时疏导；家庭缺乏文化价值取向，存在较多的矛盾冲突；抑郁症患者较少有成就感，生活较刻板，对娱乐活动缺乏兴趣。抑郁症患者追求完美，自我要求高，当面临外界的应激（如学业压力、人际交往失败等挫折）时，不能向其家庭寻求积极有效的帮助，体验不到情感支持，需自我独立解决矛盾冲突因而无安全感；他们容易指向自我，形成自我否定、怀疑的消极认知模式，产生抑郁情绪。混乱的家庭环境被认为是非特异性的应激源，容易诱发易感的青少年和儿童罹患抑郁症。与平衡型家庭的青少年相比，极端型家庭的青少年的抑郁和焦虑症状更加明显。

父母教养方式对个体的心理发育、人格形成以及整个一生的心理健康都有着极其重要的影响。青少年儿童抑郁症患者的父母大多存在不良的教养方式，表现为低情感温暖、高拒绝否认、惩罚严厉及过度保护。父母缺乏温暖易使子女形成冷漠孤僻的性格，对周围人缺乏爱心和同情心，人际交往和社会适应能力差；而父母惩罚严厉和高拒绝否认表现为过分挑剔子女的错误、否认子女的能力、不给予任何鼓励，易使子女产生逆反心理和自卑心理，降低子女的自尊水平和自我效能感，从而阻碍其心理健康发展；父母过分保护易使子女忍耐力弱，情感上不成熟，在危机状态下逃避现实，遇到应激事件不能有效地进行应对，进而加重其心理危机，乃至出现抑郁症状。

第三节　心理学病因分析

一、人格

人格是指个体在社会与生活环境中所表现出的一贯的行为模式，是一个人较为稳定的心理特征。人格与人格发展的许多方面构成了抑郁的发作与持续。特定的人格倾向可能是导致抑郁产生的原因。有下列人格特征或倾向的人很容易患上抑郁症：遇事悲观、自信心差、对生活事件把握性差、过分担心。这些人格特点会加重心理应激事件的刺激，并且干扰个体对事件的应对。许多研究发现，神经质与抑郁症有密切的联系，高神经质的人倾向于体验更多负性的情感状态。神经质是青少年和儿童罹患抑郁症和体验更多应激的易感因素。对人格特征在抑郁障碍发生中的作用，学界存在两种观点：一是缓冲假说，认为良好的人格特征可以在生活事件冲击时起缓冲作用，能够缓解生活事件对健康的损害，而不至于引发抑郁症状，但其本身与抑郁的发生无直接联系；二是独立作用假说，认为人格因素对抑郁症状的影响独立于生活事件，以独立作用为主，并无缓冲作用。此外，有关人格与抑郁症发生关系的研究发现：依赖及自责的人格特征与抑郁症的严重程度及症状有关，且自责与抑郁症的严重程度相关程度较大；神经质人格倾向是抑郁症患病的高危险预测因子，而外向型人格倾向与抑郁症呈负相关。

二、应对方式

所谓应对方式，可简单理解为人们为对付内外环境要求及其有关的情绪困扰而采用的方法、手段或策略。相关研究发现，如何处理应激比应激本身对情绪的作用还重要。因此，应对方式是影响抑郁症的一个很重要的因素。也有研究表明，抑郁症患者积极应对的得分明显低于正常对照组，而消极应对则无明显差异，这说明了抑郁症患者在发病期间面对内外环境及相关的情绪困扰时较少采用积极应对的方式，而且患者抑郁程度越严重就越少采用积极应对的方式。逃避型的应对方式与抑郁障碍有着紧密的关联，它直接或间接地与抑郁障碍的发病相关。另外，关于青少年应对方式和抑郁症关联性的前瞻性研究也显示：寻求父母帮助的应对方式与抑郁障碍发病呈负相关，而攻击性应对方式则是日后抑郁障碍的危险预测因子。总之，面对应激性事件，如果个体采用积极主动、寻求帮助、改变认知、面对问题等积极的应对方式，那么事件所带来的压力就容易被化解；相反，如果个体采用幻想、逃避、自责等消极应对方式，那么负性生活事件便得不到有效解决，个体也容易陷入抑郁的情绪状态当中。

三、认知模式

认知过程一般由三部分组成：接受和评价信息；产生应付和处理问题；预测和估计结果。美国心理学家 Beck 于 20 世纪 60 年代初发展了抑郁认知模式的理论。他主张三个观念引起了抑郁症：①认知三合一模式，关于自己、周围世界以及未来的消极认知；②反复的消极认知模式或图式；③歪曲的信息处理。研究发现，抑郁患者的认知过程存在一些偏差。主要表现为以下三个方面：

（1）负性的归因方式。Abramson 等提出了抑郁症的无望理论，即抑郁症患者认为应激源不可控制，而且这些负性事件会持续存在或再度发生。当个体认为负性事件将要发生而自己对其毫无办法时，就会变得无望从而导致抑郁。抑郁患者倾向于将负性事件归因为自身的、整体的、持久的，而将正性事件归因为他人的、局部的、暂时的，这与正常人的归因方式存在显著差异。随着抑郁病情的康复，患者的归因方式也倾向于与正常人一致。因此，归因方式可以帮助预测哪些人在过去曾有过抑郁发作，哪些人在面对应激时将会发生抑郁。

（2）负性的自我图式。每个人的心中都有一个关于自身、周围世界及未来的自我图式，这个图式会影响人们的思维、情绪、行为等各个方面。抑郁症患者的自我图式存在负性偏差，这种负性的自我图式常在一些负性事件（如父母死亡、老师批评等）作用下在青少年时期形成。应激很容易激活这一负性自我图式，从而导致抑郁发作，而抑郁发作又强化了这一图式，导致恶性循环。抑郁症患者存在两个本质的负性自我图式：依赖性和自我指责。面对应激性生活事件时，具有较强依赖性的个体会深刻地感受到自己处境的变化，从而导致抑郁发作；而经常自我指责的个体会要求自己完美无缺，因而不完美的现状意味着失败，进而导致抑郁发作。

（3）对抑郁心境的自动思维倾向。自动思维是指抑郁症患者处于特殊的情境中出现的一些习惯性思维活动，该活动是自动的、不随意的、持续的，常伴有失落感。这些思维活动存在于应激事件与消极情绪反应之间，如消极的自我陈述。负性自动思维表现为很多的消极观念和系统性的逻辑错误，包括主观臆断、选择性注意、过度引申、非此即彼的绝对思想等。然而大多数患者并不能意识到自己在产生不愉快情绪之前存在这一思维活动过程，因为该过程已成为其思维方式的一部分，并影响其情绪、行为等各个方面，成为抑郁症的重要特征之一。研究发现，自动思维的出现频率与抑郁症的严重程度存在明显正相关，即随着抑郁症病情的好转，自动思维出现频率会下降。并且，抑郁症患者的负性自动思维明显多于一般人群。此外，自动思维还与抑郁症的负性自我图式存在明显相关，说明抑郁症患者对自身、周围事物及未来的自我认知过程存在许多负性的自动思维，并对其认知乃至行为的结果产生影响。研究发现，自动思维在负性自我认知及抑郁症状之间起着中介作用，对抑郁症的发生和发展起到了重要作用。

治疗篇

　　编者按： 由于药物知识缺乏以及媒体宣传的偏差，药物治疗的副作用被扭曲夸大，很多抑郁症患者家属甚至是一些心理工作者对于抑郁症或其他心理疾病的药物治疗存在一种本能的害怕和抗拒，结果常常导致患者病情得不到及时有效的控制，以至于出现无可挽回的悲剧后果（例如自杀、自残等）。因此，必须特别指出，目前的主流观点是：当患者抑郁症已经到了一定的严重程度时，抗抑郁药物治疗是最重要也是最核心的治疗方法，患者可以在此基础上再进行辅助性的心理治疗，有部分患者甚至需要立即住院治疗。因此，本篇首先将着重讲述抑郁症药物治疗的作用机理和各种抗抑郁药物的用法、副作用、注意事项，同时介绍青少年儿童用药的特殊之处。希望能够有助于大众理解抗抑郁药物的使用，减少恐惧感。其次，本篇还将详细介绍认知行为疗法、森田疗法、艺术治疗、沙盘游戏疗法等常用的抑郁症心理疗法及治疗案例。此外，难治性抑郁症的外科手术治疗在本篇中也会涉及。

药物治疗

第一节　药物治疗原则策略及具体药物介绍

一、药物治疗原则

抗抑郁药物是当前治疗各种抑郁障碍的主要药物，能有效缓解抑郁情绪及其他焦虑和躯体症状等，有效率约60%～80%。以下对抗抑郁药物治疗的原则可供参考：

（1）全面考虑患者的特点、年龄、躯体状况、药物的耐受性、有无合并症等因素，治疗方案要个体化；

（2）剂量须逐步递增，要结合疗效与副作用来确定最终的治疗剂量；

（3）小剂量疗效不佳时，可根据不良反应和耐受情况增至足量（药物有效剂量的上限）和足疗程（4～6周以上）；

（4）若仍无效，可考虑换药，改用作用机制不同的另一类药物，同类的其他药物一般不作为换药的首选；

（5）尽可能单一用药，应足量、足疗程治疗。当换药治疗无效时，可考虑2种作用机制不同的抗抑郁剂联合使用，一般不主张3种或以上抗抑郁剂联用；

（6）治疗前向患者及家人阐明药物性质、作用和可能发生的不良反应及对策，争取他们的主动配合，使患者能遵医嘱按时按量服药；

（7）心理因素在许多抑郁症患者的抑郁病症发生发展过程中起到重要作用，因此在药物治疗的基础上辅以心理治疗，可望取得更佳的效果；

（8）积极治疗与抑郁共病的焦虑障碍、躯体疾病、物质依赖等症状。

二、抗抑郁药物的治疗策略

抑郁症为高复发疾病，提倡全程治疗。抑郁症的全程治疗分为：急性期治疗、恢复期（巩固期）治疗和维持期治疗三个阶段。单次发作的抑郁症，50% ~85%会有第2次发作，因此常需维持治疗以防止复发。

（一）急性期治疗

这一阶段一般为6~8周。目的是控制症状，尽量达到临床痊愈。需要特别注意的是，治疗抑郁症时，抗抑郁剂一般需要2~4周才开始起效。

（二）巩固期治疗

这一阶段需要4~9个月，至少4个月以上。此阶段患者病情不稳，病情容易波动。原则上应继续使用急性期治疗有效的药物，且剂量不变。

（三）维持期治疗

抑郁症为高复发性疾病，因此需要维持治疗防止复发。维持治疗结束后，如患者病情稳定，可缓慢减药直至终止治疗。但应密切监测复发的早期征象，一旦发现有复发的早期征象，就要迅速恢复原治疗。一般认为首次抑郁发作维持治疗期为6~8个月；有2次以上的复发，特别是近5年有2次发作者应维持治疗至少2~3年；对于病情严重、自杀风险大或有家族遗传史的患者，可考虑更长时间的维持治疗；多次复发者主张长期维持治疗。新型抗抑郁剂不良反应少、耐受性好、服用简便，为维持治疗提供方便。如需终止维持治疗，应缓慢（数周）减量，以便观察有无复发迹象，并减少停药。

三、抗抑郁剂种类

抗抑郁剂发展迅速，品种日益增多，以下是目前国内外常用的抗抑郁剂。

（一）三环类抗抑郁剂（TCAs）

该类药物常见的有氯丙咪嗪（氯米帕明）、丙咪嗪、阿米替林、多虑平及去甲替林等。其药理机制除了主要通过抑制神经突触前膜5 – HT（五羟色胺）、NE（去甲肾上腺素）再摄取，使突触间隙5 – HT 和 NE 水平升高而达到抗抑郁目的，该类抗抑郁剂还阻断突触后 α1、H1、M1 等受体，会导致口干、视物模糊、便秘以及损害心脏等副作用。

在 20 世纪 90 年代以前，三环类抗抑郁剂是我国主要的抗抑郁剂，曾被作为治疗抑郁症的主流药物而广泛使用，目前已逐渐少用，但在国内贫穷落后的地区仍有使用。该类药物抗抑郁疗效虽然确切，但副作用大，导致许多患者难以加至治疗量而影响治疗。另外，过量服用该类药物时导致的死亡率很高，该类药物甚至被部分抑郁症患者作为自杀的药物，而抑郁症患者又是自杀的最高危人群。因此，TCAs 在临床上有被淘汰的趋势。

TCAs 口服吸收快，血药浓度 2～8 小时达峰值，约 90% 与血浆蛋白结合，半衰期为 30～48 小时，达稳时间为 5～14 天。TCAs 通过羟基化合去甲基代谢，大部分经尿排出。

适应证：各种类型及各种不同严重程度的抑郁症；其中的氯丙咪嗪还常被用来治疗强迫症。

禁忌证：①严重心、肝、肾疾病患者；②癫痫患者；③急性闭角型青光眼患者；④12 岁以下儿童、孕妇、前列腺肥大者；⑤对 TCAs 过敏者；⑥禁与 MAOIs（单胺氧化酶抑制剂）合用。

用法和剂量：剂量受镇静、抗胆碱能和心血管不良反应限制，一般为 50～250mg/d，剂量须缓慢递增，分次服用。减药宜慢，突然停药可能出现胆碱能活动过度，引起失眠、焦虑、易激惹、胃肠症状、抽动等症状。

不良反应主要有四类：①中枢神经系统类：过度镇静、记忆力减退，转躁狂发作；②心血管类：体位性低血压、心动过速，传到阻滞；③抗胆碱能类：口干、视物模糊、便秘、排尿困难；④过量反应：一次服用 TCAs 类药物达 1250mg 时常有致命危险，心率失常是最常见的死亡原因。

药物相互作用有三大类。

①药效动力学的相互作用：药效的相互作用是指一种药物的临床作用影响另一种药物的临床作用，常见的是两种药物作用叠加导致不良事件。如 TCA 与 MAOI 一起合用时的相互作用可能致命；TCA 与抗精神病药或安定类药物合用时会增加镇静作用；TCA 与奎尼丁都有奎尼丁样作用，两种药物对心脏的传导系统都有阻滞作用，故也有叠加效应；另外，奎尼丁对肝药酶 P450 2D6 有抑制作用，可增加 TCA 类药的浓度，进一步加重上述不良反应。

②药代动力学相互作用：药代动力学相互作用中的一种类型是酶抑制作用，多种药物能够抑制 TCAs 的代谢途径，导致较高的和潜在的毒副反应。例如去甲丙咪嗪（别名地昔帕明）是通过 P450 2D6 影响酶代谢的，抑制该酶

后，可导致去甲丙咪嗪浓度升高而引发毒副反应；而 SSRIs（如氟西汀、帕罗西汀）、安非他酮和一些抗精神病药等可抑制 2D6 酶，正常剂量的氟西汀和帕罗西汀可以将去甲丙咪嗪及其代谢产物的浓度升高 3～4 倍之多。另一种类型是酶诱导作用，这种相互作用的结果是使该药临床作用明显下降。例如，巴比妥类药物和卡马西平可诱导 3A4 酶，当 3A4 酶被诱导时，3A4 酶就成为去甲丙咪嗪和其他 TCAs 的重要代谢途径。因此，在与巴比妥类药物合用时，去甲丙咪嗪很难达到有效血药浓度。

③酒精与 TCAs 有比较复杂的相互作用，一次大量饮酒可以降低首过代谢，引起 TCAs 血药水平升高。因为 TCAs 过量常常与饮酒有联系，二者一起被摄入体内，产生相互竞争作用，从而造成体内血药浓度升高。但是，长期饮酒也可以诱导肝酶而使体内 TCAs 水平降低。

（二）选择性五羟色胺再摄取抑制剂（SSRIs）

该类药物是目前全世界使用最广泛的抗抑郁剂，包括氟西汀、帕罗西汀、舍曲林、西肽普兰、艾司西肽普兰及氟伏草胺。该类药具有疗效确切、不良反应少、耐受性好及服用方便等特点。其主要的药理机制是选择性抑制五羟色胺（5－HT）再摄取，使突触间隙 5－HT 水平升高而达到治疗抑郁的目的。由于该类药物对其他受体，如 NE、H1、M1 受体作用轻微，因此副作用明显比 TCAs 少。

艾司西肽普兰是西肽普兰的立体异构体，它对 5－HT 的再摄取抑制能力几乎是西肽普兰右旋异构体的 30 倍或更多，在单胺再摄取机制和神经递质受体相互作用的选择方面作用也更突出。研究还发现，艾司西肽普兰对肝脏 P450 酶系的相互影响比西肽普兰右旋异构体更轻，对可能的药物相互作用的影响也更少。

代谢及药理作用：5－HT 再摄取抑制类药物口服吸收好，不受进食影响，与血浆蛋白结合高，半衰期约 20 小时（氟西汀的去甲基代谢物长达 7～15 天），主要经肾脏排出，少量经粪便排出。6 种 SSRI 类抗抑郁剂的药代动力学参见表 5－1。

表 5-1 6 种 SSRI 类药物的药代动力学

参数	氟西汀	帕罗西汀	舍曲林	氟伏沙明	西酞普兰	艾司西酞普兰
达峰时间（h）	4~8	3~8	6~8	2~8	1~6	2~5
蛋白结合（%）	95	95	95	77	80	80
生物利用度（%）	50	50	50	50	50	80
半衰期（h）	24~72	20	25	15	35	30
稳态时间（天）	28~35	5~7	5~7	5~7	5~7	
分布容积（L/kg）	3~40	17	20	75	12~16	12~26
血药浓度（ng/ml）	100~300	30~100	25~50	250	60	25~125
肝药酶抑制						
2D6	强	强	无或很弱	无或很弱	无或很弱	弱
1A2	无	无	无	强	无或很弱	无或很弱
3A4	弱	无或很弱	无或很弱	中	无或很弱	弱
2C19	中	无或很弱	无或很弱	强	无或很弱	弱

适应证：各类和各种不同严重程度的抑郁症。

禁忌证：对 SSRIs 过敏者；严重心肝肾病者慎用；禁止与 MAOIs、氯丙咪嗪、色氨酸合用。

SSRIs 镇静作用轻，可白天服用，如出现困倦乏力可改在晚上服。为减轻胃肠刺激，常在早餐后服用。

用法和剂量：SSRI 类药物常用剂量及用法见表 5-2。

表 5-2 SSRI 类药物的推荐剂量及用法

药名	规格 （mg）	常用治疗量 （mg/d）	最高剂量 （mg/d）
氟西汀	20	20~40	60
帕罗西汀	20	20~40	60
舍曲林	50	50~100	200
氟伏沙明	50	100~200	300
西酞普兰	20	20~60	120
艾司西肽普兰	5，10	10	20

不良反应：抗胆碱能不良反应和心血管不良反应比 TCAs 轻。主要有五类不良反应。①神经系统类：头疼、头晕、焦虑、紧张失眠、乏力、困倦、口干、多汗、震颤、痉挛发作、兴奋、转为躁狂发作。少见的严重神经系统不良反应为中枢 5 – HT 综合征，这是一种 5 – HT 受体活动过度的状态，主要发生在 SSRIs 与 MAOIs 合用时。由于 SSRIs 抑制 5 – HT 再摄取，而 MAOIs 抑制 5 – HT 降解，二者对 5 – HT 系统具有机动作用，两者合用可能出现腹痛、腹泻、出汗、发热、心动过速、血压升高、意识改变（谵妄）、肌阵挛、动作增多、激惹、敌对和情绪改变等症状。严重者可导致高热、休克甚至死亡。因此，SSRIs 严禁与 MAOIs 及其他 5 – HT 激动剂合用。②胃肠道类：较常见恶心、呕吐、厌食、腹泻、便秘等症状。③过敏反应类：如皮疹。④性功能障碍类：射精延迟、快感缺失、阳痿等。⑤其他：罕见的有低钠血症、白细胞减少等。

药物相互作用有以下两种须注意。①置换作用：SSRIs 蛋白结合率高，如与其他蛋白结合率高的药物联用，可能出现置换作用，使血浆中游离型药浓度升高，药物作用增强，特别是治疗指数低的药物如华法令（或称华法林）、洋地黄毒苷等。②诱导或抑制 CYP（P450）酶：该酶诱导剂如苯妥英、卡马西平等将增加 SSRIs 的清除率，降低 SSRIs 的血药浓度，影响疗效；而抑制剂，如丙戊酸钠等则会降低 SSRIs 的清除率，使 SSRIs 血浓度升高，导致毒副作用。

表 5 – 3　可能与 SSRI 类抗抑郁剂相互作用的药物

CYP1A2	CYP2D6	CYP3A3/4	CYP2C19
氨茶碱	去甲丙咪嗪	阿普唑仑	苯妥英 *
丙咪嗪	利培酮	三唑仑	地西泮
咖啡因	吩噻嗪类	红霉素	环己烯巴比妥
非那西汀	氟哌啶醇	硝苯吡啶（或硝苯地平）	丙咪嗪
华法令	可待因	皮质醇类	非那西汀
吩噻嗪	普萘洛尔	环孢素（抗排异反应）	华法令
	奎尼丁	阿思咪唑（抗组胺）	普萘洛尔
		酮康唑（抗真菌）	TCAs

＊为诱导剂，其余为抑制剂。

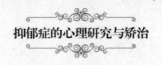

（三）5 – HT 及 NE 再摄取抑制剂（SNRIs）

该类药主要有文拉法辛（Venlafaxine）、度洛西汀（Duloxetine）及米那普仑（Milnacipran）。该类药共同机制是对 5 – HT 和 NE 双重再摄取产生抑制作用。

1. 文拉法辛

该药为二环结构，有快速释放剂型和缓释剂型 2 种。该药对其他受体，如 M1、H1、α1 受体作用轻微，相应不良反应亦少。疗效确切，起效较快，对难治性抑郁症也有较好的疗效。

代谢及药理作用：文拉法辛口服易吸收，主要代谢产物为去甲基文拉法辛，蛋白结合率低，仅为 27%，因而不会引起与蛋白结合率高的药物之间的置换作用。快速释放型半衰期（$t_{1/2}$）短，仅为 4 ~ 5 小时，故应分次服用；但其缓释型可每天一次。文拉法辛和其他代谢产物主要经肾脏排泄。它对肝药酶 P450 2D6 的抑制小，提示药物相互作用可能较少。

文拉法辛及其活性代谢产物 O – 去甲基文拉法辛（ODV）在体外试验中证实能阻断 5 – HT 和 NE 再摄取，即使在极高剂量时对多巴胺（DA）的再摄取抑制作用也较弱。文拉法辛和 ODV 不抑制单胺氧化酶 A（MAO – A）或者单胺氧化酶 B（MAO – B）活性，体外研究认为它对 M 型胆碱受体和 H1 受体以及 α 肾上腺素能受体的亲和力均较低或无。文拉法辛无明显的抗胆碱能作用和过度镇静作用等不良反应。近年来的研究认为，文拉法辛等 SNRI 类抗抑郁剂对背侧缝际核的 5 – HT 神经元和蓝斑的 NE 神经元突触终端及胞体—树突的自身受体和异质受体具有一定的抑制作用，从而增加了突触后 5 – HT 和 NE 的释放和加快突触前膜自身受体的"脱敏"过程，也从机制上部分解释了 SNRIs 抗抑郁和抗焦虑的疗效。

适应证：主要为抑郁症、伴焦虑症状的抑郁障碍及广泛性焦虑症。

禁忌证：无特殊禁忌症。该药可引起血压轻度升高，高血压病患者慎用；禁与 MAOIs 和其他 5 – HT 激活药联用，避免出现 5 – HT 综合征。

用法和剂量：最小剂量为 75mg/d，治疗剂量为 75 ~ 300mg/d，一般为 150 ~ 200mg/d。快速释放剂型分 2 ~ 3 次/天口服，缓释剂型 1 次/天。

不良反应：常见的有恶心、口干、出汗、乏力、焦虑、震颤、射精障碍等。患者饭后或饭间服用可减少恶心的副作用；不良反应的发生与剂量有关，大剂量服用时，患者血压可能会升高。因此，服用者在治疗初期应监测血压，血压升高明显者应停用。

2. 度洛西汀

度洛西汀是一种 5 - HT 和 NE 的再摄取抑制剂，它对多巴胺（DA）再摄取也有抑制作用，对 DA、NE、胆碱及组胺受体没有明显亲和性。此外，度洛西汀对单胺氧化酶没有抑制作用。

该药口服吸收完全，代谢广泛，代谢产物多。度洛西汀主要的生物转化途径包括结合后萘基环氧化以及进一步氧化度洛西汀。该药与血浆蛋白结合率高（>90%），半衰期大约 12 小时，在治疗范围内其药代动力学参数与剂量成正比。度洛西汀主要经肝脏代谢，对肝药酶 P450 中的 2D6、1A2 有抑制作用。它大部分以盐酸度洛西汀代谢产物形式经尿排出，少部分经粪便排出。

度洛西汀在体内、外研究发现均能抑制 5 - HT 和 NE 的再摄取，能显著提高大脑额叶皮质细胞外的 5 - HT 和 NE 水平，而且这种作用与药物剂量密切相关。对于 SNRIs 的"平衡机制"，度洛西汀比文拉法辛表现出更好的平衡性，它对 NE 再摄取的影响高于 5 - HT 的再摄取抑制；度洛西汀对多巴胺转运体的亲和力较弱；度洛西汀对其他神经递质的受体亲和力较低，包括 M 型胆碱能、α 肾上腺素、D2、H1 等受体。因此，在与 TCAs 比较时，其不良反应较少。特别是心脑血管及抗胆碱能方面的不良反应，如体位性低血压、跌倒、骨折、视力模糊和导致交通事故均较 TCAs 少。

适应证：主要用于治疗抑郁症；还有临床研究发现度洛西汀在治疗伴躯体疼痛症状的抑郁症疗效较佳。

禁忌证：未经治疗的闭角型青光眼患者；禁止与 MAOIs 合用。

用法和剂量：40 ~ 60mg/d，分 1 次或 2 次服用。

不良反应：常见的有恶心、口干、便秘、食欲下降、疲乏、嗜睡、出汗多等。

3. 米那普仑

该药口服后迅速吸收，约 0.5 ~ 4 小时后达峰值血浓度，几天后可达药物稳态血药浓度，半衰期为 8 小时左右。肝脏和肾脏均参与代谢该药，其中 50% ~ 60% 以药物的原型、20% 以葡萄糖醛酸苷结合物的形式从尿中排出，另一部分以 N - 去甲基米那普仑及其葡萄糖代谢物排出；多次给药也无积蓄现象。在患者肾脏受损时，其药物代谢动力会受到一定的影响，所以对一些肾脏受损的患者须调整药物剂量。在老年患者中，若肾脏功能下降则须调整剂量，若肾功能正常则无须调整剂量。该药的蛋白结合率为 13%，且多为不饱和状态。

米那普仑具有改善抑郁和焦虑作用，可能与 5 - HT 和 NE 的双重摄取抑制作用有关，但它对 NE 的再摄取抑制要大于 5 - HT 的再摄取。该药物的主要机制在经典的抑郁模型研究中已得到证实，如学习无助试验和延髓敲除模型。5 - HT 和 NE 对疼痛下行通路的作用，也可解释该药物对缓解躯体症状和疼痛综合征的治疗作用。

适应证：主要用于治疗抑郁症。

禁忌证：同度洛西汀。

用法和剂量：一般剂量为 100 ~ 200mg/d，分 2 次服用。

不良反应：发生率总体上与 SSRIs 相似。常见的不良反应有焦虑、眩晕、发热潮红、出汗、恶心、便秘及排尿困难等。

该药对肝药酶 P450 酶没有影响，药物间的相互作用少。

（四）NE 能和特异性 5 - HT 能抗抑郁剂（NaSSAs）

该类药种类少，常用的仅米氮平（Mirtazapine，商品名瑞美隆），其作用机制是增强 NE、5 - HT 能的传递及特异性阻滞 5 - HT$_2$、5 - HT$_3$ 受体，拮抗中枢 NE 能神经元突出 α2 自身受体及异质受体。该药口服吸收快，不受食物影响。该药的半衰期平均为 20 ~ 40 小时，蛋白结合率为 85%，主要是在肝脏中代谢。它的代谢产物主要是去甲基米氮平，其药理活性很弱，血浆浓度也低于原药。米氮平主要经尿和粪便排出。

米氮平阻断 α2 自身受体后，促进去甲肾上腺素的释放，因而增加了去甲肾上腺素能神经的传导，而去甲肾上腺素能系统与 5 - HT 能系统之间又存在显著的相互作用和影响。NE 能神经元通过位于 5 - HT 能神经元胞体上的 α2 异受体来控制 5 - HT 能神经元的放电速率。当 NE 兴奋 α2 异受体后，可以加速 5 - HT 能神经元放电，从而促进 5 - HT 在神经末梢的释放，突出间隙的 5 - HT 浓度升高，从而上调突触后 5 - HT 功能，产生抗抑郁作用。此外，米氮平还阻断 5 - HT 能神经元突触末梢的 α2 异受体，从而阻断了 NE 对 5 - HT 释放的抑制作用，促进了 5 - HT 的释放。

米氮平还可特异性地阻断突触后 5 - HT$_2$ 受体以及 5 - HT$_3$ 受体能力，使 5 - HT$_1$ 受体兴奋性增强，5 - HT$_1$ 受体支配的神经传导得以增加，从而避免出现与其他 5 - HT 受体相关的不良反应。它对 H1 受体的亲和力高，有镇静作用；它同时对外周 NE 能神经元突触 α2 受体的中等程度拮抗作用，与引起的体位性低血压有关；此外，米氮平的抗胆碱能作用小。

适应证：各种抑郁障碍，尤其适用于伴明显焦虑、激越及失眠的抑郁症。

禁忌证：严重心、肝、肾疾病及白细胞计数偏低者慎用。

用法和剂量：开始 30mg/d，必要时增至 45 mg/d，一次/日，晚上服用。

不良反应：该药耐受性好，不良反应少，无明显抗胆碱能作用和胃肠道症状，对性功能几乎没有影响。常见不良反应为镇静、困倦、头晕、乏力、食欲和体重增加。

（五）α2-拮抗和 5-HT1、5-HT2 拮抗

该类代表药为米安舍林（Mianserin，商品名脱尔烦），它与米氮平均属 α2-拮抗剂。因此，也有人将上述两种药物划为同一类，但这两种药实际上有部分机制不同。

代谢及药理作用：米安舍林吸收快，达峰时间为 3 小时，达稳时间为 6 天，主要经尿排出，半衰期平均为 32 小时。它的药理作用机制不同于三环类，能选择性阻断突触前 α2 肾上腺受体，使突触间隙 NE 浓度增高，并能阻断 5-HT$_2$受体和 H$_1$受体。米安舍林具有抗抑郁、抗焦虑及镇静作用，没有抗胆碱能作用，没有心血管毒性作用。

适应证：各种抑郁障碍，特别适合伴有焦虑、失眠的抑郁患者。

禁忌证：低血压、白细胞计数低者。

用法和剂量：30~90mg/d，可晚上一次服用，从小剂量开始。

不良反应：此药抗胆碱能、心血管不良反应小，对肝、肾功能影响小。主要不良反应有头晕、乏力、嗜睡，罕见粒细胞减少。

（六）选择性去甲肾上腺素再摄取抑制剂（NRI）

1. 瑞波西汀（Reboxetine）

该药为此类抑制剂的代表药物，它选择性阻断 NE（去甲肾上腺素）的再摄取，提高脑内 NE 的活性，从而具有抗抑郁作用。该药不影响 5-HT 及多巴胺的再摄取，它与其他受体（如胆碱能、组胺等）亲和力较低。

代谢：瑞波西汀口服吸收快，达峰时间为 2.5 小时，蛋白结合率为 98%，半衰期为 12.5 小时，每天服用 2 次。它的主要代谢途径可能是经过 1.4 氧氮杂环己烷的氧化、乙氧苯基环脱羟以及羟基化。它大部分经尿排出。

该药对 NE 再摄取有明显抑制作用，比对 5-HT 和 DA 的再摄取抑制作用分别高出 100 倍和 1 000 倍，对 5-HT 和 DA 的再摄取几乎没有临床意义；该药对 α1、α2、β 肾上腺素、D2、H1 和 M 型胆碱受体仅有极弱的亲和力。

适应证：主要治疗抑郁症。

禁忌证：妊娠、分娩、哺乳期妇女；对本品过敏者；肝肾功能不全的患

者；有惊厥史（如癫痫）者；青光眼患者；前列腺增生引起的排尿困难者；血压过低（低血压）患者；心脏病患者，如近期发生血管意外的患者。

用法和剂量：开始 8mg/d，分 2 次服用，起效时间为 2~3 周；用药 3~4 周如疗效欠佳可增至 12mg/d，分 3 次服用；最大剂量不超过 12mg/d。

不良反应：该药耐受性好，不良反应少，常见的不良反应有口干、便秘、失眠、勃起困难、排尿困难、尿潴留、心率加快、静坐不能、眩晕或体位性低血压。

药物相互作用：本药主要经过 CYP3A4 代谢，凡是能抑制 CYP3A4 酶活性的药物如酮康唑等，都可能增加本品的血药浓度。

2. 安非他酮

安非他酮又称丁胺苯丙酮，是一种中度 NE 和相对弱的 DA 再摄取抑制剂。它不作用于 5-HT，为单环胺酮结构，化学结构与精神兴奋药物苯丙胺类似。

代谢及药理作用：安非他酮口服吸收快，2 小时达高峰，蛋白结合率为 85%，清除半衰期第一时相约 1.5 小时。安非他酮具有 DA 和 NE 增强作用，对 5-HT 无明显影响。研究还发现，安非他酮对乙酰胆碱受体存在非竞争性抑制作用，具有戒烟和抗抑郁作用。

适应证：各种抑郁障碍；该药转躁风险小，适用于双相障碍。

禁忌证：癫痫、器质性脑病的患者。

用法和剂量：150~450mg/d，缓慢加量，因半衰期短，一般分 3 次口服，每次剂量不应大于 150mg。

不良反应：常见症状为失眠、头疼、坐立不安、恶心和出汗。少数患者可能出现幻觉、妄想。少见而严重的不良反应为抽搐，发生率与剂量相关。本药的特点是：无抗胆碱能不良反应、心血管不良反应小、无震惊作用、不增加体重、不引起性功能改变、转躁风险小，但可能会引起精神病性症状或癫痫大发作。

药物相互作用：安非他酮和羟化安非他酮是 2D6 酶的抑制剂，曾报道安非他酮与氟西汀或三环类抗抑郁剂合用出现毒性反应；另外，卡马西平也影响安非他酮的代谢。

（七）5-HT 平衡抗抑郁剂（SMA）

该类抗抑郁剂主要有曲唑酮（Trazodone）和奈法唑酮（Nefazodone），它们的作用机理是阻断 5-HT$_2$ 受体，抑制 5-HT 和 NE 的再摄取。它们的疗效与 TCA 等抗抑郁剂相当。

1. 曲唑酮

该药为四环结构的三唑吡啶衍生物，有相对较强的 H1、α2 受体拮抗作用，故有较强的镇静作用，α2 受体拮抗可能与阴茎异常勃起有关，α1 受体拮抗可引起体位性低血压。

曲唑酮口服吸收好，约 1 小时达峰，蛋白结合率 89% ~ 95%，半衰期为 5 ~ 9 小时，4 天内达稳态，主要经尿排泄。

曲唑酮在 5 - HT 能系统的药理作用相对较复杂，其对 5 - HT 再摄取抑制的选择性作用明显较弱，对 NE 和 DA 的作用也很弱。在大鼠实验中，给予曲唑酮可引起大鼠额叶皮质细胞外 5 - HT 浓度升高 5 倍，引起细胞外 5 - HT 浓度升高的作用机制涉及 5 - HT 转运体和 5 - $HT_{2A/2C}$ 受体。另外，曲唑酮具有部分 5 - HT 受体的拮抗作用，特别是对 5 - HT_{1A} 受体、5HT_{1C} 受体和 5 - HT_2 受体的拮抗。它的活性代谢产物 m - 氯苯基哌嗪，是 5 - HT 的直接激动剂。所以，曲唑酮被视为 5 - HT 平衡激动/拮抗剂。

适应证：各种轻、中度抑郁症，重度抑郁效果稍逊。因有镇静作用，适用于伴焦虑、失眠症状的轻、中度抑郁。曲唑酮有时会造成阴茎勃起增加，可利用该副作用，用小剂量曲唑酮联合治疗抗抑郁剂或抗精神病药引起的性功能障碍兼改善情绪、促进睡眠。

禁忌证：低血压、室性心率失常。

剂量和用法：起始剂量为 50 ~ 100mg，每晚一次，每隔 3 ~ 4 日增加 50mg，常用剂量 150 ~ 300mg/d，分 2 次服。

不良反应：常见者为头疼、镇静、体位性低血压、口干、恶心、呕吐、无力，少数可能引起阴茎异常勃起。

药物相互作用：曲唑酮不宜与加强中枢抑制剂联用，包括酒精的抑制作用，也不宜和降压药联用；曲唑酮和其他 5 - HT 能药联用时可能引起 5 - HT 综合征；禁与 MAOIs 联用。

2. 奈法唑酮

该药的作用类似曲唑酮，但镇静作用、体位性低血压较曲唑酮轻。其优点是不引起体重增加，也较少引起性功能障碍。

代谢及药理作用：该药口服吸收快，1 ~ 3 小时达峰，半衰期 18 小时，达稳态 2 ~ 5 天，蛋白结合率达 99%。奈法唑酮是 5 - HT_2 受体的拮抗剂，同时也是较弱的 5 - HT 和 NE 再摄取抑制剂。与 α2 受体、β 受体或 5 - HT_{1A} 受体的亲和力较弱，对 α1 受体的亲和力低于曲唑酮。它对 H1、M 型胆碱能、DA

等受体无亲和力。

适应证：同曲唑酮；尤其适用于伴有睡眠障碍的抑郁症患者。

用法和剂量：300～500mg/d，分次服用，缓慢加量。

不良反应：常见有头昏、乏力、口干、恶心、便秘、嗜睡。

药物相互作用：该药对CYP 3A4有抑制作用，与由该酶代谢的药联用应小心；该药可轻度增高地高辛血药浓度，地高辛治疗指数低，两药不宜联用。

奈法唑酮曾一度广泛用于临床治疗，并显示良好的抗抑郁效果。但在2003年加拿大有报道显示：自1994年奈法唑酮批准上市至2002年底，该国已有至少38例患者出现肝脏损害症状，其中1例患者死亡。有关该药致肝功能异常的情况，Stewart等（2003）的研究发现，在32例肝损害患者中，26例为重性，肝功能衰竭3例，肝细胞变性、肝坏死和爆发性肝炎各1例。因此该药的使用需要可靠的临床监测。奈法唑酮的原专利生厂厂商已将其撤出市场，但是，包括美国在内的一些国家目前仍将其作为非专利产品使用。

（八）五羟色胺再摄取激动剂（SSRA）

噻奈普汀（Tianeptine，商品名达体朗），该药结构上属于三环类抗抑郁药物，但它又并不同于传统的三环类抗抑郁剂，具有独特的药理作用。噻奈普汀具有广泛的、良好的抗抑郁作用，长期服用可减少抑郁的复发，对老年抑郁症也具有较好的疗效。它可增加突触前5－HT再摄取，增加囊泡中5－HT的储存且改变其活性；它还可使突触间隙5－HT浓度减少，而对5－HT的合成及突触前膜的释放无影响。噻奈普汀可在大脑皮层水平增加海马锥体细胞的自发性活动，并加速其功能抑制后的恢复，它还可增加皮层及海马神经元再摄取5－HT。

代谢及药理作用：该药口服吸收快且完全，与蛋白结合率高（约94%），生物利用度高，半衰期较短（2.5小时）。该药的肝脏首过效应小，在肝脏通过β氧化和N脱甲基过程被广泛代谢，其代谢产物主要通过肾脏排泄。

该药通过增强5－HT再摄取，抑制了应激所致的海马细胞萎缩，修复其损伤，并预防应激对海马直接累积的损害。在抗抑郁的同时，该药对警觉性、记忆、注意等认知功能无明显影响。该药还不阻断M、H1、α1受体，故极少引起心血管系统不良反应。

适应证：各种抑郁症，尤其是老年抑郁。

禁忌证：不与MAOI类药物合用；未满15岁儿童禁用。

用法和剂量：推荐剂量为12.5mg，每日3次（37.5mg/d）；肾功能损害及老年人应适当减少剂量，建议服用 25mg/d。

不良反应：较常见的有上腹部疼痛、腹痛、口干、厌食、恶心、呕吐、便秘、胀气、失眠／多梦、虚弱、眩晕、头痛、心动过速等。

药物间相互作用：此药与非选择性 MAOIs 可能发生药物间的相互作用，这两种药物合用会增加发生心血管疾病的发作或阵发性高血压、高热、抽搐和死亡的危险；该药与麻醉药物合用时，需注意可能出现药物相互作用的情况，通常在手术前 24 小时或 48 小时必须停止使用该药。

（九）单胺氧化酶抑制剂（MAOIs）

该类药物可分为可逆性和不可逆性两类，按选择性可分为选择性和非选择性两类。不可逆性的 MAOIs，即以肼类化合物如苯乙肼及非异烟肼的衍生物如反苯丙胺为代表的老一代 MAOIs；可逆性选择性单胺氧化酶 A 的抑制剂主要有吗氯贝胺（Moclobemide）。由于 MAOIs 副作用相对较多，且对食物有限制，所以在临床上使用不多。即使该类药物参与使用，主要使用的也是吗氯贝胺等可逆性选择性的 MAOIs。

代谢及药理作用：①苯乙肼口服后吸收迅速完全，吸收后 1 小时内血浆浓度能达峰值，在肝脏中通过乙酰转移酶的作用进行乙酰化代谢，半衰期为 2 个小时左右。②吗氯贝胺通过肝脏首过消除，对 MAO 的抑制作用时间仅为 1 小时。主要经尿液排泄。它通过抑制 MAO，减少单胺类递质的灭活，增加突触部位单胺类递质的含量，从而产生抗抑郁作用。它的药效作用出现较快，服药后 5 天左右即能见效。此外，动物实验表明该类药物有镇痛作用。

适应证：抑郁症、非典型抑郁症、伴有焦虑或疼痛症状的抑郁症。

禁忌证：苯乙肼禁用于孕妇，患有癫痫、心力衰竭、脑血管病、肝病、嗜铬细胞瘤等疾病的患者；高血压者、青光眼患者慎用；吗氯贝胺禁用于患有嗜铬细胞瘤及甲状腺功能亢进患者。

用法和剂量：苯乙肼常用剂量为 15～75mg/d；吗氯贝胺治疗剂量范围为 150～600mg/d，起始剂量为 100～200mg/d，分 2～3 次口服，3 天后视病情缓慢加量。

苯乙肼等非选择性 MAOIs 的主要不良反应有：紧张、失眠、头痛、头晕、震颤、惊厥、动作失调、反射亢进、排尿困难、口干、便秘、皮疹、体位性低血压、肝脏毒性（可引起肝细胞坏死）等；过量急性中毒时表现为激动、幻觉、谵妄、高热、惊厥及昏迷，甚至导致死亡。严重而危险的毒性反应为中毒性肝损害和高血压危象，一旦出现这些现象应立即停药并对症处理；患者在使用此类药物时应避免食用含酪胺的食物（如奶酪、红葡萄酒、腌鱼、啤酒等），由于肠和肝中的 MAO 被药物抑制，食物中的酪胺不被肝和肠中的 MAO 代谢灭活，以至于大量的酪胺进入血液，而酪胺可作为假性递质，并促进去甲肾上腺素释放，从而引起高血压反应，严重时表现为高血压危象，出现严重的头痛，甚至脑出血。吗氯贝胺具有高度选择性，不良反应少且轻，主要不良反应有恶心，其次为口干、便秘、头痛、眩晕、失眠、体位性低血压等，大大降低了酪胺效应的危险性。

药物相互作用：MAOIs 具有广泛抑制单胺氧化酶的特性，所以与许多药物之间存在着相互作用的可能性，如与 TCAs 合用时可能会引起高血压、抽搐等，与 SSRIs 合用则可能会引起 5－HT 综合征等。更重要的是，大量的非处方药物，特别是含有拟交感神经作用的化合物止咳糖浆与 MAOIs 合用时可能出现高血压危象；许多麻醉药可与 MAOIs 发生相互作用，特别是杜冷丁与苯乙肼（或反苯环丙胺）合用时可能会出现昏迷、高热和血压过高。目前认为，服用 MAOIs 的患者在麻醉前后使用吗啡或芬太尼更合适。

（十）褪黑素激动剂

这是一类新型抗抑郁剂，目前已经在国外上市使用的是阿戈美拉汀（Agomelatine）。阿戈美拉汀既是褪黑素受体激动剂，又是 5－HT$_{2c}$ 受体拮抗剂。动物实验与临床研究表明该药有抗抑郁、抗焦虑、调整睡眠节律及调节生物钟的作用，同时其不良反应小，不引起体重改变，对性功能无影响。

临床研究显示，阿戈美拉汀在治疗抑郁症方面，疗效与 SNRI 类的文拉法辛、SSRI 类的氟西汀、舍曲林等相似，而由于阿戈美拉汀不会提高体内的 5－HT水平，因此在胃肠道、代谢及性等方面的副作用比其他抗抑郁剂小。

药理毒理机制：阿戈美拉汀的机制可能与增加海马部位神经元的可塑性及神经元增生有关。研究人员以免疫染色的方法测定成年大鼠脑部神经细胞的增生、再生及死亡，结果发现：阿戈美拉汀长期（3 周）给药可增加海马腹侧齿状回细胞增生及神经元再生，而这一部位与情绪反映有关；但在急性或亚急性给药时（4 小时或 9 周）未见类似情况。继续延长给药后，整个齿状回区域均出现细胞增生及神经元再生，表明阿戈美拉汀可不同程度地增加海马的神经再生，从而产生新的颗粒细胞。

抑郁症患者经常存在入睡困难、早醒或睡眠节律的改变等问题，多导睡眠图常表现为慢波睡眠（SWS）减少、快速眼动睡眠（REM）密度增加或潜伏期减少、δ睡眠比例下降等。多数抗抑郁药物如三环类抗抑郁药（TCA）、选择性 5 - HT 再摄取抑制剂（SSRI）等对 REM 有调节作用，但对非 REM 睡眠尤其是 SWS 效果较差。具有 5 - HT$_2$ 受体阻断作用的某些药物如米氮平等有促进睡眠与改善睡眠持续性的作用，但其阻断作用可造成宿睡、白天困倦等。阿戈美拉汀具有独特的药理机制即调节睡眠觉醒周期，因而可在晚间调节患者的睡眠结构，增进睡眠。

适应证：主要用于抗抑郁、抗焦虑、调整睡眠节律及调节生物钟。

用法及用量：25mg/d，晚上口服，2 周后若疗效欠佳则加量至 50mg/d（两片）。

不良反应：常见的有头痛、恶心和乏力等；很少有胃肠道不良反应。

禁忌证：对本品任何成分过敏者禁用。

（十一）其他类型

1. 氟哌噻吨/美利曲辛复方制剂（商品名：黛力新）

该药每片含相当于 0.5mg 氟哌噻吨的二盐酸氟哌噻吨，以及 10mg 美利曲辛的盐酸美利曲辛。氟哌噻吨是一种抗精神病药，小剂量具有抗焦虑和抗抑郁作用。美利曲辛是一种抗抑郁剂，低剂量时具有兴奋性。此药具有抗抑郁、抗焦虑和兴奋性，适用于轻、中度抑郁症，尤其是躯体疾病伴发抑郁、绝经期抑郁、酒依赖及药瘾伴发的抑郁。

用法及用量：常用剂量为每天 2 片，早晨及中午各一片；严重病例早晨的剂量可加至 2 片。

不良反应：少见；可能有短暂的不安及失眠，长期使用可能出现锥体外系反应。

禁忌证：不适用于过度兴奋或活动过多者，因药物的兴奋作用可能加重这些症状，大剂量长期使用突然停会引起撤药症状；禁与 MAOI 类合用，宜在 MAOI 类药物停用的 2 周后，方可换用本药。

2. 贯叶连翘植物（圣约翰草）提取物

从草药贯叶连翘中提取的一种天然药物，其主要药理成分是 Hyperforin、Hypericum Perforatum，其药理机制复杂，对 5 - HT、NE、DA 再摄取均有明显抑制作用，并具有相似的效价。适用于轻、中度抑郁症，同时能改善失眠和焦虑，安全性较高。在欧洲和美国，该药为非处方药。

用法及用量：剂量为 300mg 每次，3 次/天。有严重肝肾功能不全者慎用或减量。

不良反应：胃肠道反应、头晕、疲劳和镇静；相对严重的是皮肤的光过

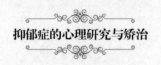

敏反应。

禁忌证：出现过敏反应者禁用。

四、抗抑郁剂的选择

抗抑郁剂的疗效和不良反应存在个体差异，这种差异在治疗前较难预测。一般而言，常用的几种主要的药物疗效大体相当，又各具特点，药物选择主要取决于患者的躯体状况、疾病特点和对药物的不良反应。

抗抑郁剂的选用，有人总结为 STEP 原则。①安全性（Safety）原则：选用对患者安全性高的药物；②耐受性（Tolerance）原则：选用患者可以耐受，严重副作用少的药物；③有效性（Efficacy）原则：选用疗效好、疗效确切的药物；④经济性（Price）原则：选用患者经济上所能承受的药物，同等疗效前提下，则价低者优先考虑。除了上述原则，以下五个因素也可综合考虑。①既往用药史；②药物遗传学：近亲中使用某种抗抑郁剂有效，则对该患者可能有效；③药物药理学特征：如有的药物镇静作用强则抗焦虑激越的可能效果好；④可能的药物相互作用：有无药效学或药代学配伍禁忌；⑤抑郁症病情特点。

表列 5 - 4 出了几种主要抗抑郁剂在选择时的比较，供选择时参考。

表 5 - 4   常用的几种抗抑郁剂

	剂量范围（mg/d）	主要不良反应	禁忌证
SSRI 类			
氟西汀	20～60，早餐后顿服，剂量大时可分 2 次服	胃肠道反应、头痛、失眠、焦虑、性功能障碍	禁与 MAOI 类、氯丙咪嗪、色氨酸联用
帕罗西汀	20～60，同上	同上，抗胆碱能反应、镇静作用强	同上
舍曲林	50～200，同上	同上	同上
氟伏沙明	50～300，同上	同上，镇静作用强	同上
西酞普兰	20～60，晚顿服或午晚分次服	胃肠道反应、头痛、失眠、焦虑、性功能障碍	同上
艾司西酞普兰	10～20，早餐后顿服	同上	同上

（续上表）

	剂量范围（mg/d）	主要不良反应	禁忌证
SNRI 类			
文拉法辛	75～300，速释剂分 2 次服，缓释剂早餐后顿服	胃肠道反应、血压轻度升高、性功能障碍	禁与 MAOI 类联用
度洛西汀	40～60，分 2 次服，或早餐后顿服	胃肠道反应、口干、疲乏嗜睡、出汗增多	禁与 MAOI 类联用
NE/特异性 5－HT 受体拮抗剂（NaSSAs）			
米氮平	15～45，1～2 次服	镇静、口干、头晕、疲乏、体重增加、胆固醇升高、粒细胞减少（罕见）	禁与 MAOI 联用，出现感染症状应查血象
三环类（TCA 类）			
阿米替林	50～250，分次服	过度镇静、体位性低血压，抗胆碱能反应	严重心、肝、肾病患者
丙咪嗪	50～250，分次服	同上	同上
多虑平	50～250，分次服	同上	同上
氯丙咪嗪	50～250，分次服	同上，抽搐	同上，癫痫患者
马普替林	50～225，分次服	同上	同上
选择性 NE 再摄取抑制剂（NRI）			
瑞波西汀	8～12，分次服	口干、便秘、失眠、勃起困难、排尿困难、尿潴留、心率较快、静坐不能、眩晕或体位性低血压	孕妇、哺乳期妇女、青光眼患者、前列腺增生患者、低血压患者、心脏病患者
NE/DA 再摄取抑制剂（NDRI 类）			
安非他酮	150～450，分次服	厌食、失眠、头痛、震颤、焦虑、幻觉妄想、抽搐	癫痫、精神病，禁与 MAOI、氟西汀、锂盐联用
5－HT 平衡抗抑郁剂（SMA）			
曲唑酮	50～300，分次服	口干、镇静、头晕、倦睡、阴茎异常勃起	

（续上表）

	剂量范围（mg/d）	主要不良反应	禁忌证
奈法唑酮	50～300，分次服	头晕、乏力、口干、恶心、镇静、便秘、体位性低血压、肝损害	禁与地高辛、特非那定联用
5－HT再摄取激动剂（SSRA）			
塞奈普汀	25～37.5，分次服	口干、便秘、失眠、头晕、恶心、紧张	孕妇、哺乳期妇女，禁与MAOI联用
单胺氧化酶抑制剂（MAOI类）			
吗氯贝胺	150～600，分次服	头痛、便秘、失眠、体位性低血压、肌阵挛、体重增加	禁与交感胺、SSRI类、SNRI类联用

表5－5　几种主要抗抑郁剂的比较和选择

	抗抑郁	抗焦虑	相对毒性	不良反应	优点	缺点
SSRI类						均有性功能障碍、焦虑、失眠
氟西汀	＋＋	＋		＋	停药反应少	半衰期长、清洗期长、药物相互作用（2D6、3A4）
帕罗西汀	＋＋	＋＋		＋	镇静作用强	头疼、困倦、抗胆碱能不良反应、药物相互作用（2D6）
舍曲林	＋＋	＋＋		＋	药物相互作用少	消化道症状较明显
氟伏沙明	＋＋	＋＋		＋	镇静作用较强	恶心、药物相互作用
西酞普兰	＋＋	＋＋		＋	药物相互作用少	恶心
艾司西酞普兰	＋＋＋	＋＋		＋	药物相互作用少	恶心
SNRI类						
文拉法辛	＋＋＋	＋＋		＋	重度抑郁疗效较好，药物相互作用小	焦虑、恶心、头疼、血压轻度升高、性功能障碍

	抗抑郁	抗焦虑	相对毒性	不良反应	优点	缺点
度洛西汀	＋＋	＋＋		＋	重度抑郁疗效较好	恶心、口干、便秘、食欲下降、疲乏、嗜睡、出汗增多、药物相互作用（2D6、1A2）
NaSSA 类						
米氮平	＋＋	＋＋		＋	胃肠道副反应少，性功能障碍少	镇静、倦睡、体重增加、粒细胞缺少（罕见）
TCA 类						
	＋＋	＋＋	＋＋	＋＋＋	价格便宜	不良反应多，过量危险
NRI 类						
瑞波西汀	＋＋	＋	＋	＋＋	可预防抑郁症复发	低血压，药物相互作用（3A4）
NDRI 类						
安非他酮	＋＋	—	＋＋	＋	转躁少，性功能障碍少	兴奋、抽搐、失眠、恶心、头痛、震颤、精神病性症状
SMA 类						
曲唑酮	＋	＋＋	＋	＋	改善睡眠、抗焦虑	镇静、头晕、低血压、阴茎异常勃起
奈法唑酮	＋＋	＋＋＋			改善睡眠、抗焦虑	镇静、肝损害、药物相互作用（3A4）
SSRA 类						
塞奈普汀	＋＋	＋＋		＋	抗焦虑，无镇静作用，性功能障碍少	口干、恶心
MAOI 类						
吗氯贝胺	＋	＋	＋	＋	无镇静作用，无性功能障碍	头疼、失眠、焦虑、药物相互作用

五、药物过量导致中毒与其处理办法

抑郁症患者常有自杀观念，有意或误服过量的抗抑郁剂以致中毒的事件

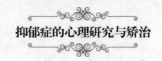

常有发生。抗抑郁剂中以三环类（TCAs）过量导致中毒危害最大，一次服2.5g即可导致死亡，尤其是老人和儿童致死率高。其他抗抑郁剂服用过量时，危险性相对较小。

三环类 TCAs 中毒的临床表现为：①主要为意识障碍。轻者意识模糊或嗜睡，同时伴有眩晕、共济失调或激越、兴奋；重者出现谵妄状态或昏迷，同时伴有肌阵挛腱反射亢进或癫痫发作。②心脏毒性作用。可引起各种类型的传导阻滞、各种心律紊乱（又称心律失常）、心衰或心脏骤停。该类药物对心脏的毒性是死亡的主要原因。③抗胆碱能作用。可出现口干、瞳孔散大、心率加快、尿失禁或潴留、肠麻痹、体温升高等症状。

处理原则：关键在于预防，TCA 类药物一次门诊处方量不宜超过 2 周，并嘱家人妥善保管，一次仅可给患者数日剂量。医护人员在治疗过程中应提高警惕，及早发现和积极治疗。处理方法包括支持疗法和对症疗法。患者如发生中毒现象，可试用毒扁豆碱缓解抗胆碱能作用，每 0.5～1 小时重复给药 1～2mg。医护人员还应及时采用洗胃、输液、利尿、保持呼吸道通畅、吸氧等支持疗法；同时积极处理心律失常，可用利多卡因、普萘洛尔和苯妥英钠等；如要控制癫痫发作，可用地西泮 10～20mg 缓慢静注。由于三环类药物在胃内排空迟缓，即使服入 6 小时以后，洗胃措施仍有必要。

第二节　成人的用药

一、成人的用药流程

抑郁症目前主要以抗抑郁剂治疗为主，辅以心理治疗或 MECT（无抽搐电休克治疗，属于物理治疗）。关于成人抑郁症的规范化治疗流程，我们参考了《中国抑郁障碍防治指南》中的建议，仅供参考。

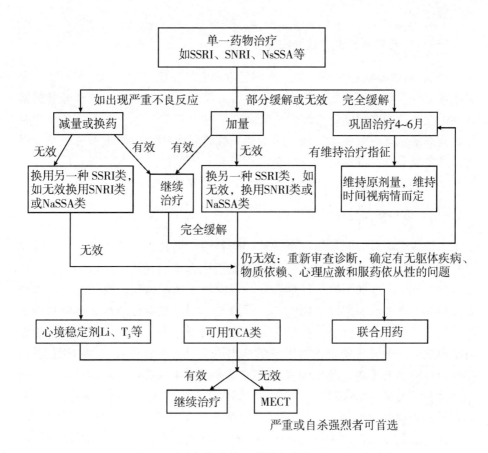

成人抑郁症的规范化治疗流程

二、对不同类型抑郁症治疗建议

（一）伴有明显激越的抑郁症

该类患者往往病情较重，可选用有镇静作用的抗抑郁剂，如氟伏沙明、帕罗西汀、米氮平、文拉法辛、曲唑酮等。在治疗早期，抗抑郁剂可合并安定类药物使用，待激越等焦虑症状缓解后可逐渐停用安定类药物，继续使用抗抑郁剂。

（二）伴有强迫症状的抑郁症

治疗这类患者时，医生可选用 SSRI 或 TCA 类中氯丙咪嗪，并且治疗时使用的剂量可以比一般的抑郁症患者大，剂量大到接近或达到治疗剂量的上限。

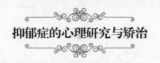

（三）伴有精神病性症状的抑郁症

"精神病性症状"一词传统上强调患者现实检验能力丧失，伴有幻觉、妄想或木僵等症状。使用抗抑郁剂时，可合并抗精神病药使用，剂量可根据精神病性症状的严重程度适当调整，最高剂量在一般情况下小于治疗分裂症时的最高剂量。有研究显示，相当多的第一代抗精神病药会加重抑郁症状。因此，除氯氮平外，首选第二代抗精神病药物。当精神病性症状消失后，继续治疗1~2个月，若症状未再出现，可考虑逐渐减药，直至停药。

（四）双相情感障碍抑郁发作

双相情感障碍抑郁发作患者的基础药物治疗仍是心境稳定剂。有部分研究表明，对这类患者加用抗抑郁剂与不加用抗抑郁剂相比，疗效相似，没有显著性差异，而且加用抗抑郁剂还有一定的诱发转躁风险。临床上对于双相障碍抑郁发作患者加用抗抑郁剂有以下原则：①在使用心境稳定剂的基础上加用抗抑郁剂；②抑郁发作持续2周未缓解时可考虑；③病情严重，有频繁自杀观念或已出现自杀未遂时可考虑；④快速循环或混合发作者不用；⑤选用转躁风险小的药物，如SSRI类或安非他酮等，不宜选用三环类药物；⑥使用最低有效剂量，剂量偏低为宜；⑦抑郁症状缓解或大部分缓解即考虑停药，如有转躁表现则立即停药。除了以上原则外，还要考虑患者既往发作情况。对于既往以躁狂发作为主的患者，使用抗抑郁剂应谨慎，加用标准从严；而对于既往以抑郁发作为主、躁狂发作不严重或仅有轻躁狂发作者，则标准从宽。

（五）伴有躯体疾病的抑郁障碍

伴有躯体疾病的抑郁障碍，其抑郁症状可为脑部疾病的症状之一，如脑卒中，尤其是左额叶、额颞侧的卒中；抑郁症状可能是躯体疾病的一种心因性反应，也可能是躯体疾病诱发的抑郁障碍。躯体疾病与抑郁症状同时存在，相互影响。抑郁障碍常常会加重躯体疾病，甚至使躯体疾病恶化进而导致死亡，如冠心病、脑卒中、肾病综合征、糖尿病、高血压病等。躯体疾病也会引起抑郁症状加重，故需要控制躯体疾病，并积极治疗抑郁。抑郁障碍的治疗可选用不良反应少、安全性高的SSRI类或SNRI类。如有肝肾功能障碍者，抗抑郁剂的剂量不宜过大。若是躯体疾病伴发抑郁障碍，经治疗后抑郁症状缓解，可考虑逐渐停用抗抑郁剂；若是躯体疾病诱发的抑郁障碍，抑郁症状缓解后仍需继续治疗。

（六）难治性抑郁症

一般认为难治性抑郁症的标准是：服用现有的 2 种或 2 种以上不同化学结构的抗抑郁剂并经足剂量（治疗量上限，必要时测血药浓度）、足疗程（6 周以上）服药治疗无效或收效甚微。

难治性抑郁症患者约占抑郁症患者总数的 10%～20%。在诊断难治性抑郁症时，应考虑以下问题：①诊断是否正确？②是否伴有精神病性症状？③是否得到适当的治疗（剂量及疗程）？④不良反应是否影响到剂量的增加？⑤患者依从性是否好？⑥药物使用方式是否适当？⑦治疗结果是如何评价的？⑧是否存在影响疗效的躯体疾病及精神病性障碍？⑨是否存在其他干扰治疗的因素？只有全面考虑上述问题后，才能对难治性抑郁症作出正确的诊断。

对难治性抑郁症可采取以下治疗策略。

（1）增加抗抑郁剂的剂量：增加原有的抗抑郁剂的剂量，直至最大治疗量的上限。在加药过程中，医护人员应注意患者对药物的不良反应，有条件的，应监测血药浓度。对三环类抗抑郁剂的加量应持慎重态度，医护人员需严密观察患者使用后心血管的不良反应，避免过量导致患者中毒。

（2）抗抑郁剂合并增效剂，具体联合方案有 6 种。①加用心境稳定剂：如锂盐，锂盐剂量不宜太大，通常在 $0.75～1.0mg/d$，一般在合用治疗后的 7～14 天见效，抑郁症状可获缓解；②加用抗抽搐药：如丙戊酸钠、卡马西平；③加用第二代抗精神病药：如利培酮、奎硫平、奥氮平等；④加用丁螺环酮：剂量可逐渐增至 20～40mg/d；⑤加用甲状腺素：如加服三碘甲状腺素 $25\mu g/d$，1 周后加至 $37.5～50\mu g/d$，疗程为 1～2 月。有可能有心动过速、血压升高、焦虑及面红等不良反应，有效率约 20%～50%；⑥加用安定类药物：安定类药物本身为抗焦虑剂，具有缓解焦虑作用，且能改善睡眠，有助于抑郁症状的缓解。

（3）两种不同类型或不同药理机制的抗抑郁剂联用。

①SSRI 类与 SNRI 类联用：如白天用 SSRI 类药物，晚上服用 SNRI 类（如曲唑酮）药物。

②SSRI 类和 SNRI/NaSSA 类联用：两药联用对部分难治性抑郁症患者有效，剂量都应比单用时常用的剂量小，加量的速度也应更慢。

③SNRI 类和 NaSSA 类联用。

（4）抗抑郁剂合并电抽搐治疗，或采取生物、心理、社会综合干预措施。

三、联合用药原则

一般情况下，单一抗抑郁剂治疗方案为首选，但对难治性病例在足量、足疗程、同类型和不同类型抗抑郁剂单一使用治疗无效或部分有效时，可考虑联合用药以增强疗效，弥补某些单药治疗的不足和减少不良反应。首选 2 种抗抑郁剂联用，不建议 3 种或 3 种以上抗抑郁剂联用。联合用药的方法，参见上述用药流程及难治性抑郁症的药物治疗部分。

四、换药原则

抑郁症患者在治疗过程中若出现无法耐受的毒副作用，无论有效或无效，均需换用抗抑郁剂，在单一抗抑郁剂治疗过程中，若足量足疗程（6 周）治疗无效则考虑换药，改用作用机制不同的另一类药物，同类的其他药物一般不作为换药的首选；若足量足疗程治疗后，患者部分有效，可考虑换药或联合用药。具体方法参见上述用药流程及难治性抑郁症的药物治疗部分。

五、案例

案例一

某男，34 岁，4 个月前开始出现情绪低落、兴趣下降、失眠、早醒、食欲及体重下降等症状，2 月在专科医院门诊就诊。

诊断：抑郁症

治疗过程：服用舍曲林治疗，前两天服用半粒（25mg），第 3 天起加量至每天服用 50mg。2 周后复诊，患者感觉抑郁情绪有部分减轻，医生建议加量至每天 100mg。治疗第 4 周末复诊时，患者感觉抑郁情绪继续好转，兴趣爱好都有恢复，对自己的工作、前途也不再悲观了。患者在医生建议下继续服药 4 周。在第 8 周末复诊时，患者自述病情有 6～7 成改善，但在第 5～8 周之间，病情继续改善似乎不明显，自己虽能坚持工作及日常的社会交往，但兴趣和体力等仍比平时差些。医生建议加大舍曲林剂量至 200mg/d。在第 12 周复诊时，患者自述病情继续改善但仍不明显，有时仍觉心烦等。后医生建议逐渐停用舍曲林，改用文拉法辛（逐渐加大剂量），2 周内完成换药，文拉法辛剂量为 225mg/d。在第 18 周复诊时，患者自诉抑郁情绪完全缓解，心境恢复至正常水平。

案例二

某男，46 岁，自述可能因为工作及生活的压力，在 4 个月前出现失眠、早醒、乏力症状，以前工作一天都不累，现在工作到上午 11 点左右即觉体乏难支，对什么都提不起兴趣，回到家里就想躺在床上不动，原来喜欢看的新闻节目也懒得看，症状持续 1 月后在家人建议及陪伴下就诊。

诊断：抑郁症

治疗经过：初诊时，体检正常，血压等项目均正常，医生予以文拉法辛进行治疗。75mg/d 起始（辅以阿普唑仑 0.4mg 每晚），第 5 天加量至 150mg/d，服药后第 2 周周末复诊，病情有部分改善，诉有轻度头晕，测血压为143/86mmHg，维持原治疗方案。第 3 周周末复诊血压为 145/91mmHg，遂逐渐于 1 周内停用文拉法辛，改用帕罗西汀 20mg/d。再治疗 2 周后复查，血压恢复正常，抑郁症状部分改善。于是，医师将帕罗西汀加量至 40mg/d 治疗，一月后复诊，患者自觉病情已基本缓解，心境恢复至正常。

第三节　青少年儿童的用药

目前，临床常用的治疗青少年儿童抑郁症的药物主要有三环类抗抑郁药（TCAs）、选择性 5 - 羟色胺（5 - HT）再摄取抑制剂（SSRIs）、5 - 羟色胺及去甲肾上腺素再摄取抑制剂（SNRIs）、去甲肾上腺素和特异性的 5 - 羟色胺能抗抑郁药（NaSSA）、去甲肾上腺素和多巴胺再摄取抑制剂（NDRI）等。

一、三环类抗抑郁药（TCAs）

20 世纪 90 年代以前，临床上常使用三环类抗抑郁药治疗青少年儿童抑郁症。该类药物常用的有丙咪嗪、去甲丙咪嗪、阿米替林、去甲替林和多虑平等，但其不良反应较大，常见有口干、便秘、视物模糊、血压升高等，过量甚至可能致死。另外，多项双盲对照研究几乎一致表明，TCAs 治疗青少年儿童抑郁症的疗效和安慰剂相比并没有明显的优势。个别研究甚至发现，对既往曾经有过严重或慢性抑郁发作的青少年抑郁症患者，去甲替林的显效率只有 8% ，安慰剂却有 21% 。因此，目前已不主张使用 TCAs 治疗青少年儿童抑郁症，仅对于少数病例采用 TCAs 与其他药物联合应用治疗抑郁症与 ADHD、遗尿症或发作性睡病共病的患者。

二、选择性 5 - 羟色胺再摄取抑制剂（SSRIs）

由于循证研究支持选择性 5 - 羟色胺再摄取抑制剂（SSRIs）在治疗成人抑郁症上的疗效，所以也将之作为治疗青少年儿童抑郁症的一线药物。这类药物包括氟西汀、帕罗西汀、舍曲林、西酞普兰等，其疗效较 TCAs 好，且不良反应较少。在安全性方面，2004 年 5 月，美国食品药品监督管理局（FDA）发布消息：对青少年儿童抑郁症来说，所有的药物说明书上都应采用黑色警示标志，原因是这些药物可能会增加青少年儿童抑郁症患者的自杀观念和行为的危险性；但同年 9 月，美国 FDA 对不同抗抑郁剂治疗青少年儿童抑郁症的 24 篇文章进行了分析总结，其中包括了对强迫障碍或其他精神障碍的疗效分析，提出至少支持氟西汀的使用。

除了起始剂量较成人小外，青少年儿童 SSRIs 的用法与成人基本相同。治疗过程中，大约 10% ~ 20% 的患者会出现不良反应，常见的不良反应有胃肠功能紊乱、多汗、头痛、眩晕、静坐不能以及食欲、睡眠和性功能改变等。这些不良反应一般与剂量大小有关，并可能随着用药时间延长而自然消退。需要注意的是，SSRIs 不仅可能诱发躁狂，而且在它与其他 5 - HT 能药物合用时还可能诱发 5 - HT 综合征，后者主要表现为易激惹、意识模糊和高热。此外，像帕罗西汀等半衰期较短的 SSRIs，患者如果突然停用，可能引起停药反应，其表现有时类似抑郁发作。为避免这种情况发生，在治疗结束前，患者一般需逐渐停药。

1. 氟西汀（Fluoxetine）

氟西汀是唯一被美国 FDA 批准用于治疗 8 岁以上儿童抑郁症的抗抑郁药物。氟西汀用于治疗青少年儿童抑郁症的双盲对照研究显示，其对抑郁症状的改善明显优于安慰剂组，复发率低于安慰剂组，且耐受性和不良反应均较少。

氟西汀口服吸收迅速，生物利用度接近 100%，代谢物去甲氟西汀具有药理活性。其常用剂量为 20 ~ 60mg/d，常见的不良反应有恶心、头痛、出汗、视物模糊、失眠等。

2. 帕罗西汀（Paroxetine）

帕罗西汀是几种 SSRIs 中抑制 5 - HT 再摄取能力最强者，有双盲对照研究显示：帕罗西汀、丙咪嗪和安慰剂对比治疗青少年和儿童抑郁，帕罗西汀疗效明显优于安慰剂，而丙咪嗪与安慰剂比较差异无显著性；且帕罗西汀组和安慰剂组的不良反应发生率差异无显著性，而丙咪嗪组约有1/3患者因不良反应而停止治疗。然而，另有一项双盲对照研究则表明，对于青少年和儿童抑郁患者来说，帕罗西汀组治疗缓解率虽多于丙米嗪及安慰剂组，但其严重不良反应发生率、自杀意念或自杀企图的风险也较安慰剂组高。

美国FDA于2003年6月19日发出通报，指出该药不宜用于18岁以下重度抑郁症患者的治疗，主要原因是由于在3项未公开发表的临床对照研究中，帕罗西汀治疗青少年儿童抑郁症的疗效并不优于安慰剂，却可能增加自杀风险。

3. 舍曲林（Sertraline）

舍曲林于1992年在美国上市，其后被美国FDA批准用于青少年和儿童强迫性障碍的治疗。回顾性资料总结和开放性研究表明，该药治疗青少年儿童抑郁症安全有效，且常见不良反应少而轻微，患者总体对药物均能够耐受。

4. 西酞普兰（Citalopram）

西酞普兰用于治疗青少年和儿童抑郁或焦虑障碍的分析研究显示，其疗效较好，而不良反应轻微并且短暂。Baumgartner等的回顾性分析表明，西酞普兰治疗合并躯体疾病等青少年儿童抑郁或焦虑障碍的疗效值得肯定，不良反应轻微而短暂。Shirazi等对30例青少年儿童抑郁症的开放性试验显示，经西酞普兰（10~40mg/d）治疗6周，91.7%的患儿抑郁症状显著改善。Wagner等完成的为期8周的随机对照研究发现，西酞普兰（20~40mg/d）治疗青少年儿童抑郁症的显效率显著高于安慰剂组，且第1周末评定时疗效就显现出来。对于其长期疗效和不良反应，还有待于医护人员的进一步研究。

5. 氟伏沙明（Fluvoxamine）

目前关于氟伏沙明疗效的研究表明，其治疗青少年儿童抑郁症的疗效不确切，需要更多的研究来确证。

三、5-羟色胺及去甲肾上腺素再摄取抑制剂（SNRIs）-文拉法辛

少数研究显示该药对青少年儿童抑郁症有良好的治疗效果，而且兼有良好的抗焦虑作用，耐受性良好。但有些研究不支持文拉法辛在儿童抑郁症的治疗效果。在一项对33个8~17岁重性抑郁门诊患者的安慰剂对照试验研究

中，8~12岁儿童使用剂量为37.5mg/d，12岁以上青少年为75mg/d。6周以后，患者抑郁症状明显好转。但是，文拉法辛组和安慰剂组有效性并没有显著性差异，却有明显的副作用，包括恶心、轻躁狂和食欲增加等症状。与帕罗西汀相同，使用文拉法辛治疗初期会增加患者自杀的风险。因此，对于其疗效、不良反应和安全性还有待于进一步观察研究。

四、去甲肾上腺素和特异性的 5 – 羟色胺能抗抑郁药（NaSSA）—米氮平

米氮平是去甲肾上腺素和特异性的 5 – 羟色胺能抗抑郁药（NaSSA）。一项米氮平治疗青少年儿童抑郁症的开放性研究结果显示：该药疗效显著，尤其是能够快速改善睡眠，且耐受性良好，试验期间无1例脱落。其疗效和安全性需要进一步的研究实验来验证。

五、去甲肾上腺素和多巴胺再摄取抑制剂（NDRI）– 安非他酮

安非他酮，又称丁氨苯丙酮、布普品，是一种新型的非典型环类抗抑郁药。有报道称该药对青少年 ADHD 伴抑郁障碍治疗有效，耐受性良好，但还需要随机的安慰剂对照研究加以证实。

六、抗抑郁药治疗方案

循证医学研究表明：认知行为治疗（CBT）、人际心理治疗（IPT）、家庭治疗、行为治疗等心理治疗对抑郁症有一定疗效，且 CBT 治疗能使青少年儿童抑郁症在3个月内症状减轻，并且可在治疗结束后2年内维持疗效。考虑到药物治疗的利弊，有观点认为：认知行为治疗合并氟西汀口服是较为理想的临床治疗方法。由于青少年和儿童年龄、体质、药物吸收、代谢等不同而对药物的反应有差异，加上受性激素等发育性因素的影响，因此用药剂量须予以重视。综合考虑各种因素，临床用药宜从小剂量开始，再逐渐增加剂量。

青少年儿童抑郁症容易反复发作，因此在急性期治疗症状缓解后，应继续巩固治疗至少6~12个月。在巩固治疗期，如无明显不良反应，抗抑郁药要维持原有剂量，同时继续进行心理治疗。是否需要维持治疗要根据抑郁发作的次数和严重程度来考虑：单次发作、2次轻度或间隔5年以上的发作可不

采用维持治疗；3次或更多次发作，特别是在短期内反复发作的，都应接受至少1~3年的维持治疗，治疗药物宜选择曾经使用过并取得疗效的药物，并定期随访复查。需要特别警惕的是，抗抑郁剂对儿童生长发育的长远影响目前还缺乏研究，长期使用这些药物需权衡其利弊和潜在风险。青少年儿童的治疗是选择认知行为治疗、氟西汀还是系统健康训练方式，应基于特定的个体特点综合分析其风险—效益后决定。大多数的临床医生对轻到中度的青少年儿童抑郁症推荐心理治疗，严重者应用SSRIs或当心理治疗无效时才应用SSRIs。

七、用药注意事项

（一）抗抑郁药对青少年和儿童的影响不同于成人

由于大多数的抗抑郁药最初都只是针对成人抑郁症研制的，并且在其研究过程中大多采用的是成年的动物模型，而青少年和儿童并非是缩小的成人，他们体内各组织器官尚未完全发育好，生理功能和心理发育都尚未成熟，其在生理和心理等方面与成人都有许多不同之处，因此，青少年和儿童对抗抑郁药的反应也与成人有所不同。所以，医生在用药时要考虑到青少年和儿童的生理和心理特点。

首先，医生必须明确诊断，患者必须在医生严格指导下使用药物。用药剂量要准确，患者不能任意加大剂量或减少剂量，更不能随意停药。此外，用药时间和方法也要听从医生安排。

其次，一定要关注青少年和儿童心理发育的特点。对于青少年儿童抑郁症患者，在药物治疗的同时，我们应该给予他们更多的关爱和鼓励，让他们感觉和认识到自身的能力；医生要尽可能地给他们创造体验成功的机会，指导他们回想获得成功的经历；社会和家庭要在患儿周围营造活跃友好的氛围，通过团体活动来扩大患儿进行人际交往的范围；我们要唤起患儿的兴趣、希望，增强他们的信心、参与意识及竞争意识。

（二）抗抑郁药与青少年和儿童自杀风险的关联

抗抑郁药是否会增加自杀风险，学界目前对此仍存在不同的看法。大量临床随机对照试验表明，服用帕罗西汀、舍曲林、西酞普兰等SSRIs以及文拉法辛等抗抑郁药物的患者，发生可能与自杀有关联的行为的百分率高于使用安慰剂组患者，但自杀倾向率的增加无显著差异，且均未发现自杀死亡事件。而又有研究显示，使用氟西汀的患者与使用安慰剂的患者相比，自伤及自杀倾向率都并无增加。目前，美国食品药品监督管理局（FDA）和英国药品及卫生产品管理局（MHRA）只批准氟西汀用于治疗青少年儿童抑郁症，并且FDA、英国药品安全委员会（CSM）以及欧洲药品评价局（EMEA）等机构都已发出警告，提示 SSRIs 等抗抑郁药用于治疗青少年儿童抑郁症会增加他们产生自杀意念及自杀企图的风险，不过，发生自杀倾向与服用抗抑郁药的相关性还需要进一步研究加以证实，目前的证据仍然支持在青少年儿童抑郁症的治疗中应用 SSRIs，特别是氟西汀和舍曲林。

FDA 的指南建议：对接受药物治疗的青少年和儿童应进行严密监测，在其开始使用抗抑郁剂进行治疗的头 4 周，每周随访一次；4 ~ 8 周时每 2 周随访一次；12 周以后每月一次。使用药物治疗，尤其是在开始治疗的头两周内，患者如果出现行为激越、攻击、抑郁症状恶化、焦虑、失眠或冲动等症状可能会转为躁狂或引起自杀。

（三）注意双相障碍的鉴别诊断

当儿童或青少年出现新发的伴或不伴精神病性症状的抑郁症状时，应认真考虑是否诊断为双相障碍。双相障碍的风险因素包括疾病的家族史、抗抑郁剂所致躁狂史以及与抑郁症状有关的心理动机延迟。使用抗抑郁药治疗可能促发这类患者的躁狂发作，并增加他们自杀行为的危险性，所以，及早排除双相障碍的诊断是非常重要的。如果双相障碍的诊断成立，那么在使用抗抑郁药时应该先用心境稳定剂，如锂盐或丙戊酸钠。相对于成人来说，即便没有双相障碍，青少年和儿童在治疗中出现抗抑郁药所致躁狂的风险也很大。一个纵向研究发现，在 87 920 位由于各种原因使用抗抑郁药的患者中，有 4 786 位 5 ~ 29 岁的患者由抑郁转向躁狂，其中 10 ~ 14 岁儿童转为躁狂的风险为成人患者的 2 倍，人数大约占总数的 10%。

八、药物不良反应及处理

（一）各类抗抑郁药的不良反应

TCAs 类药物不良反应最大，常见的有口干、便秘、视物模糊、血压升高、心电图改变等，过量服用可能致死。在开始用三环类抗抑郁药物治疗以前，应进行心电图检查；在整个治疗期间，应监测心电图和血药浓度，及时调整治疗计划。此外，少数病例应用 TCAs 可引起矛盾反应，如表现激怒、恐惧、攻击行为、类躁狂状态发作等现象；也有报道称该药物可引发脑电图改变或癫痫发作，因而对有癫痫的儿童应慎用 TCAs 类药物。

SSRIs 类药物常见不良反应有头痛、呕吐、失眠和震颤反应。

文拉法辛常见不良反应有恶心、呕吐、出汗、思睡、失眠、头晕、口干、厌食、皮疹、血压轻度升高等。

米氮平的常见不良反应有过度镇静、思睡疲倦、食欲增强、肥胖和眩晕等。

安非他酮的常见不良反应有激动、焦虑和失眠，其他包括口干、头痛或偏头痛、体重减轻、恶心、呕吐、便秘和震颤；也有皮疹、过敏样反应和精神病发作等症状；也可能引发癫痫发作，部分与剂量有关，特别是患有神经性厌食症或神经性贪食症的患者，有癫痫发作史者更易发作。

（二）常见不良反应及处理方法

（1）中枢神经系统症状。表现为：嗜睡、困倦、眩晕、无力、手指震颤、行走不稳、步态蹒跚、共济失调、兴奋、不安、躁动、谵妄、惊厥、昏迷。处理办法：在困倦的时候不要开车或操作机械。患者一般在服药的前几周会出现紧张、失眠等症状，通过减药或随着时间推移，症状会消失。

（2）眼部症状，表现为：瞳孔散大，视物模糊。该症状多为一过性，减药后或者经过一段时间（多为 2~3 周），症状会逐渐减轻甚至消失。

（3）心血管系统症状，表现为：体位性低血压、窦性心动过速、阵发性室上性心动过速、心房扑动、心房颤动、心室颤动、房室传导阻滞；心电图上可发现 ST 段下降、T 波平坦或倒置、QT 间期延长、QRS 波增宽等现象，有时出现心脏停搏现象。处理办法：对于这些不良反应，医生需要监测患者的血药浓度情况，及时调整治疗计划。

（4）胃肠道症状，表现为：口干、胃肠道不适、厌食、恶心、呕吐、便秘。处理办法：多吃谷类制品、新鲜水果和蔬菜等。

九、治疗案例

案例一

李××，女，14 岁，情绪低落、悲观 1 年，由母亲带来就诊。

李××于 1 年余前上初一时，其父因经济犯罪被判刑，从那时起，她的家庭失去了欢乐，她在学校又受到同学的歧视，因而心情压抑，一年来老有一种难以言状的苦闷与忧郁，总感到前途渺茫，觉得一切都不顺心；老是想哭，但又哭不出来；即使遇到喜事，也毫无喜悦的心情；早上醒来时心情特别糟糕；过去很有兴趣的看电影、听音乐等活动，现在却觉得索然无味；上课无法专心听讲，头脑也渐渐变得不好使，成绩退步；逐渐出现睡眠不好、多梦、食欲不振、体重下降等症状；有时很悲观，甚至想一死了之，但对人生又有留恋，因而下不了决心。于是决定到心理门诊求助。

诊断：青少年抑郁症。

治疗过程：使用左洛复（舍曲林）50mg/d 加以治疗，1 周后加至 75 mg/d，同时合并认知心理治疗（共 10 次）。患者 10 天后症状减轻，3 周时抑郁情绪明显改善，8 周时抑郁症状基本消失，情绪平稳，学习效率提高，成绩逐渐提高，能积极参加学校的集体活动，与同学的交往更加积极，食欲好，睡眠正常。继续服用左洛复 75 mg/d 巩固半年，患者病情平稳无波动，遂按每 4 周减量一次，每次减少 25 mg/d，减至 25 mg/d 的剂量时，按每 6 周减量一次，每次减少12.5 mg/d，直到完全停药。此过程中患者病情一直平稳，每个月复查血常规、肝肾功能、血脂、血糖、心电图均无异常。

案例二

张××，女，13 岁，初一学生，因情绪低落而成绩下降且迷恋上网半年多，由母亲带来咨询。

张××在小学时是老师夸奖的好学生，性格乖巧、听话、好强，服从教导，做事认真负责，因而常常受到表扬，成绩优秀；同时，她性格较内向，团体活动参加较少，但有几个知心好友。小学毕业后，她考入一所重点中学。原来的伙伴都不在一起了，同时，重点中学里面都是学习尖子，竞争气氛比较浓，因此，好强的张××发现自己学习不像小学时那么出类拔萃了，学习开始很吃力，又没有一个好朋友，觉得十分不习惯，也不愿参加集体活动，心情一直十分沮丧。而她的父母工作较忙，早上很早就出门，晚上回家一般已近半夜，她的生活起居由保姆照顾，与父母交流少，偶尔全家人有机会一起吃饭，饭桌上父母又会没完没了地告诫她"只有考上名牌大学才会成功"，令她感到压力很大。因此，她上课时常走神，注意力不集中，不知道老师在讲什么，学习成绩下降。初一上学期期中考试成绩不理想，其父母没有追问其成绩下降的原因，也没有到学校去了解情况，只是采用简单的打骂方法。此后，患者情绪越来越差，睡眠不好，老做噩梦。

寒假张××在家里上网，被各类网络游戏所吸引，还以匿名的方式交上了几个网友，觉得心情好了一些，因为觉得可以在网上找到认同、安慰、发泄，可以无所顾忌地表达内心的感受，所以她开始每天待在网上，上网时间有时长达十多个小时。然而不到一个月，她又觉得上网也没什么意思，便不再上网。她只是老有一种难以言状的苦闷，感到前途渺茫，一切都不顺心，经常想哭，但又哭不出来。妈妈看出一些苗头后，带其外出旅游，但患者也高兴不起来，最终玩得也不开心。新学期开学后几天，患者都不愿上学，早上起床后就立即上网玩游戏。妈妈一怒之下将电脑卖掉，并让保姆接送其上下学，以防其到网吧上网。面对越来越沉重的学业压力，面对父母的不理解，面对自己无法控制的情绪，患者想到自己过去很爱学习，现在不但成绩显著下降，而且原来感兴趣的看电影、听音乐、出国旅游等活动也觉得索然无味，便有时会很悲观，甚至想一死了之，但尚未做出自杀举动。

患者从小性格较为内向，尚能合群。病前自尊心极强，不愿意承认错误，平时有事不愿向父母述说。患者从小与母亲关系不好，其母又性格暴躁，经常不分场合地大喊大叫，有时还打骂患者，所以她经常不与母亲说话；而其父又性情温和，对妻子言听计从，所以患者与父母平时基本无亲子沟通。

诊断：青少年抑郁症。

治疗过程：初使用百忧解（氟西汀）10mg/d 进行治疗，1 周后加至 20 mg/d，合并认知心理治疗、社交能力训练（共 10 次），改变其自我认知，重建其自信，提高其人际交往能力；同时对其父母进行培训，重建家庭功能，改善亲子关系。百忧解加量后的头 10 天，患者出现轻度的恶心，之后症状逐渐减轻、消失；服药 20 天后，患者的抑郁情绪明显改善，第 6 周抑郁症状基本消失，情绪稳定，逐渐找回自信，学习成绩稳步提高，并发展了新的朋友，与父母的关系改善，有效的亲子沟通增多；继续服用百忧解（氟西汀） 20mg/d 巩固半年，病情平稳无波动，遂按每 4 周减量一次，每次减少 10 mg/d，直到完全停药。治疗期间，患儿病情平稳，每个月复查血常规、肝肾功能、血脂、血糖、心电图均无异常。

案例三

赵××，男，10 岁半，读小学四年级，因情绪差、易发脾气伴头痛 1 月，由父母带来门诊咨询。

小赵 1 个月前有一次忘记带作业，老师当着全班同学的面批评了他，使患者心里觉得委屈。之后开始出现不开心、不时落泪、情绪波动大、常发脾气、摔东西、不做作业、与家人对立、不去妈妈给他报的辅导班上课、不想去学校上课等症状。小赵不仅说谎，还常常无故和家人大吵，有时扬言要离

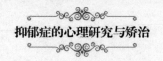

家出走、自杀。每个星期一早上，小赵被妈妈送到学校门口后，他都绕过妈妈不愿进学校。同时诉说头痛、胃痛，食欲变差、难入睡等症状，母亲带着小赵到医院检查身体却发现没有任何器质性异常。

诊断：青少年抑郁症。

治疗过程：使用百忧解（氟西汀）10mg/d 加以治疗，合并游戏治疗（共8次）；1个月后患者的抑郁情绪基本消失，情绪稳定，不再无故发脾气和对立违抗，饮食、睡眠佳，身体不适感明显减轻；2个月时，患者重返校园读书，无诉说头痛、胃痛。继续服用百忧解（氟西汀）10mg/d 巩固半年，患者病情平稳无波动，服用百忧解（氟西汀）剂量减至10mg 隔天一次，按此剂量服用一个月后停药。治疗期间患者病情平稳，每个月复查血常规、肝肾功能、血脂、血糖、心电图均无异常。

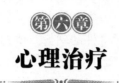

心理治疗

第一节 各流派理论简介

　　各心理治疗流派因侧重点不同而对心理治疗有不同的定义,《牛津精神病学辞典 1996》将心理治疗定义为:"通过沟通来处理精神疾患,行为适应不良和其他情绪问题的各种形式治疗,即一名训练有素的治疗师与患者建立其工作关系,旨在减轻症状,纠正不良行为方式以及促进健全人格的发展。"抑郁症的心理治疗是从 20 世纪 70 年代后发展起来的,经研究及临床实践证实可有效地治疗抑郁症。主要的心理治疗流派有:认知疗法派、人本主义派、精神分析派、行为疗法派、森田疗法派等。在心理治疗发展初期,各心理治疗流派相互排斥,但在心理治疗实践中,治疗师们逐渐认识到心理问题的复杂性,认识到没有一种心理治疗的理论和方法可以解决所有人的各种心理问题。因此,治疗师们逐渐打破心理治疗流派分立的局面,根据不同情况选择不同方法或同时采用几种不同流派的方法,取长补短,不拘一格,从而使心理治疗逐渐出现整合的趋势。本节主要介绍与抑郁症治疗相关的主要心理治疗流派。

一、认知疗法

　　认知疗法是根据认知影响情感和行为的理论设想,通过帮助病人识别、检验和改正曲解的认知,从而使病人的症状得到改善。主要代表人物有贝克(A. T. Beck)、阿尔伯特·埃利斯(Albert Ellis)等,这一流派发端于 20 世纪 50 年代中期。

　　认知是指人们认识活动的过程,即个体对感觉信号接收、检测、转换、简约、合成、编码、储存、提取、重建、概念形成、判断和问题解决的信息加工处理过程。认知心理学主张研究认知活动本身的结构和过程，核心是揭示认知的内部心理机制，即个体如何获得、贮存、加工和使用信息。认知疗法认为：认知是人类情感和行为反应的中介，引起人们情绪和行为问题的原因不是事件本身，而是人们对事件的理解。认知和情感行为相互联系，互相影响，不合理的认知和信念引起不良的情绪和行为反应，进而形成恶性循环，这是情感、行为障碍迁延不愈的重要原因。认知疗法常采用认知重建、心理应付、问题解决等技术进行心理辅导和治疗，其中认知重建最为关键。

（一）贝克的认知疗法

1. 基本理论

认知疗法的主要代表人物贝克（A. T. Beck）认为：每个人的情感和行为在很大程度上是由其自身认知决定的，也就是说，思想决定了内心体验和反应。抑郁症患者往往以"负性认知"为其认知特征，他们经常因错误的逻辑判断，在证据不充分或缺乏的情况下，根据个别细节便对整个事件草率地作出歪曲的评价。一件在通常情况下很小的事情往往被他们看成完全绝望的表现，或把生活看成非黑即白的世界，总是用自我贬低和自我责备的思想对自己作出不合逻辑的推论，从而导致对前途丧失信心、丧失兴趣爱好、丧失性欲食欲等。认知疗法重点在于纠正患者的"负性认知"，从而缓解抑郁症状。

2. 治疗过程

①建立治疗关系。治疗师要善于倾听，关心、理解和体贴患者，鼓励他们倾诉，积极地关注和接纳患者，帮助患者建立正确对待和处理心理问题的信心。②认识自动思维。在激发事件与消极情感反应之间存在着一些思想活动，这部分患者通常意识不到的习惯思维活动，被称为"自动思维"。在治疗过程中，治疗师可以采用提问、自我演示或模仿等方法，找出导致患者不良情绪反应的思想，让患者发现和识别这些"自动思维"。③列举认知错误。治疗师列举出患者的认知错误，听取并记录患者的自动性思维，帮助患者归纳出一般的规律，提高患者的认知水平。④真实性检验。真实性检验就是将患者的自动思维和错误观念作为一种假设，并对假设进行检验，使之认识到原有观念中不符合实际的地方并自觉纠正，这是认知疗法的核心。⑤自我监控抑郁症状。治疗师要让患者发现并记录自己的优点或长处，或者让他们针对自己的消极思想提出积极的想法，掌握自我的不良情绪波动，从而增强治疗的信心。

（二）埃利斯的合理情绪行为疗法

1. 基本理论（观点）

合理情绪行为疗法就是以理性控制非理性，以理性思维（合理思维）方式来替代非理性思维（不合理思维）方式，帮助病人改变认知，以减少患者由非理性信念所带来的情绪困扰和随之出现的行为异常。阿尔伯特·埃利斯（Albert Ellis）认为：情绪来自人对所遭遇的事情的信念、评价、解释或哲学观点，而非来自事情本身。情绪和行为障碍不是由某一激发事件直接引起的，而是由于不正确的认知和评价所引起的信念而导致的情绪和行为。这就称为ABC理论，A代表诱发事件（Activating Events）；B代表信念（Beliefs），是指人对A的信念、认知、评价或看法；C代表结果即症状（Consequences）。A对C只起间接作用，而B对C则起直接作用。换言之，一个人情绪困扰的后果C，并非由事件起因A造成，而是由人对事件A的信念B造成的。所以，B对于个人的思想行为方式起决定性的作用。"理性情绪疗法"的目的在于帮助来询者认清其思想中的不合理信念，建立合乎逻辑的、理性的信念。

2. 治疗过程

①建立治疗关系。首先，治疗师要与病人建立良好的工作关系，善于倾听、关心、理解和体贴患者，鼓励他们倾诉，积极地关注和接纳患者，了解患者的各种问题并从其最迫切希望解决的问题入手。②找出非理性信念。治疗师想要找出非理性信念，首先要通过帮助患者了解有哪些诱发事件（Activating Events），进而帮助他们认识到自己有哪些不适当的情绪和行为表现（Consequences），同时让患者了解到对诱发事件产生不适当的情绪和行为是自己造成的，然后寻找出患者产生这些不适当的情绪和行为的思想根源（Beliefs）。③修通阶段。治疗师主要通过与患者进行反复不断的辩论来使患者分清什么是理性的信念，什么是非理性的信念。治疗师要使患者认识到非理性信念是不现实的、不合乎逻辑的，并帮助他们学会用理性的信念取代非理性的信念。④巩固阶段。治疗师要进一步帮助患者摆脱非理性信念，帮助他们逐渐养成用理性方式进行思维的习惯。

二、人本主义疗法

人本主义心理学认为：人有自我实现的需求。当人们满足了衣、食、住、行、安全等基本需求后，自然便会有诸如爱情、尊重与自我实现的高级需求。

当低层次需求实现而高层次的需求无法获得满足时，人们就会产生一些不良的情绪并感到痛苦，从而形成心理障碍。

人本主义疗法（Humanistic Therapy）是通过对患者无条件的支持与鼓励，使患者能够认识和发现自我潜能，充分发挥积极向上的、自我肯定的、自我成长和自我实现的潜力，以改变自我的适应不良行为，矫正自身的心理问题。该治疗的理念为：治疗不应仅仅着眼于眼前的问题，而是应着眼于更好地解决未来可能面临的问题。人本主义心理疗法有求助者中心疗法、格式塔疗法（完形疗法）等，主要代表是罗杰斯（Carl Rogers）、马斯洛（A. Maslow）、皮尔斯（Frederick S. Perls）等。该类疗法兴起于 20 世纪 60 年代。

（一）罗杰斯求助者中心疗法

1. 基本理论（观点）

求助者中心疗法（Client-centred Therapy）又称咨客中心疗法，是罗杰斯以人本主义理论为基础于 1942 年提出的。罗杰斯认为：每个人在正常情况下都有积极的、向上的、自我肯定的、自我实现的能力。只要给患者提供足够的信任与尊重，让患者进行自我探索，重塑真实的自我，达到自我概念与经验的协调统一，患者就能发挥其内在的潜能，自发地开始改变和成长，最终消除心理问题，达到心理健康。

2. 治疗过程

求助者中心疗法不太注重治疗技巧，只注意平等协作、坦诚信赖的治疗关系。治疗师不是以专家、医生或科学家的身份用自己的理论去影响甚至将理论强加给患者，而是出于医患平等的关系，设身处地地从患者角度去思考问题，设身处地地理解他们。治疗师对于患者的心理问题不是以批评的态度来对待，而是表达对患者内心体验与行为的理解，准确表达对患者的共情（Empathy，同理心、通情），让患者感到温暖和无条件的积极尊重（Unconditional Positive regards）。同时，治疗师对患者不加判断地接受，避免做任何评价，对患者自己解决问题的能力表示信任，不代替患者作决定；对患者关心，但绝不试图控制患者，使患者能够自由表达感受，进行无设防的交谈。

（1）建立治疗关系。患者前来求助对治疗来说是一个重要的前提，患者承认自己需要帮助，希望有某种改变，治疗才有可能成功。治疗师向患者说明：对于他提出的问题，其实并无确定的答案，治疗师只是帮助患者自己找到某种答案或自己解决问题。治疗作用的发挥就在于创造一种有利于患者自我成长的气氛。

（2）鼓励自由的表达。治疗师以友好的、诚恳的、接受对方的态度，促使患者自由表达自己的情感体验，促使患者能够接受、认识、澄清自己的消极情感。不论患者表达的情感如何敌意、焦虑、抑郁或滑稽可笑，治疗师都应能以接受对方的态度加以处理，努力创造出一种气氛，使对方认识到这些消极的情感也是自身的一部分。治疗师要对这些消极的情感加以澄清，但不是解释，目的是使患者自己对此有更清楚的认识。

（3）接受真实的自我。治疗师应创设良好的、能被人理解与接受的气氛让患者充分表达自己的情感。对于患者的情感，治疗师应予以接受，同时不加以表扬或赞许，也不加入道德的评价，促使患者自己了解自己，重新考察自己，从而领悟和接受自己。患者自我的理解和接受，为其进一步的心理调和奠定了基础。

（4）积极尝试性的行动。患者在领悟的过程之中，必然涉及新的决定及要采取的行动。治疗师可以协助澄清其可能作出的选择，但不能勉强对方或给予某些劝告，更不可以代替其做决定。

（5）疗效的产生与扩展。积极的、尝试性的行动让患者自己领悟到了新的认识，这就意味着治疗产生了效果，这一效果即使只是瞬间的也很有意义。治疗师开始帮助患者发展达到较深层次的认识，扩展其领悟的范围，达到一种更完全、更正确的自我了解，这样就会使患者具有更大的勇气面对自己的经验、体验并考察自己的行动。患者处于积极行动与成长的过程之中，会有较大的信心进行自我指导，达到全面成长。

（6）治疗结束。患者感到无须再寻求施治者的协助，治疗关系就此终止。

（二）格式塔疗法

1. 基本理论（观点）

格式塔疗法（Gestalt Therapy）又称完形疗法，由皮尔斯（Frederick S. Perls）创立于20世纪60年代。皮尔斯认为，心理障碍的主要原因有：以假定的"必须如此"的思想对待生活；以固执、僵化思维代替行动；拒绝现时的实际，回味过去，憧憬未来；怨天尤人，认为自己和别人不应如此，而不承认自己和别人的现实情况；对自己的决策缺乏责任感等。皮尔斯主张通过增加对自己此时此地躯体状况的知觉，认识自我被压抑的情绪和需求，充分利用各种可能性发挥自己全部的潜能，自我指导和调节自己的生活，从而改善不良的认知和情绪。

2. 治疗过程

①治疗关系。治疗师与患者是一对一的关系，建立和维持一个良好的治

疗关系可以促进患者进行改变。治疗师的经验、洞察力和察觉是达成疗效的基础，而当事人的察觉和反应能力则是治疗成功的关键。②发现（Discovery）。患者产生新的看法、新的认识或对往事有不同的领悟。③调适（Accommodation）。当患者察觉到自己在行为上有许多选择的机会时，治疗师要随时给予支持，鼓励他们逐步去扩展对世界的认识，勇于实践并试验自己选择的行为方向。④同化（Assimilation）。治疗师要帮助患者学习如何去改变他们所处的环境，学习如何增加自己的机会，学习如何自环境中摄取自己所需的资源，让患者自己去处理各类意外事件，主动地去做一些事情，逐渐建立处理事情的能力与信心。

3. 方法及技术

（1）对话练习（The Dialogue Exercise）。皮尔斯认为，患者内心存在着许多冲突，人格中双方对立的冲突可分成"优势"（Top-dog）及"劣势"（Under-dog）两极。进行两个相对势力间的对话，目的在于使人们内在的对立与冲突获得较高层次的整合，使人们学习去接纳这种对立的存在并使之并存，进而容纳其人格特质中被否定及拒绝的一面。

（2）空椅子（Empty-chair）技术。空椅子技术的本质就是一种角色扮演。治疗师运用两张椅子，要求患者坐在其中一张，扮演一个胜利者，然后再换坐到另一张椅子上扮演失败者，并且要让患者所扮演的两方持续对话。治疗师通过对话使患者充分地体验冲突，接触自己潜藏深处的情感，将自己的情感外显化，并充分去体验和了解自己的情感。同时，治疗师要让患者学会整合内在的对立与冲突，学习去接纳胜利者与失败者的对立存在，不时地进行自我对话，去除自我的困扰。

（3）绕圈子（Making the rounds）。治疗师要求患者在团体治疗中走到他人面前向对方说话或做某些事，从而帮助个体投入到团队中，并采取某些动作以消除他们的恐惧，帮助他们去完成面质、冒险、表达自我、试验新行为模式、促进成长及改变等活动。

（4）"我负责……"（I take responsibility for...）。治疗师要求患者在每个陈述之后加上"而且我会为它负责"这句话，帮助患者接纳和认识本身的情感。

（5）投射（Playing the Projection）。治疗师要求患者去"试扮"（Try on for Size）他所叙述的角色，让其变成别人以便发现不信任原来是一种内在的冲突，领悟一个人说别人的时候可能是他自己本身属性的投射。

（6）倒转技术（The Reversal Technique）。患者的某些症状和言行，常是其潜在行动的倒转表现。倒转技术要求患者尽量表现得与过去相反，如内向胆小的人尽量扮演成外向爱表现的人，从而使患者认识和接纳从前被自己否定的部分。

（7）预演练习（The Rehearsal Exercise）。治疗师借助团体治疗方式，要求患者去预演他自己想象中所期望扮演的社会角色。团体成员之间相互帮助并彼此分享，发现并设法去达成他人对自己的期望。

（8）夸张练习（The Exaggeration Exercise）。这一练习要求患者夸张地运用自己的身体语言，同时使之与该行为有关的情感强烈化，从而更清楚地表现出内在隐藏的意义。夸张练习也可应用在语言行为中，如让患者重复说出他想掩饰的话，且愈重复愈大声，使患者开始倾听自己真正的心声。

（9）感觉留置（Staying with the Feeling）。治疗师要求患者保持不愉快而想逃避时的感觉，鼓励他们去面对和深入探讨这些想要逃避的不愉快感觉，忍受可能遭遇的痛苦，促使患者成长。

（10）完形梦境治疗（The Gestalt Approach to Dream Work）。治疗师要求患者回忆和谈论梦境里的每个人、事、物及心情，然后将自己变成梦中的每一部分，尽量把梦境带至现实生活中使之重现。投射观念是皮尔斯梦境理论的核心，这一观念认为梦里的每个人、物都代表做梦者投射的对象，代表着一个人存在的讯息和内心的挣扎。通过回忆和展现梦境，患者逐渐察觉到自己的情感，从而学会去面对生活中的问题。

三、精神分析疗法

（一）基本理论（观点）

精神分析疗法（Psychoanalysis Therapy）又叫分析性心理治疗，启蒙者是催眠术的先驱者麦斯麦，创立者是奥地利精神科医师弗洛伊德，该流派创立于 19 世纪末。精神分析疗法的基本原理是通过无拘束的自由联想的会谈，挖掘出深藏在患者潜意识中的各种关系（尤其是童年的精神创伤和痛苦经历）。设法让患者潜意识的东西进入到意识中来，借助治疗师的分析、解释，探讨深层的心理，协助患者领悟与了解自己压抑的欲望、隐蔽的动机或不能解除的情结，洞察自己适应困难的反应模式，从中领悟到心理障碍的症结所在。这一疗法的目的是使患者对本我进行剖析，解除自我的过分防御，调节超我的适当管制，改善人际关系，并逐步改进自己处理欲望要求的心理适应方式；调整患者的心理结构，消除其内心症结，改变其行为模式，间接地解除其精神症状，并促进患者自己的人格成熟，提高其适应能力，从而达到治疗的目的。理论基础有：潜意识理论、人格结构理论、心理防御机制理论及性欲学说。

（1）潜意识理论。人的整个心理活动由意识、前意识和潜意识三部分组成。被压抑在潜意识里的各种心理冲突虽然感知不到，但并未消失，它们在一定条件下可通过某种转换机制以病态的方式表现出来，形成各种身心症状或精神疾病。

（2）人格结构理论。人格由本我、自我、超我三部分组成。弗洛伊德认为：在一个健康的人格之中，本我、自我、超我三者的作用是平衡的。如果本我、自我、超我三种力量不能保持这种动态平衡，则将导致心理失常。

（3）心理防御机制理论。心理防御机制是指本我、自我、超我三者经常会有矛盾和冲突，产生痛苦和焦虑情绪，人会在不知不觉之中以某种方式调整冲突，缓和焦虑与痛苦。这些方式包括压抑、否认、投射、退化、隔离、抵消转化、合理化、补偿、升华、幽默、反向形成等各种形式。人在正常情况下合理运用这些方式可以减轻痛苦，帮助自我度过心理难关；如果在病态情况下运用过度，就会出现焦虑、抑郁等病态心理症状。

（4）性欲学说。弗洛伊德认为：人有生的本能和死的本能，生本能要使生命得以延续和不断发展，而死本能要使生命回复到无机状态，两种本能有机地结合在一起，生命就在它们的冲突和相互作用中表现出来。人的一切行为都是以性力为动力的，性本能背后有一种驱力叫力比多（Libido），力比多驱使人寻求快感的满足。弗洛伊德把各种快感都归之为性，认为人的发展即是性心理的发展。性心理的发展，依次分为四个阶段：①婴幼儿期性欲，包括口腔期和肛门期，大约在 1～2 岁。②儿童期性欲，包括恋母期和恋父期，年龄在 3～6 岁。③潜伏期性欲，又称少年早期，年龄在 6～12 岁。④青春期性欲，通过正常的性行为求得满足。

（二）方法及技术

在患者开始治疗前的初次会谈时，治疗师应排除不适于做心理分析治疗的对象，确定适宜的治疗对象必须遵守治疗的规则。治疗环境不应受到干扰，一般不能有其他人旁听。治疗通常是每周会谈 3～6 次，每次平均 1 小时。治疗疗程少则 0.5～1 年，多则 2～4 年。具体方法如下：

（1）建立治疗关系。

（2）自由联想（Free Association）。自由联想是精神分析的基本手段，是让患者自由诉说心中想到的任何东西，特别是鼓励患者尽量回忆童年时期所遭受的精神创伤。通过自由联想，患者不知不觉地打开潜意识的大门，将潜意识的心理冲突带入意识领域，治疗师从中找出潜意识之中的矛盾冲突，通过分析帮助病人领悟心理障碍的"症结"，从而达到治疗的目的。

（3）解释（Interpretation）。治疗师解释患者自由联想和梦的潜意识含义，帮助患者克服抗拒；同时，治疗师还分析暴露患者被压抑的心理并逐步深入，用患者说过的话做依据，告诉患者他的心理症结所在。随着长期的会谈及解释，培养患者成熟的心理反应。

（4）释梦（Dream Interpretation）。弗洛伊德认为，"梦乃做梦者潜意识冲突欲望的象征，做梦的人为了避免被人家察觉，所以用象征性的方式以避免焦虑的产生"，"分析者对梦的内容加以分析，以期发现这些象征的真谛"。治疗师通过梦的解析，理解梦的外显内容（又称显梦，即人所记忆的梦）和潜在内容（又称隐梦，即人所不能记忆的梦），找出患者潜意识中的问题。

（5）移情（Transference）。移情是患者将对他人积极或消极的情感转移到医生身上，借助移情把患者早年形成的病理情结加以重现，帮助患者解决心理冲突。

（6）阻抗（Resistance）。阻抗是自由联想接近潜意识的心理症结时，患者所表现出来的自由联想困难。阻抗的表现多样，可以是患者在谈到某些关键问题时突然沉默或转移话题等，此时，治疗师要不断辨认并帮助病人克服各种形式的阻抗，将患者压抑在潜意识中的情感发泄出来。

（7）修通（Working Through）。修通是指患者对导致自身有价值的领悟及行为、态度、结构改变的原因进行分析的工作。修通的任务就是制造领悟，实际上是对阻抗分析的重复、深入和扩大。患者的症状已成为其心理活动的组成部分，即使患者领悟病症的隐意，这些症状仍会反复出现。因此，治疗师和患者都必须要有耐心，要不断分析、理解、更正、体验，这样才能逐步从根本上改变患者的思维逻辑方式。

（8）治疗的结束。

四、行为疗法

（一）基本理论

行为治疗是以减轻或改善患者的症状或不良行为为目标的一类心理治疗技术的总称。行为疗法于1913年产生于美国，主要代表人物为华生（J. B. Watson)、托尔曼（E. C. Tolman）、赫尔（C. L. Hull）、斯金纳（B. F. Skinner）。行为治疗的理论基础有：①Pavlov 经典条件反射学说。它强调条件刺激和反应的联系及规律，解释行为的建立、改变和消退；②Skinner 的操作条件反射学说。它阐明"奖励性"或"惩罚性"操作条件对行为的塑造；③Bandura学习理论。它强调社会性学习对行为的影响；④ Watson 的学习理论。它认为任何行为都是可以习得或弃掉的；⑤Acom 的再教育论。它认为病态行为可通过教育改变和改造。行为治疗学派主张客观的研究方向，关注可观察的外显行为。认为人出生以来就具有学习能力，心理障碍中表现出的异常行为如同正常行为一样是通过强化和模仿学习习得的；环境和教育决定了症状的形成和消退。通过重新学习，患者能够克服那些非适应行为，使心理障碍得到矫正。行为治疗的应用是十分广泛的，适应范围包括：恐怖症、强迫症和焦虑症等神经症；抽动症、口吃、咬指甲和遗尿症等习得性的不良习惯；贪食、厌食、烟酒和药物成瘾等自控不良行为；阳痿、早泄、阴道痉挛、性冷感或性乐缺乏等性功能障碍；恋物癖、异性服装癖、露阴癖等性变态；慢性精神分裂症和精神发育迟缓。

（二）方法及技术

与其他学派相比，行为治疗对治疗过程关心得较少，更关心的是设立特定的治疗目标。该治疗首先要了解和确认患者的现有问题行为，再辨别并确定治疗目标、选择治疗技术和方法；其次是分析不良行为的构成层次，观察患者不良行为发生次数并确定基数，以适当的技术方法对不良行为进行矫正，从而帮助患者建立起新的行为方式；再次是记录患者新行为的基线水平及变化过程，以评价治疗过程。具体方法有以下六种：

1. 系统脱敏法

系统脱敏法于20世纪50年代由精神病学家沃尔帕创立，是最早被系统应用的行为疗法之一。实施这种疗法时，首先，治疗师要深入了解患者的异常行为表现（如焦虑和恐惧）是由什么样的刺激情境引起的，并把这些刺激源按照引发患者焦虑的程度进行等级排列；其次，治疗师要对患者进行放松训练，让患者从最弱等级的刺激开始，直到患者不再对该刺激感到不安，躯体和心理能够达到放松的状态，从而解除焦虑，这样就可以进入下一个等级的刺激训练。治疗师要循序渐进地、系统地针对患者由于不良条件反射而形成的、强弱不同的焦虑反应进行刺激训练，由弱到强一个一个地予以消除，最后把最强烈的焦虑反应（即我们所要治疗的靶行为）也予以消除（即脱敏）。该疗法常用于治疗惊恐症、阳痿等恐惧问题。

2. 暴露疗法

暴露疗法是指让患者暴露在各种不同的刺激性情境之中，使之逐渐耐受并能适应的一类治疗方法，是治疗恐怖症和强迫症等精神疾病常用的行为疗法。暴露疗法与系统脱敏不同，它并不要求对患者进行放松训练。患者持续地面对着自身恐惧的事物或情境，初期往往会出现心动过速、憋气、出汗、发抖、呼吸困难、面色发白、四肢发冷等不适，因此，他们在治疗时有可能会出现逃避行为；少数患者还可能出现抑郁发作或恐怖症状暂时加重的现象。针对这一现象，治疗师首先必须对患者的身心状况有深入的了解，然后要让患者充分地了解暴露疗法的原理和方法，取得患者的同意和合作，调动患者的主观能动性，并与患者一同制订治疗计划。患者必须较长时间暴露在他们所恐惧的事物或情境之中，以使患者了解其恐惧的有害结果并不会随之出现，这样，患者便明白他们产生的恐惧其实是没有必要的。疗效的巩固和维持主要取决于患者的信心、毅力和坚持。该疗法主要分为两类：一类是缓慢暴露法；另一类是快速暴露法，又称满灌疗法或冲击疗法。这一疗法是把患者最为恐惧的刺激，一下子最直接地呈现到他们面前。治疗师鼓励患者自己想象最使他恐惧的场面，或者治疗师在一旁反复地、不厌其烦地讲述患者最害怕的情境（用录像、幻灯放映也行），以刺激患者的恐惧情绪，同时不允许患者有回避行为。在反复地刺激下，患者会出现一系列恐惧反应（如心跳加速），但是患者最担心的可怕灾难并没有发生，他们的焦虑反应也就相应地消退下去。经过重新实际体验，患者觉得这一场面也没有什么了不起了，慢慢地就不怕了。使用满灌疗法需要向患者说明两点：一是面对刺激时带来恐惧实际上是无害的，并不会让我们因此死掉；二是不允许患者出现回避行为，否则会加剧恐惧，导致治疗失败。满灌疗法往往需要患者在恐惧的情境中暴露1~2小时，甚至更长时间，因此，患者对此法的承受能力要特别考虑，体质虚弱、有心脏病、高血压和承受力弱的患者不能应用此法，以免发生意外。

3. 厌恶疗法

厌恶疗法也是最早和最广泛地被应用的行为疗法之一。治疗师运用反条件作用，诱发特定行为带来的强烈厌恶的刺激，如行为的出现伴随对患者电击、药物使用等，从而使患者原先对不良行为的喜爱情绪被厌恶所代替。通过厌恶性条件作用，从而达到戒除或减少靶行为出现的目的。厌恶刺激可采用疼痛刺激（如橡皮圈弹痛刺激和电刺激）、催吐剂（如阿扑吗啡）和令人难以忍受的气味或声响刺激等，也可以采取食物剥夺或社会交往剥夺措施等，

还可以通过想象作用使人在头脑中出现极端憎恶或无法接受的想象场面，从而达到厌恶刺激强化的目的。常用治疗：药物成瘾（如戒除吸烟、吸毒、酗酒等）、性心理异常、失控暴力、自伤行为等，也可以用于治疗某些强迫症。

4. 行为塑造法

行为塑造法是通过强化（即奖励）而造成某种期望出现的良好行为的一项行为治疗技术。一般采用逐步晋级的方法，通过某种奖励系统（如代币制疗法）使患者在做出预期的良好行为表现时，马上就能获得奖励（即可得到强化），从而使患者所表现的良好行为得以形成和巩固，同时使其不良行为得以消退。还可采用让患者得到喜爱的食物或娱乐等办法，通过这种方式来帮助患者塑造新的行为，以取代旧的、异常的行为。此法的适用人群包括孤独症儿童、多动症儿童、恐怖症患者、神经性厌食症患者、肥胖症患者、药瘾者和酒癖者、衰退的精神病人、某些性功能障碍者等。

5. 生物反馈治疗

生物反馈治疗是一种借助于电子仪器，让患者能够感受自己身体内部正在发生变化的行为矫治技术。该方法通过电子仪器准确测定神经肌肉和自主神经系统的正常和异常活动状况，并把这些信息有选择地放大成视觉和听觉信号。患者在治疗师的指导下学习与控制仪器所提供的外部反馈信号，从而学会自我调整和控制自己的心率、血压、胃肠蠕动、肌紧张程度、汗腺活动等机体内部各个器官系统的功能状态。生物反馈和松弛反应训练相结合，可以使人更快、更有效地通过训练学会使用松弛反应来对抗并消除一般的心理及情绪应激症状，达到防治疾病的目的。生物反馈是在 20 世纪 60 年代开始由美国心理学家米勒根据操作条件反射学习理论，首先在动物身上进行内脏反应训练的实验研究，于 1967 年首次获得成功，从而创立的一种崭新的治疗技术。主要适应证为：和植物神经系统功能障碍有关的所谓"心身疾病"，诸如偏头痛、高血压、心律不齐、消化性溃疡、支气管哮喘、阳痿和早泄等；以及功能性或器质性的肌肉痉挛和不全麻痹，如嚼肌痉挛、痉挛性斜颈、磨牙、面肌抽动与瘫痪、口吃、职业性肌痉挛、遗尿症、大便失禁等；另外，它也适用于焦虑症和恐怖症等。

6. 自控法

自控法主要通过确定目标、自我监察、自我强化等手段达到消除不良习惯性行为的目的。主要适用于戒烟、戒酒、戒毒瘾及治疗贪食症等。

五、森田疗法

（一）基本理论

森田疗法是由日本人森田正马于 1920 年创立的适用于神经症的特殊疗法，其核心理论是"精神交互作用说"，森田正马认为它是神经症产生的基本机制。森田疗法认为：各种神经症的主要症状包括抑郁、焦虑、不安、强迫，以及失眠和精神疾患所导致的躯体不适等；各种神经症的人都有疑病素质，他们对身体和心理方面的不适极为敏感和注意，过敏的感觉又会促使他们进一步注意体验某种感觉，并使注意固定在这种感觉上，这种感觉和注意相结合的交互作用现象被称为"精神交互作用"。森田疗法的基本治疗原则就是："顺其自然，为所当为"。"顺其自然"并不是任其自然，并不是对自己的问题不加控制，而是遵循"自然规律"，接受和服从事物运行的客观法则。"对情绪要顺其自然"，因为情绪本来不受自己的意志所控制。森田疗法主张对情绪不予理睬，带着病痛去做自己应该做的事情，通过实践行动去理解和正视消极体验。接受各种症状的出现，不要主动的对症状有任何抗争，要对疾病采取听之任之的态度，不要在乎它，不要带着焦虑去生活、工作、学习，把心思放在应该去做的事情上，一切都"顺应自然"，像健康人一样地生活。森田正马认为，这样终将打破神经质病人的精神交互作用，患者心理冲突及痛苦就减轻了，症状便自然会消失，就能健康起来。森田疗法主要的适应症是神经症、精神病、人格障碍、酒精物质依赖等。

（二）方法及技术

森田疗法采用"现实原则"，不去追究患者过去的生活经历，而是引导患者把注意力放在当前，鼓励患者从现在开始，让现实生活充满活力。该疗法注重引导患者积极地去行动，认为"行动转变性格"、"照健康人那样行动，就能成为健康人"；鼓励患者在实际生活中像正常人一样生活，同时改变患者不良的行为模式和认知；该疗法主张在生活中治疗，在生活中改变，发挥患者性格中的优点，抑制患者性格中的缺点。主要方法如下：

1. 门诊治疗

患者每周接受一次生活指导和日记指导，疗程 2~6 个月。首先，对患者进行详细体检以排除躯体疾病的可能，并解除患者的疑虑；要求患者接受自身症状，顺其自然，绝不企图排斥；要患者带着症状去从事日常活动，以便把痛苦的注意转向意识，使痛苦体验在意识中消失或减弱；告诉患者切勿把症状挂在心上；治疗师按时批阅患者的日记，患者要保证下次再写再交；同时要求家属不要对患者谈病，也不要把患者当作病人来对待。

2. 住院治疗

（1）第一期为绝对卧床期，为期 7 天。此期的主要目的是从根本上解除患者精神上的烦恼和痛苦。由护士对患者进行监护，每天主管医生有一次短暂的查房。治疗从患者在单人病室内的绝对卧床开始，除进食、洗漱、大小便之外，患者应安静地躺着，禁止一切消遣的活动，禁止会客、交谈、看书报和看电视等一切活动，让患者任其自然地安静修养，通过情感的变化规律使烦恼和痛苦自然消失。卧床第一天，患者只能独自静卧，因无事可做，患者会感到十分苦恼，有时自然会出现联想或烦躁不安。开始治疗前，治疗师就要告诉患者必须静静地卧床忍受，当苦恼达到极点时，苦恼则有可能在短暂的时间内迅速消失。这一时期可能出现患者突然摆脱了苦恼，开始感到无聊，出现参加积极性活动的愿望。

（2）第二期为轻微工作期，为期 3～7 天。该疗期主要是相对隔离治疗，患者的卧床时间每天必须保持 7～8 小时，但白天要求到户外散步，接触好的空气和阳光，观察外界，禁止使用肌肉的活动，禁止谈话、交际和游戏等活动。这一疗期的目的是恢复患者精神上的自发性活动。晚上由主管医生指导患者写日记，主要包括每天的活动、对治疗的认识等，以进一步确定患者的精神状态、对治疗的体验。日记由主管医生批阅，指出患者不良的思想方式及情绪，指导其进一步的治疗活动。经过这一疗期，患者会渴望做更重的劳动，以此为标准，即进入第三期。

（3）第三期为普通工作期，为期 1～2 周。需要求患者不与别人谈论症状，只要其专注于当前的生活和工作（可做些重体力劳动），要求参加全部的活动安排。这一阶段的目的是培养患者能做好不论职位高低以及不分种类劳动的信心，激发其对工作的兴趣，体会对成绩的愉快感，使患者的生活逐渐充实。通过劳动或工作的实践与体会，让患者自然而然地不再与其焦虑症状作强迫性的斗争，以便让症状自然消失，并积极做恢复正常社会生活的准备。在此疗期，患者会感到工作太多太忙，以这种忙碌为标志转入第四期。

（4）第四期为生活训练期，为期 1～2 周。这一疗期，患者开始体验和发扬朴素的情感，打破人格上的执着，摆脱一切束缚，对外界变化进行顺应、适应方面的训练，为恢复其实际生活作准备。

第二节 沙盘游戏治疗

引子：母亲的疑问

小芳的母亲坐在候诊大厅的椅子上，心不在焉地看着电视屏幕上清宫戏中的人物晃来晃去，不时地站起又坐下，坐下又站起，头脑中盘旋着一个问题：沙盘游戏治疗真的能让女儿好起来吗？

"沙盘游戏"（Sandplay Therapy）作为一种心理治疗方法，已经越来越受到我国心理咨询师和心理治疗师等专业人员的重视，开始蓬勃发展起来。

一、沙盘游戏治疗的发展简史

在沙盘游戏治疗方法的形成与发展过程中，威尔斯（H. G. Wells）、劳恩费尔德（Margaret Lowenfeld）和卡尔夫（Dora Maria Kalff）三人均作出了相应的贡献，使其经历了"地板游戏"和"游戏王国技术"等阶段，最后由卡尔夫命名而正式创立。从他们构建创造沙盘游戏的过程，可以加深人们对沙盘游戏治疗方法本身的理解。

（一）威尔斯与"地板游戏"

威尔斯的《时间机器》（1895）一书使其成为有名的作家，《世界史纲》（1920）一书奠定了其思想家的地位。他于1911年出版的《地板游戏》一书和两年后的《小小战争：男孩的游戏》一书，为沙盘游戏疗法的创立奠定了基础。在《地板游戏》中，威尔斯描述了他和两个儿子的游戏过程，特别是其"地板上的游戏"，即用各种类型的玩具在地板上搭建不同的游戏内容。孩子们在"地板游戏"中玩得很开心、很投入，表现出令人称奇的想象力和创造力。地板游戏拥有的活动空间为：地板或地毯，一个装有房屋、人物、建筑材料、交通工具和各种动物模型或玩具的箱子。游戏一旦开始，这个平淡无奇的"地板空间"就转化成了孩子们想象中险象环生的岛屿或庄严肃穆的城堡。岛屿和城堡的象征正是《地板游戏》中重点介绍的两类游戏主题："神奇岛屿游戏"和"城市建筑游戏"。威尔斯描述到："就在这地板上，不断涌现着数不清的富有想象力的游戏内容，它们不但使孩子们每天都在一起玩得高兴，而且还为他们以后的生活建立了一种广阔的、激动人心的思维模式。

任何人都可以从幼儿游戏的地板上获得启发与力量。"他对游戏中所涉及的历史背景、使用的游戏模型、各种游戏主题、游戏环境等细节作了详尽的描述和独到的分析，还阐述了鼓励孩子们玩这些游戏的理由。他在《小小战争：男孩的游戏》出版时就解释说："这是男孩的游戏，适合 12 ~ 15 岁的年龄，也适合喜欢男孩游戏和男孩书的高智商女孩。"此时，威尔斯将游戏从"地板"移到了"桌面"，游戏的模型更接近于以后"沙盘游戏"所使用的模具，为"沙盘游戏"的具体实践技法的产生奠定了基础。威尔斯的思想后来受到荣格心理分析的影响，也受到赫胥黎的影响，并由此奠定了沙盘游戏的理论基础和治疗原则。

威尔斯并非专业的心理学家，但他在对幼儿自发的游戏和创造性想象的考察研究中，发现荣格的集体无意识和原型理论能够为他研究的问题提供合理的解释。而他独特的研究方法，又为荣格分析心理学理论提供了实践依据。

威尔斯曾随赫胥黎治学，深受其影响。"在事实面前要像小孩子那样老老实实坐下了，准备放弃一切先入之见，谦卑地追随大自然引向的任何地方和任何深渊。否则，你什么也学不到。"这是赫胥黎对威尔斯的教诲，也是达尔文精神的体现。这也是后来沙盘游戏疗法遵循的原则之一。

（二）劳恩费尔德与"游戏王国技术"

劳恩费尔德自幼喜欢读威尔斯的作品，尤其是那本《地板游戏》。1928年，当劳恩费尔德创立了自己的儿童诊所，准备开始儿童心理治疗的时候，威尔斯的《地板游戏》体现出了新的意义和作用。她在《地板游戏》的启发下，在自己的诊所里放置了一些玩具和模型，后来又添置了两个可以放沙和水的托盘，借这些事物作为患病儿童与治疗者之间表达与沟通的中介。儿童自发地游戏，自发地创造，那装游戏工具的箱子被寻求帮助的孩子们称为"奇妙箱"。游戏成为治疗师与困难儿童沟通的有效"语言"，孩子们在摆放各种他们选择的玩具模型中，表现着他们的情绪与心理状态及其变化，表达着他们遇到的问题及其应付问题的方式。孩子们将劳恩费尔德的诊所称作他们的"游戏王国（The World）"，因此，劳恩费尔德将这种新的心理治疗方法命名为"游戏王国技术（The World Technique）"。1935 年，劳恩费尔德出版了她的第一部专著《童年游戏》。她认为游戏对儿童有至关重要的作用，不仅影响儿童对现实生活的适应能力，而且与其以后的成长和发展密切相关。劳恩费尔德总结儿童游戏至少有 4 种功能：①游戏是儿童接触与适应环境的手段，同成年人的工作本质上具有相似的社会功能；②游戏能够沟通儿童的意识与情感体验，相当于哲学与宗教之于成年人的意义；③游戏让儿童把自己的情感生活作为外部表现，如同艺术对于成年人的作用；④游戏能够使儿童得到愉快和轻松的体验。她强调："若是没有充分游戏的机会，那么就不会有正常与和谐的情感发展。"

1979年，《世界技法》一书正式出版。该书全面系统地总结了劳恩费尔德关于世界技法的理论和实践。劳恩费尔德将孩子们的世界分成3大类：现实的模型以非现实的方式来使用、完成的表现性世界、幻想性表演。劳恩费尔德的世界技法提供了"沙盘游戏疗法"的基本框架，并运用于儿童心理治疗。劳恩费尔德被称为"发现童年意义的伟大先驱"，她本人的研究、发现和对儿童心智与情感的探索，被称为20世纪人类与科学的重大事件。

（三）卡尔夫与"沙盘游戏"

1949年，卡尔夫在瑞士苏黎世荣格研究院开始为期6年的学习，并由荣格的夫人爱玛·荣格为其进行心理分析。1954年，卡尔夫参加劳恩费尔德在苏黎世的讲座，深受启发，并引发了一种内在的梦想，希望寻找一种能够有效帮助儿童心理分析的方法与途径。1956年，卡尔夫前往伦敦跟随劳恩费尔德学习其"游戏王国技术"。一年后，她把劳恩费尔德的"游戏王国技术"与荣格分析心理学相结合，同时也致力于把东方的思想融会在更为有效的儿童心理治疗实践中。于是，卡尔夫在威尔斯的《地板游戏》及劳恩费尔德《世界技法》广泛应用于儿童心理治疗的基础上，结合荣格的心理分析和东方哲学思想，发展了一种新的心理治疗方法。为了区别于劳恩费尔德的"游戏王国技术"，卡尔夫用"沙盘游戏"来命名自己的理论与实践。于是，"沙盘游戏"疗法诞生了。

（四）沙盘游戏治疗在国内的发展

沙盘游戏治疗目前在国内主要由张日昇教授和申荷永教授进行传播。张日昇教授主要传播经由日本河合隼雄改造的沙盘游戏，并称之为"箱庭疗法"。申荷永教授主要传播基于荣格分析心理学及中国文化影响的沙盘游戏治疗技术。目前已有很多高校、中小学心理咨询中心及医院心理科、社会心理咨询机构开展沙盘游戏治疗。

二、沙盘游戏治疗的理论范式

沙盘游戏的治疗假设是：每一个人的心灵深处，都有一种自我治愈心灵

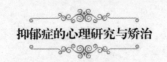

创伤的倾向。如果有一个自由与受保护的空间，来访者的自我治愈能力就能得以发挥。沙盘游戏疗法假设主要以荣格的分析心理学思想为理论基础，并吸收了一些中国传统文化的思想作为其理论的基石。

卡尔夫把沙盘游戏作为探索来访者无意识的中介或工具来使用。在卡尔夫看来，一个人开始其沙盘建构的时候，也就是由潜在的无意识心灵所引导的一种心理过程的开始与发展。

在荣格分析心理学中，"原型"和"原型意象"及心理分析的目的——"自性化进程"等成为沙盘游戏疗法运作的基础。荣格把"原型"作为"集体无意识"的主要内容，认为"原型"是人类原始经验的集结，它们伴随着我们每一个人的命运，其影响可以在我们每一个人的生活中被感觉到。根据分析心理学理论，集体无意识是通过某种形式的继承或进化而来，是由原型这种先存的形式所构成的。集体无意识具有一种超个人的心理基础，普遍存在于我们每个人身上，并且影响着我们每个人的心理与行为。荣格认为，历史上所有的观念，不论是科学、哲学还是宗教等观念的现实形式，只是其原型观念的不同表现，是人们有意识或无意识地把原型观念应用到生活现实的结果。"原型意象"是原型将其自身呈现给意识的主要形式。荣格认为，集体无意识的内容一旦被觉察，它便以意象的象征形式呈现给意识。象征性是无意识的主要语言。荣格曾根据自己的分析与体验及其临床经验，提出了"阿尼玛"、"阿尼姆斯"、"阴影"、"自性"等诸多人格面具即分析心理学意义上的"原型意象"。"自性化进程"是指一个人最终成为他自己，成为一种整合性的、不可分割的，但又不同于他人的发展过程。安德鲁色缪斯在《荣格心理分析评价词典》中说："自性化进程是围绕以自性为人格核心的一种整合过程。换句话说，是一个人能够意识到他或她在哪些方面具有独特性，同时又是一个普普通通的男女。"

卡尔夫自身的研究与理论也是沙盘游戏疗法的理论基础，这一点是不容置疑的。在沙盘游戏的过程中理解自性及其表现，为来访者提供自由与保护的空间，通过沙盘游戏过程中的相互影响来实现自性化与整合性的目的，这些是卡尔夫关于沙盘游戏疗法的基本思想。沙盘游戏疗法作为一种心理分析治疗技术，在无意识水平上工作，在共情的前提下，通过象征性的原理发生转化，从而实现个性化进程。卡尔夫在《沙盘游戏：治愈心灵的途径》一书中提到：从出生开始，自性就一直在引导着心灵的发展进程。她引用了荣格的定义："（自性）包含着意识与无意识的整体性，以及呈现这种整体性的事实。"其典型的象征形象是各种各样的"圆形"。卡尔夫说，这不仅仅是可见的圆的形状，而且是我们人类内心深处某种不可见的圆形倾向或心性的象征。她还特别强调："作为内在秩序和规律，内在完整性的自性展现，是人格发展中最重要的事情。"从另一个角度讲，人格发展出现问题的病人，是由于自性无法得到展现的机会。卡尔夫指出："为病人提供一个自由与保护的空间，是促发病人内在力量的前提，是所有治疗条件中最基本的条件。"要做到使来访者感受充分的自由，首先就要建立一种彼此接受和信任的关系，要让来访者感受到自己被无条件地接受，认为自己找到了最值得信赖的人，同时又能保有自己的原则、个性和独立性。在此基础上，来访者才能感受到自由和受保护。在这种环境下，来访者的心理问题和创伤经验不再被隐藏和压抑，而是通过游戏获得了表现和转化。

在卡尔夫看来，在自由与保护的沙盘游戏中，来访者重新获得展现自性的机会，发挥内在力量，获得一种心理的整合性发展。沙盘游戏疗法的整合性意义，可以表现在几个方面：意识与无意识的整合、身体与精神的整合、内在与外在的整合、自我与自性的整合。卡尔夫说："借助沙盘与游戏模型，来访者创建起与其内在心理状态相呼应的外在沙盘图画；通过自由和创造性的游戏，来访者的无意识过程，以一种三维的形式在图画的世界中得以视觉的呈现……经过由此而塑造的一系列意象，荣格所描述的自性化过程会被激发和实现。"卡尔夫确信，"只有当理智学会并且理解到自己仅仅是一个整体的人的一个组成部分的时候，来访者才能找到回归有意义生活的道路。"通过沙盘游戏疗法，我们无意识的内容找到了它们自己的形体。而且，在游戏过程中，塑造意象的活动本身也是一种深层的心理和情感体验。

从沙盘游戏治疗方法的发展历程来看，荣格、卡尔夫等都受到中国文化的影响，一些中国文化元素被整合到沙盘游戏治疗的理论范式中。卡尔夫按照周敦颐"太极图说"的顺序发挥了太极图的心理学意义，使太极学说成为其"沙盘游戏"治疗的重要理论基础。她说，周敦颐太极图的"第一个象征无极的圆圈，好比出生时的自我；第二个是阴阳运作而产生五行的圆圈，这正蕴含了自我的表现过程，包含了形成自我意识与人格发展的心理能量；太极图的第三个圆圈，正反映了心理分析中的转化，是一种生命周而复始的象征"。而自我的产生、意识自我与人格的发展、自性化的出现与进程以及转化和自性化的实现，正是荣格分析心理学对于沙盘游戏疗法如何能产生疗效与治愈作用进行理论解释的关键。在沙盘游戏疗法中，包含了"天时"、"地利"、"人和"的象征。沙粒中浓缩着百万年的时光，正如沙漏象征着时间的流动。沙盘所呈现的空间，如同大地的承载，山川河流尽在其中。而当"游

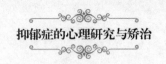

戏"使其生动的时候，正是在这天地之间活动的人及其心理的象征。"天"、"地"、"人"及其变化，正是《易经》的内涵。《易经》是中国文化的传承，具有强大的原型能量。

三、沙盘游戏治疗的设置

沙盘游戏治疗的设置包括环境设置、器物设置、氛围设置。

（一）环境设置

一个标准的沙盘游戏治疗室，应是独立的、安静的，它空阔而不压抑，能让来访者在治疗时不受到干扰。

（二）器物设置

器物主要包括沙箱、沙、微型模具。

（1）沙箱。要求是一个有边界的容器，其大小、规格、颜色等有具体的规定。现在通用的沙箱采用统一规格：内侧长×宽×深为72cm×57cm×7cm的矩形沙箱。沙箱的放置高度一般为65~70cm，这就使沙箱大体置于来访者的视线之内。如果是用于进行团体、家庭治疗较多，那么可适当配置较大沙箱。沙箱外侧一般涂深色或木本色，内侧为蓝色，可以使来访者挖沙时有挖出水的感觉，因为水是生命力的象征。一个沙盘游戏治疗室最好能配置两个沙箱，一个装干沙，一个装湿沙，以便来访者自由选择。

（2）沙。沙在沙盘游戏治疗中发挥了重要的作用。沙子一般使用乳白沙或茶色沙，沙应该干净、均匀、细密、无杂质。沙为来访者创造了一种理想的触觉、运动觉体验，使来访者在触摸时产生一种回归母亲怀抱的温暖感，为其内心世界和外部世界搭起一座桥梁。

（3）微型模具。微型模具即沙具，是沙盘游戏的语言，是沙盘游戏治疗的基础与体现，是最基本的要素。来访者通过这些微型模具来构建自己的内心世界，将自己无形的心理有形化，并在沙盘治疗师的帮助下进行整合、疗愈。沙具通常可以分为原型宗教文化类、人物类、动植物类、建筑物类、交通运输工具类、果实食品类、家具生活用品类等类别。沙具作为沙盘游戏治疗的"语言"，用来表征来访者意识及无意识世界的心象。沙具种类越丰富、数量越多，来访者能够使用的沙具"词汇"就越丰富，就越富有创造性、表现力，越易于来访者发挥潜在的疗愈能力。沙具数量众多，种类繁杂，需要整理分类放置在沙具架上，以便来访者能有条不紊地进行挑选。

另外，还需要备有数码相机、记录本等器物来记录来访者的沙盘游戏作品，以便进行分析、总结、研究。记录的保存应遵循心理咨询基本的保密原则。

（三）氛围设置

沙盘游戏治疗的氛围要使来访者有安静、温暖、自由、安全的感觉。沙盘游戏治疗师对来访者接纳、保护、积极关注的态度以及对来访者沙盘游戏作品所呈现内容的尊重与接纳的态度是营造沙盘游戏氛围的重要因素。

四、沙盘游戏治疗的过程

沙盘游戏疗法主要是让来访者在放有沙子的沙盘中自由地使用沙具，如使用人物、植物花草、动物、房屋建筑等微型模具来制作喜爱的情景等。来访者最开始的时候会困惑到底该做什么，但他们一旦有了想动手的心情，便会自觉或不自觉地继续下去，直至完成作品。沙盘游戏治疗创始之初，不论是威尔斯、劳恩费尔德还是卡尔夫，他们面对的对象都是儿童，而儿童天性喜欢玩游戏，所以沙盘游戏在儿童心理咨询与治疗领域应用最广泛。成人一般在开始时对游戏有一定的抵触，在咨询关系建立好及对咨询师产生信任后，咨询师也可以邀请其进行沙盘游戏治疗。现在，沙盘游戏在青少年及成人心理咨询与治疗领域中的推广应用有加快趋势。

（一）沙盘游戏治疗的过程及步骤

（1）向来访者介绍沙盘游戏中沙和水的使用，介绍各种模具的类别和摆放位置，让来访者感到安全、自由，让他们明白有充分的条件可以自由选择任何模具来做任何形式的创造。

（2）治疗师引导来访者以一种自发游戏的心态来创造沙盘世界以及自由地表达内在的感受。来访者准备接受沙盘游戏治疗后，以"请用沙子和这些模具，在沙箱里做出一个什么，做什么都可以"、"你想做什么就做什么，怎么做都可以"或"只要按照你自己的想法做就可以了"等简要的指导语进行引导，避免给来访者暗示或者造成干扰。

（3）来访者开始摆放沙盘作品，此时治疗师要奉行"非言语的治疗"的原则，尽可能保持一种守护性和陪伴性的观察和记录，并努力让来访者自己和沙盘交流。记录内容包括：来访者如何开始，是立即投入还是比较犹豫；

第一件沙具选择什么，之后又选择了哪些沙具，有没有反复；沙具在沙盘中的摆放位置及彼此的相互关系怎样；最终的作品主题是什么等。治疗师要记录的内容不仅仅是沙盘游戏作品的顺序，更重要的是要记录来访者的情绪情感表达、自己面对来访者的作品而产生的感受、体验等。

（4）沙盘摆放结束后，治疗师开始陪同来访者对沙盘世界进行探索，努力对沙盘世界进行深入的体验，在适当的地方给予共情性回应。卡尔夫流派强调沙盘游戏要进行延迟性解释，即在整个疗程结束后的某个时间，治疗师和来访者再重新回顾保存的沙盘游戏照片，帮助来访者更好地理解沙盘作品中所表达的象征意义及情感冲突。

（5）对沙盘世界进行拍照记录，这样做的目的是为整个沙盘游戏治疗疗程留下记录，以便进行回顾性分析及研究，也是对心路历程的一种纪念。

（二）儿童需要注意的事项

告诉儿童：可以玩沙具架上的任何玩具；如果不小心弄坏了什么，不要担心，但不能故意损坏；在游戏时要注意安全等。

五、沙盘游戏治疗案例全景一例

1. 背景

小芳（化名），女，14 岁，某中学初二学生。因情绪低落，不愿意与人交流有 1 个多月，于 2010 年 5 月首诊。

2. 评估

（1）生物学因素：女，14 岁，既往体健，近期无明显身体疾病征兆；脑电图正常。

（2）社会因素：正处于初二会考前期，有学习压力；近期成绩有下降趋势；班主任老师猜测小芳的变化可能和一个实习老师有关；在班上不怎么活跃，朋友不多；父母教养方式单一，认为没病没痛身体好就成，很少进行心理沟通，沟通方式单一。

（3）心理因素：个性较内向，主动交往少，不善于沟通，但比较好强；爱好、兴趣少，没有特长；目前状态变化直接诱因或原因不详。

（4）精神状态评估：接触稍被动，衣饰整齐，肢体动作少，安静，显疲惫无力，偶尔回避视线接触；问多答少，多以点头摇头示意，觉得没有以前反应灵活，接受能力下降；情绪低落，偶似刻意压抑不哭出声音，否认自杀意念，兴趣下降，不愿活动；否认幻觉症状，未查及妄想内容；情感反应协调，意志力减弱，自知力存在，有主动求助意愿。

（5）心理测验：

儿童 EPQ：E（内外向）：45；N（神经质）：60；P（精神质）：50；L：55。

SCL-90：总分 212 分

躯体化	强迫	人际敏感	抑郁	焦虑	敌对	恐怖	偏执	精神病性	其他
1.2	1.8	2.7	3.8	3.0	3.1	2.1	1.8	1.3	2.0

SDS：T 分 66 分

3. 诊断

DSM-IV

轴Ⅰ：抑郁症。

轴Ⅱ：无人格障碍或精神发育迟滞。

轴Ⅲ：无躯体疾病。

轴Ⅳ：可能与某实习老师有关；成绩下降，学习压力大。

轴Ⅴ：目前 55 分，就诊前两个月 95 分。

4. 方案制订

小芳为青少年，较内向，本来不善言谈及表达；目前情绪低落，言语减少，兴趣下降，主动性不强，其本人及母亲均表现出对药物治疗的强烈担忧与抵触。认知行为治疗因其对言语理解及表达能力要求较高且目前小芳的合作程度不强，故咨询师决定采用沙盘游戏疗法。

5. 方案执行过程

小芳默默地跟在治疗师身后，往沙盘治疗室走去。在打开房门，看到沙盘沙具架的一刹那，治疗师似乎看到小芳的眼里闪过一丝惊奇的光亮，但随即又暗淡下去，治疗师的心也跟着往下一沉，只能默默地领着小芳来到沙盘及沙具架前。

咨询师以低沉、缓和的声音对小芳说："这就是我前面和你说的沙盘游戏要用到的沙盘和沙具。"咨询师暂停了一下，注视着小芳，发现她在安静地听着，并没有发问的迹象。于是，咨询师接着说："现在，你可以用这里的沙具和沙子，在沙盘里做些你想做的事情，我会在这里陪着你。"

咨询师说完后就往后退了几步，沙盘与沙架遂完全暴露在小芳面前。

　　小芳默默地注视着沙盘中的沙子，安静地站着。约五分钟后，小芳微微抬头，转身查看着沙架上的沙具。她慢慢地在沙架前走动，咨询师的视线也慢慢地陪着她走动，虽然有几次想出声说点什么，但终究没有说。

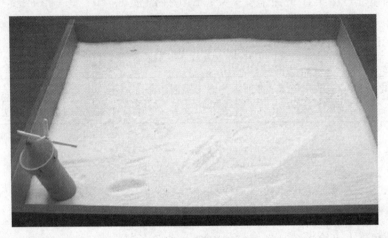

图 6 – 1　小芳的第一次沙盘

　　小芳始终慢悠悠地在沙架前来回走着，她没有用手搜寻沙具，只是有时会默默地注视着某一格中的沙架。治疗室里很安静，甚至都能听到小芳和咨询师的呼吸声。有几次，咨询师想出声鼓励或探询，但都在安静而祥和的背景下没有开口。十多分钟后，小芳伸手把沙具中高处的一个屋型风车拿了下来。她把风车放在手里，她仔细地瞧了瞧，还把它的风叶转动了几圈，后来又用手把风叶按停，然后就轻轻地将风车放在沙盘的左下角（从小芳的视角，以下沙具位置描述均同此。见图 6 – 1）。她仔细地端详着它，眼里似乎有了些光亮。良久，她又直起身子，默默地看着沙盘和沙具架，偶尔轻轻地移动着脚步。治疗师心里充满着疑惑，充满着希冀，几次想要问点什么，但终究没有问。几分钟后，小芳突然轻轻地说了声："我们走吧。"治疗师看着她安静的神情及眼中闪现的一丝坚定，便咽下了嘴边想说的："你能就刚才的作品说点什么吗？"代之以："好的，我们走吧。"

　　小芳的第一次沙盘耗时约 20 分钟，回到咨询室后，咨询师没有引导小芳就沙盘谈论什么，小芳也没有问什么。咨询师和她母亲谈了一下离开咨询室后的注意事项，交代她母亲给予小芳一个支持、安详、自由、安全的环境就可以；同时，咨询师交代她只需对小芳的言行进行观察记录，而不需要特殊处置。咨询师还交代小芳母亲，除非小芳出现破坏性行为或危及自身安全的言行及暗示需要紧急与医师联系外，正常情况下约定三天后进行第二次会面。然后，咨询师对小芳说："今天，我们通过沙盘游戏来与内心深处的你沟通，让我们一起来面对那些你感到不开心的人和事，一起来创造和迎接快乐的心，快乐的明天。如果你愿意，请于三天后，也即 5 月 12 日下午再过来。这三天，如果你愿意，可以用日记的形式记录一下你自己的生活及心情变化，好吗？"

小芳轻轻地点了点头，拉着母亲的手离开了咨询室。

三天后，小芳和母亲如约出现在咨询中心。小芳母亲向咨询师反馈，这几天小芳请假在家，没有到学校去，在家里还是不怎么说话，看电视比较少，有时上网；情绪比较稳定，没有看到她开心地笑，也很少看到愁眉不展的样子，显得比较平静。父母也按照咨询师的建议，除非她主动挑起话题，否则尽量维持关心支持的局面去观察、记录小芳的言行。尽管心里很急、有时看着她的样子都恨不得想骂她一顿，但他们仍未行动。

咨询师小声询问小芳："这几天，你把你的心情变化记在日记本上了吗？"

小芳看了看咨询师，摇了摇头，随即又低头。

咨询师看着沉默的小芳，调整了一下声调，稍微加快了一下语速："好的，那我们现在就按照上次的约定到沙盘治疗室去，好吗？"

小芳轻轻点了点头，吱了一声："嗯。"

小芳还是像上次一样，默默地跟在咨询师的后面。但咨询师能感觉到她这次的跟进速度比上次快，因为自己不需要有意地放慢速度来等候她的跟进。

一进沙盘游戏治疗室，小芳没有和咨询师说话就直接走到了沙具架前面，咨询师也感觉到不需要说什么，就默默地关注着她的行动。

这次，小芳在沙具架前还是轻轻地来回走着，但似乎观察得比上次仔细了一些，身体更加靠近沙具架一些，移动的速度也更加缓慢一些，偶尔也会看一下咨询师。她大部分时间是全神贯注地在沙具架前挑选着什么，手的活动仍然很少，似乎是不到关键时刻绝不出手。过了 8 分多钟，她挑出了一个剪着"西瓜皮"发型的小女孩人偶，轻轻地放在沙盘左方区域靠中间一点，脸朝沙盘右方（见图 6-2）。然后，她蹲下身子从人偶的前方和侧方仔细地端详了一阵子。她在来回走动的过程中望了望咨询师，微微一笑，咨询师也报以微微一笑。然后，她又在沙具架前缓慢地、轻轻地走动着，搜寻着什么，然而终究没有看到她再次伸出手选择点什么。就这样又过了几分钟，小芳像上次一样，突然冲着咨询师轻轻说了声："好了，我们走吧。"咨询师看着她，她的眼神里还是有前几天那样的闪烁、犹豫还有无助，但咨询师似乎又能感觉到多了点坚定。咨询师犹豫了一下，还是问了声："好的。你想就沙盘里的这个小女孩说点什么吗？"小芳咬了咬嘴唇，小声地说："我，没什么说的。"咨询师没有再追问，说道："好的，那我们走吧。"

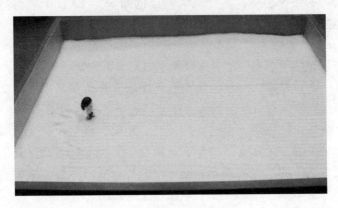

图6-2　小芳的第二次沙盘

这次沙盘制作时间只有15分钟，咨询师在陪伴小芳的过程中，时而感到很沉闷，时而又感到很释然，时而感到空落，时而又感到充实。咨询师的感受不断变换着，期间也没有想起要问点什么。直到关上沙盘游戏治疗室门时，"呼"的一声让咨询师突然想到："那个小人偶，孤单地站在沙漠中，能够长大吗？"

回到咨询室，咨询师简单地和小芳母亲一起回顾了这几天小芳的一些积极变化，包括情绪稳定一些、哭泣的次数明显减少、作息时间规律一些等。嘱咐小芳母亲及家人继续采取支持、关怀的态度观察和等待，尽量让小芳自主安排自己的生活起居。因小芳状态的基本趋势是向好的方面发展，约定下次见面为一周后，且建议小芳尽量回到学校环境中，能够用日记的形式记录自己的情绪波动。小芳勉强表示同意回到学校去，而对写日记却未置可否，表示自己不想记。小芳母亲对其近期的表现还算满意，没有提出更为激进的时间要求。

一周后，小芳和母亲如约而来。小芳母亲反馈：这一周小芳去了学校上课，虽然还是不怎么爱说话，但老师和同学反映，从外表上看不出她有什么不对劲的地方，脸上表情比较自然，没有前段时间的呆滞感，也没有发现她一个人躲在某个地方哭的情况或者像刚刚哭过的样子等现象。在家里，她主动说话也比较少，但问个什么事情开始愿意回答，不再像个刺猬一样碰不得，要么发脾气，要么像开了开关一样地流泪；作业都和发病以前一样主动做，只是速度好像还没有以前快。今天要过来咨询的事情，小芳母亲因为忙，还差点忘记，是小芳主动提醒才及时过来的。

在咨询室，咨询师试图先和小芳沟通一下她自己的变化和前面两次的沙盘情况，小芳巧妙地拒绝了："以后再说吧，我们去做沙盘吧。"

这一次，小芳没有像前两次去沙盘室的时候要咨询师有意放慢速度才跟上来，而是走在了咨询师的前面，像满怀期待要去做一件事情一样。进了咨询室以后，小芳又不像在外面表现得那样积极了，而是先站在沙盘前端详了一会，用手抓了一大把沙子把玩了一会，又用沙耙将沙子抚平，恢复沙盘原状。然后，她缓慢地转过身来，在沙具架前走了几个来回，仔细地选择着什么，思考着什么。良久，她蹲下身子在沙具架的最底下一层拿出了一个穿着红色披风、手持着一把宝剑、有着金黄色头发的少女人偶，然后走到沙盘前，停顿了一会儿后，她将人偶轻轻地摆在了沙盘靠右下的空间。但是，人偶没有站稳，小芳皱了一下眉头，轻轻叹了口气，接着就轻轻地把人偶拿了起来，小心地往沙里面按了按，让小人偶站得稳稳的。小芳端详了沙盘中的红衣少女人偶一会儿，又回到沙具架前搜寻着。过了一会儿，她拿出一个身穿黄袍扎黑腰带的、举着双手似乎要隔挡着什么的青年男子人偶，摆在了沙盘右侧中间，也就是红披风少女的侧前方。然后她又迅速回到沙具架前，拿出了一个跳舞的裙装少女人偶，背对着青年男子人偶摆在了红披风少女人偶的侧前方。在这之后，小芳停了下来，端详着沙盘中的三个小人偶，若有所思。她与咨询师有过几次主动视线接触，但又迅速移开，其中几次伸手欲调整沙盘中的小人偶，却终究没有伸出。随后不久，她又转身在沙具架上拿下一个戴着太阳轮斗篷手执法杖的神像样人偶，摆在跳舞少女与青年男子连成的一条线上，与红披风少女形成一个大三角形（见图 6 - 3）。然后，她又转动了一下身子，仔细端详了一会红披风少女，微微抿着嘴唇，又转过身面对沙具架搜寻着。过了一会，她又转身看着沙盘，还蹲下身子平视了一会儿，然后看着咨询师，浅笑了一下，说："好啦，走吧。"

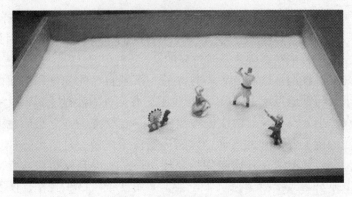

图6－3　小芳的第三次沙盘

这一次沙盘制作总计用时20分钟多一点。咨询师在陪伴过程中总体感觉流畅，没有前两次有忍不住想要她说点什么的冲动，感觉很自然。咨询师感觉小芳虽然还是动作缓慢，但没有前面的两次那样慢得让人心堵。小芳的移动很自然，很少出手在沙具架里面翻寻，拿沙具的时候犹豫不决的表现较前减少。但其内心活动，似乎不愿意或者说还没有做好准备和咨询师在意识层面上进行沟通。但是，咨询师可以明显感觉到小芳对其接纳度及互动的协调度提高，主动视线接触频率较以前明显增加。回到咨询室后，咨询师嘱咐其母亲继续观察和支持小芳，建议其尽量多花点时间陪伴小芳，尤其是在小芳主动要求的情况下，不能找理由搪塞或拒绝。

一周后，小芳和母亲如约来到诊室。这次是小芳走在母亲的前面进入诊室，相较前面几次母亲进入诊室后一会儿她才跟进来的情况大有不同。小芳这次穿的衣服是一件紫色的碎花格子裙，显示出中学生特有的单纯活泼气质，脸上也露出一些灿烂的浅笑，但也显得有点腼腆，与前段时间以冷色调为主的纯色衣服又绷着脸甚少笑意的样子有较大的视觉变化。咨询师还在观察中，小芳却已开口说话了："王医师，这次我们先去沙盘吧。"咨询师惊讶地看了小芳一眼，迅速答应着："好的，没问题，我们先去做沙盘。"

来到沙盘室，小芳显得很熟悉的样子，轻松自如地在沙具架前转了一个圈，首先就拿了个三层漂亮的小洋房轻轻地摆在了右上角区域。小芳将房子的方位又试着调整了几次，然后拿了几个栅栏围在房子前方的两边区域，又迅速拿了两棵树摆在沙盘中房子的对面，与栅栏围合成一个类圆区域。做完这几步后，小芳的速度慢了下来，她先仔细地看了看沙盘中的景象，然后又慢慢地在沙具架前搜寻着。过了一会儿她拿了两株鲜艳的藻类植物摆在了房子的前方两侧。接下来，她又拿了一座小石拱桥放在了类圆区域的中央，两株水草摆在了桥的前面两侧，然后又停下来仔细端详了一会儿沙盘。之后，小芳拿了一个与前面拿的塑质质感栅栏不一样的、有着浓厚绿意的竹质栅栏摆在了靠下面一侧的树与塑质栅栏之间，刚好使整个沙盘场景呈现一个封闭样的圈。咨询师感到心里一惊，移动了一下脚步，走到房子后面，顺着桥的方向，看到掩盖在两棵树荫下面通向外面的出口，心里有种舒适放松的感觉。小芳也许注意到了咨询师的变化，抬头对着咨询师露出一个似乎很轻松满足的浅浅笑容，又去沙具架上搜寻去了。小芳在沙具架底层找出了两个果子，一个青果一个红果，她将青果摆在了靠上方的栅栏旁，红果则摆在下方她刚摆上去的竹栅栏旁。然后，她又转身在沙具架上拿下了一个鸟窝，将里面有两只小鸟的鸟窝摆在了靠下方的红色藻类植物旁边，之后又拿出一个鸟蛋样的沙具摆在了鸟窝旁，再拿出一只小鸟和鸟蛋、鸟窝摆在一起。奇怪的是，小芳这几次往返沙具架及沙盘之间的速度很快，几乎没有什么停顿。就在咨询师惊讶小芳的速度好像快了很多的时候，小芳又停了下来，开始出神地凝视着沙盘，不时盯着那栋房子。过了好一会，小芳拿了4株翠绿欲滴的椰树在手里，两株摆在上方的栅栏旁，另外两株摆在下方鸟窝、小鸟周围。她又停下来看了一会，然后拿了一只小狗摆在椰树与桥的中间，还拿了一座塔摆在下方的椰树与桥的中间（见图6-4）。然后拍了拍手，退后几步，看了一会沙盘，转了个方向看了看，又到近前凝视着沙盘，还不时地盯着房子。咨询师特意也瞧了瞧房子，一时没有发现房子有什么特别的不同。过了一会儿，小芳在沙具架上拿了一个教堂式的房子来到沙盘前，她看了一会沙盘中的漂亮的小洋房，然后一只手将小洋房拿开，另一只手将教堂放在了沙盘中小洋房的位置（见图6-5）。小芳手里拿着小洋房，仔细地看着沙盘，还不时地小幅度地移动着脚步，调整自己的观察角度，不时地看看手里的小洋房又看看教堂。这样过了一会，她将手中的小洋房轻轻地放回了沙具架，转过身来对咨询师说："好啦，做好啦。我们走吧。"她的声音音调比前几次结束时对咨询师说的要高一些，也显得干脆一些，好像有一种如释重负的感觉。咨询师想说点什么，但终究什么也没有说，即时回应她："好的，我们走吧。"

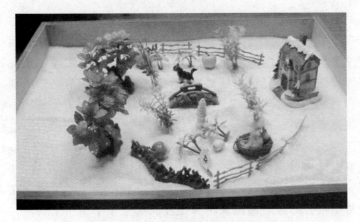

图6-4 小芳的第四次沙盘（1）

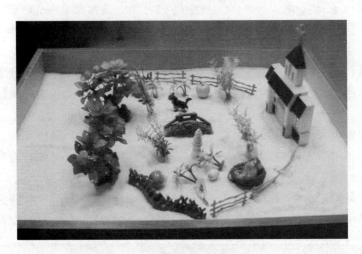

图6-5 小芳的第四次沙盘（2）

小芳仍然走在咨询师的前面离开了沙盘室，看到在候诊大厅等候着的母亲，小芳对着母亲笑了笑，并加快脚步走向母亲，拉开了与咨询师的距离。

这次沙盘制作耗时约40分钟，整个过程中，咨询师没有像前两次一样体会到时间过得慢或者堵的感觉，除了在小芳用竹栅栏堵上缺口及换房子时体会到惊讶的感觉外，咨询师基本上处于平和、自然舒服的状态。回到咨询室后，小芳似乎较沙盘室里拘谨，像是没有做好准备一样，不愿意就自己的事情及沙盘中的一些想法与咨询师探讨，仍然像上次一样告诉咨询师："以后，会有机会说的。"这是一个不含糊的决定，咨询师也因为小芳的一般状况在持续好转，且沙盘也显示出积极的变化，就没有进一步与小芳多谈。小芳的母亲则与第一次见面时的状态有了明显的改变，焦虑、烦躁、害怕女儿变成精神病的想法等都没有了，甚至还问下次要是自己实在太忙的话，可不可以让小芳一个人过来。咨询师表示如果情况允许，不一定要陪同，但需要与小芳沟通商议，并嘱咐其母继续采取支持性的观察。

又过了一周后，是第五次咨询。小芳还是和母亲一起来的，小芳的心情看起来不错，走路没有第一次来的那种迟滞感，而代之以少年特有的轻快。其母的担忧明显小了，她见到咨询师后询问的不再是什么时候才能好起来之类的话，而是问是不是可以不来咨询了。这一周小芳好像是恢复正常了，她按时回家，自己计划好家庭作业的时间，情绪状态明显稳定，没有出现无缘无故发脾气的状况。小芳在咨询师还在和母亲了解情况的时候，轻轻地推开了咨询室的门，朝咨询师吐了吐舌头，一副不好意思的样子，问："可以下去了吗？"咨询师知道她说的是到楼下的沙盘治疗室，就轻轻点了点头，并迅速结束了同其母亲的反馈咨询。

小芳到了沙盘室后，很主动很自然地走到沙具架前，搜寻了两个来回后，她拿起一座带院落的别墅，竟然绕了半个圈，和咨询师站在了同一边，将别墅摆在了沙盘右上角区域。然后，她就地抬头往沙具架上搜寻了一会儿，拿了两块草皮，将别墅挪开，铺好草皮后又将房子放了上去，特意地将房子往沙盘边缘靠了靠。之后，她又抬头往沙具架搜寻，过了一会儿，似乎觉得隔得远了点，看不真切，又走到沙具架前仔细地搜寻着。小芳找了一会儿，若有所思地拿起一个风车。咨询师看了一下她手中的风车，发觉是她第一次做沙盘的时候选的风车，猜想着她会怎么摆放。小芳看了看手中的风车，又往沙具架搜寻了一会，犹豫了一会儿，还是没有把风车放回沙具架，而是将风车摆在了草皮的旁边。这一次，她将风车叶片朝自己摆放，与房子的朝向一致。小芳停下来看了好一会，有几次想要伸手调整沙盘中的物品，但又没有行动。过了一会儿，她到沙具架上找了几个栅栏，两个摆在房子与风车的草皮边上，一个摆在两块草皮的连接处。摆完栅栏，小芳倒是没有做什么停留，就又到沙具架上面拿了几株很鲜艳的植物摆在了风车的旁边，又停下来看了一会儿，抬头往沙具架上搜寻着，然后往沙具架走去。在沙具架前走了一会，她拿了一个捧着书本的人偶摆在了风车前面，又拿了一个拿着剑的卡通人偶及一个张开手臂的卡通人偶摆在了捧书人偶的侧后方，似乎是要准备捉弄他一样。完成了上述动作后，小芳又停下来看着沙盘，有点出神，也没有什么动作，就安静地看着。咨询师觉得有点奇怪，她这时的安静和刚才做沙盘的过程中的动作显得对比有点强烈了，她在想什么呢？咨询师向她投去探询的目光，小芳看一下咨询师，抿嘴一笑，又走到沙具架前。小芳慢慢地在沙具架前来回走着，眼睛在沙具架上搜寻着，偶尔还回头看一下咨询师。过了一会儿，她拿着一座桥来到沙盘前。看着沙盘，小芳似乎不知道要把手里的桥摆在哪儿好，她几次尝试着把桥摆在沙盘中，但最终还是把桥收回来了。就这样迟疑了一会儿，在小芳几乎想要把桥放回沙具架的时候，她把桥摆在了靠左侧沙盘，三个人偶的侧前方（见图6-6），然后拍了拍手，瞟了一眼咨询师。咨询师正迷惑着，看到她的眼神，问了一句："摆好了？""嗯，摆好啦。"小芳很快回答。咨询师正后悔着不要问就好了，小芳说话了："谢谢你，我摆好啦，我们走吧。"

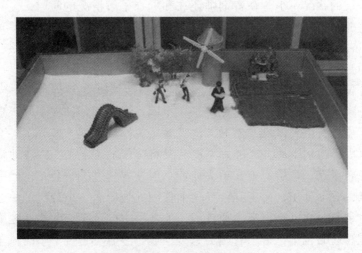

图6-6 小芳的第五次沙盘

小芳几乎是用小碎步出了沙盘室，给人很轻快的感觉，好像是她终于实现了什么心愿一样。这次回到咨询室后，咨询师简单总结了一下小芳情绪行为的一些积极变化后，例行嘱咐她们一周后见。小芳母亲没有像以前一样问能不能好，会不会有什么后遗症之类的话，直接和小芳一起应了声："好的，下周见。"母女俩就起身告辞，好像挺默契的。

第六次咨询，小芳比预约的时间提前了两天，因为再过一个星期，小芳要参加中考，她想全力投入到备考中，又不想失约。为此，小芳还和母亲争执了一会。母亲认为她的状态还不错，学习又紧张，可以不参加咨询了。而小芳认为已经约好了，需要和咨询师说一声什么的。母亲反馈小芳近几天在家里的学习时间比以前增加，自觉性增强，抱怨题目太难的现象没有，偶尔和父母开下玩笑，睡眠很好。小芳觉得自己这个星期状态很好，上课注意力很集中，思维也很活跃，跟得上老师的节奏，学习效率比以前好像还高一些，心情不错，没有什么大的情绪波动，也没有感觉到和同学们交往有什么别扭和不舒服。小芳表示不想去做沙盘了，咨询师问是什么原因，她回答说也没什么，就是觉得不想做了。咨询师没有再要求她做沙盘，在简要回顾了一下她的一些积极改变后，建议她重新评估一下目前的情绪状态，以便对比。小芳很爽快地答应了。做完测试后，小芳主动说到前段时间自己很喜欢的一个实习老师就要走了，这个老师很帅气，普通话很标准，英语教得很好，自己有时幻想积极回答问题或作出幽默的举动而得到老师的表扬或注意。但是自己很内向，不善于和人打交道，不敢表露自己的心思，还害怕别人知道自己喜欢老师影响学习，又不知道怎么处理。而班上另外有几个女生和男生很活跃，和这个老师走得比较近，自己看到他们，尤其那几个女生和老师热闹开心地在一起，就觉得心里很堵，埋怨自己没有用，弄得成绩下降，尤其是英语成绩下降了很多。老师实习完走了以后，自己的状态非但不见好，学习效率更加下降，有几个男生还故意欺负自己。所以小芳总觉得自己没有用，不受人欢迎，不想到学校去，又觉得对不起父母，很痛苦。末了，小芳调皮地问到："你说这是不是我的初恋啊?"咨询师笑了笑："我不知道啊，你说呢?"小芳莞尔一笑，没有再说下去。

6. 效果评估

（1）小芳自我反馈：郁闷、难以开心、有时发无名火的情绪状态没有了；不再总是出现自己无能、没有用、不受欢迎等想法；注意力容易集中，听课、做题目的效率提高。

（2）小芳母亲反馈：小芳能正常进入学校进行学习，没有出现莫名其妙流眼泪的现象，也没有乱发脾气等现象发生，脸上表情自然，不像前段时间看起来很霉的样子。

（3）心理测验：前后 SCL－90 测试表明抑郁、焦虑、恐怖因子分下降明显，人际敏感及强迫因子分轻度下降；SDS 治疗后 T 分为 48 分。

（4）咨询师评估：小芳经治疗后情绪稳定，思维效率提高，学习兴趣及人际活动兴趣均恢复，正常回归学校生活，适应性增强。

（5）后期回访：2 月后回访时小芳正在外面旅游，这是因考试完后觉得考得不错，心情好，父母奖励她的；1 年后主动反馈考上当地较好的高中，感到非常满意，但仍觉得朋友不够多，对自己人际交往能力还是不太满意。

（6）反思：沙盘游戏疗法是在患者无意识基础上，在游戏中发挥原型和象征作用，最终完成心理分析的一种自我治疗。来访者使用模具进行创作，将内在的无意识世界有形化，投射到用模具和沙创造的沙盘游戏世界中，模具和沙联通着来访者的无意识世界和外部世界，沙代表了一种能量，而模具就是世界中的内容，是一些象征性的符号，对沙盘作品进行分析，主要也就是对模具的象征意义进行理解和分析。治疗师需要理解象征符号通常的象征意义及其在他自己人格发展中如何发生作用的体验，并与来访者充分有效地共情。另外，治疗师还要有为来访者营造自由、受保护环境的能力。我们想为他人调解冲突的愿望应该在我们的生活中也出现过，也就是治疗师应该营造一个开放的环境，适当地暴露自己的阴影和不为人知的一面。同时，体验自己深层次的积极因素也非常重要，这种内心的安全体验有助于为来访者营造一个受保护的环境。沙盘游戏疗法可以投射出来访者的内心世界，以看得见的景象展示于人们眼前，有时来访者会说类似自我形象的人物的话，有时什么都不说。进行治疗时，治疗师必须与来访者同在，并时刻关注着他，在看护这个人的过程中，治疗师可以与来访者共同行动，开展沙盘游戏作品制作。在这个层面上，可以说沙盘游戏作品是来访者的作品，也可以说是治疗师的作品。将焦点放在沙盘上，作为心理治疗手段之一，是沙盘游戏治疗的特征。通过对沙盘的使用，消除来访者与治疗师间的距离，使来访者表达自身深层情感成为可能。但是，治疗师通过沙盘以外的方式接触来访者，从而完善心理指导，这也是必要的。在沙盘游戏过程中，作为治疗师，最重要的就是要给来访者提供一个自由、受保护的氛围，让来访者感觉到治疗师始终守卫着自己，他们可以暂时放下自我防御机制，与自己被抑制的无意识内容进行解读，用心去感受体会。沙盘与来访者达到心灵的契合，才能成功地保证无意识内容不受侵犯。这也正是沙盘游戏疗法最精华和最核心的部分。

在沙盘游戏治疗过程中，来访者、沙盘作品、治疗师之间的关系可以用图6-7来展现。

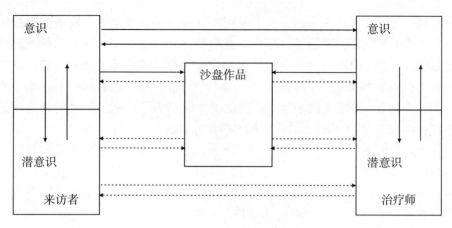

图6-7 来访者、沙盘作品与治疗师联系图

图中线条的箭头表示能量与信息流动的方向，而线条的虚实表示能量与信息流动的强弱，实线较强，虚线较弱。来访者与治疗师自身意识及潜意识领域之间的能量与信息流动、来访者与治疗师意识领域之间的能量与信息流动、来访者与治疗师意识领域对沙盘作品的能量与信息流动均较强；而来访者与治疗师潜意识领域之间的能量与信息流动、来访者及治疗师与沙盘作品之间的能量与信息流动、沙盘作品对来访者及治疗师意识领域中的能量与信息流动虽然较弱，但却起着很大的作用。

本例中主体是小芳通过沙盘游戏进行自我疗愈，而咨询师的静默者、陪伴者、支持者角色到位，沙盘游戏的自由、安全、温暖、共情的气氛的作用也同样重要。另外，对咨询室外面的场景也进行了一些设置，比如在治疗初期稳定小芳母亲的情绪，暂时冻结其对小芳言行进行评论、抱怨甚至指导的权利，以使小芳在治疗场景外能继续体会自由、安全、温暖的氛围。总之，沙盘提供给我们的信息，远远不是对小芳前后变化进行对比所能包含的。

第三节　森田疗法

一、森田疗法的背景介绍

森田疗法是日本著名的精神医学家森田正马博士于1920年左右创立的。他花了20多年的时间对神经症的实质和治疗方法进行了研究，期间尝试了镇静药物、催眠疗法、生活正规法、说服辩证法、安静疗法等，发现这些疗法还有很多不足之处，于是通过综合、概括和扬弃后创立了这一专门的心理治疗方法。之后，他本人又在理论上对这一森田疗法加以系统化和完善，方法上也进行了不少改进，形成了所谓的新森田疗法。改良的森田疗法在整个治疗过程中放宽了对病人的限制，我国医院也根据实际法称之为"对神经质的特殊治疗法"。后人称之为森田式的心理治疗方法。

自森田疗法创立以来，历时 80 多年，经过森田正马弟子的努力，根据具体情况将分期进行了改良，将绝对卧床期改为相对卧床期（现在又称静心期），每天的日记也改变为日记；并根据情况引进了音乐、绘画、体育等疗法。其适用范围也扩大，现在的森田疗法被广泛应用于心身疾病、抑郁症、精神分裂症、酒精依赖，甚至是心理危机的治疗。

二、森田正马博士的故事

森田正马（1874 年 1 月 18 日—1938 年 4 月 12 日）出身于日本高知县的富家村。他的父亲从小对他非常严厉，而他的母亲则对他十分溺爱，父母教育上的反差造成了他独特的个性。森田正马幼年时身体虚弱，有遗尿症，但天资聪慧，5 岁时进入当地小学学习，成绩超群。其父是该校老师，因为对其管教甚严，使他以后惧怕上学，甚至在进入初中后，还发生过逃学的情况。在他 9 岁或 10 岁时，一次在村中的寺庙里看到了一幅色彩浓重的描绘阴间的图画后，他异常恐慌，为此反复思考人死后会有什么结局，并因此夜间失眠或噩梦不断。他本人胃肠功能不良，20 岁时又患肠伤寒，夜间常有心悸发作，并有恶汗寒战、对死亡的恐惧等的"发作性神经症"样症状。

森田正马 24 岁考入东京帝国大学（现东京大学）医学部学习。入学第一年，因家里未及时寄给他学费，他很生气，读书也不专心。为了调节情绪，他利用春假期间到名胜之地箱根去疗养了一段时间，回来后仍头痛不止，难以继续学习。在这种情况下，他横下一条心，不去纠缠这些症状，不吃药，不治疗，听之任之。他认为如果死了，也是父亲的责任，想到死，他对自己的身体也无所谓了。为此，他埋头学习，却出乎意料地雾散云开，病症消失，学习成绩突飞猛进。当时他的考试成绩平均为 78.3 分，在 119 名同学中名列第 25 位，并且他也谅解了父亲因太忙而不能及时寄学费的事，多年缠身的各种症状也不治而愈。通过这次自身体验，他对疑病素质有了认识，并开始摸索特殊的以后被人称之为"森田式的治疗"的疗法。

作为森田疗法的创始人，森田正马的一生充满了痛苦。然而，值得敬佩的是，在困苦中森田始终保持着一颗纯真的心。森田生性纯真、坦白。他总是严厉地批评那种打破了盘子却还要辩解说是"因为太滑了才掉下来的"或是说"放的地方不对"的人。他告诫人们，打破了盘子，就说声"哎呀，真糟糕"，然后把破了的盘子箍好，这样的人才会有长进。森田认为，精神的冲突、烦恼的根源在于欲望和实际情况之间的矛盾。针对这种思想矛盾，他提出了"事实唯真"的观点。森田的诊所里贴着一张纸，上面写着："亲爱的患者，如果你一定要送礼物的话，请送些我们需要的东西来。"这样一种率真务实的性格使得森田很容易受佛教禅宗所提倡的"顺其自然"思想的影响，并把这思想融合到他的治疗理论中。

在专门从事精神科工作之后，森田正马致力于治疗神经症的研究，经过20余年的努力，他排除了药物治疗、催眠治疗等方法，取说理、作业、生活疗法等的精华，提出了自己独特的心理治疗方法，这一治疗后来被他的学生们称之为"森田疗法"。

森田正马当时是在自己家里对病人实施治疗的，他每天与病人生活在一起，对病人进行指导，森田正马的妻子则担任治疗副手（类似护士长的角色），耐心地督促病人的日常生活。当时的治疗通常分为四期，总共约六周时间，在当时大多数患者身上取得了较好的治疗效果。

三、森田疗法的概念

1. 疑病素质

森田正马对神经症的病因持素质论的观点，认为有一部分人经常易感到自己很虚弱、异常、有病以及提不起精神，十分害怕身体有异常并很想努力克服，这种倾向是得神经质的基础。

2. 思想矛盾

所谓思想矛盾，即主观认为"理应如此"，而客观上却又达不到，这是一种主观和客观、感情和理性、理解和体验之间的矛盾，也就是试图将情感感觉和情绪这种非理性的东西用理性的方法来加以解决或控制从而产生的矛盾。

3. 精神交互作用

精神交互作用，即如果对某一种感觉注意，那么这种感觉就会变得敏感，敏感的感觉会使注意力更加集中，感觉和注意的交互作用会导致恶性循环。

4. 神经质症

森田正马认为适合用森田疗法来进行治疗的那部分神经症患者，指具有敏感、认真、仔细、追求完美和次序等个性特点的人。这类人往往由于偶然的疑病体验，在思想矛盾的基础上，通过精神交互的作用，使疑病体验发展并固定为症状。

5. 行动准则

行动所产生的结果是决定一个人价值的唯一标准。一个人想得再好而不去行动，等于什么也不是。从这个角度出发，每个人在接受自己情绪和感觉的同时，还要培养为了达到目标必须采取行动的生活态度。

6. 目标准则

森田疗法要求人们不受情绪的影响，以所要达到的目标为准则。如果去买菜，路上情绪如何无关紧要，菜买回来了即目标达到了；反之，在路上情绪再好，而菜没有买回来，结果还是失败。

7. 生的欲望

关心自己的身体状况，这是人人都会有的正常表现，按照森田的理论，这是一种人类本性的生存欲望的表现。生的欲望的含义包括：①希望健康地生存；②希望更好地生活，希望被人尊重；③求知欲强，肯努力；④希望成为伟大的、幸福的人；⑤希望向上发展。过高的生存欲望同时伴有对死亡的恐惧。这种对死亡的恐惧常与惧怕失败、害怕疾病、恐惧不安等心理活动相联系。生的欲望过于强烈，对自己或事物存有超出寻常的要求，就会因惧怕达不到自身的欲望而产生对死的恐惧。此时，若有某种诱发的契机，如感觉到心脏的跳动，就可能把原来属于正常范围的生理现象误以为是病态（如心动过速）。而个人努力排除这种病态的结果，就是对外界的关心程度开始下降，精神活动完全向内，陷入精神的内部冲突之中，导致神经质症状的产生。因此可以说，过高的生存欲望同时就会伴有对死亡的恐惧，这导致了精神活动的内向性，形成疑病素质。

8. 面对现实

针对思想矛盾，森田提出了"事实为真"的观点，意即"现实即是真理"，并以此作为座右铭。他说："吾人不要把情绪或想象，误认为现实来欺骗自己。因为不论你是否同意，现实是不可动摇的。现实就是现实，所以人必须承认现实。认清自己的精神实质，就是自觉；如实地确认外界，就是真理。"只有使人的主观思想符合客观事物的规律，才能跳出思想矛盾的怪圈。

四、森田疗法的治疗原理

根据森田的病理理论，森田提出了针对性的治疗原理与方法，该疗法的着眼点在于破除疑病素质，打破精神交互作用，消除思想矛盾。其治疗原理可概括为以下两点。

1. "顺应自然"的治疗原理

森田认为，要达到治疗的目的，说理是徒劳的。正如从道理上认识到没有鬼，但夜间走过坟地时照样感到恐惧一样，单靠理智上的理解是不行的，只有在情感上实际体验到才能有所改变。而人的情感变化有它的规律，注意越集中，情感越加强；顺其自然、不予理睬，反而会逐渐消退；在同一感觉下习惯了，情感即变得迟钝；对患者的苦闷、烦恼情绪不加劝慰，任其发展到顶点，患者也就不再感到苦闷烦恼了。因此，该疗法要求患者对自身症状首先要承认现实，不必强求改变，要顺其自然。

什么叫顺其自然呢？森田把它看作是相当于佛教禅宗的"顿悟"状态。所谓"顿悟"，就是让患者认识并体验到自己在自然界的位置，体验到对超越自己控制能力的自然现实进行的抵抗是无用的，这样才能具备一种与自然事物相协调的生活态度。应当说，"顺应自然"是森田疗法中最基本的治疗原则。这条基本原则包含着下述4层含义。

(1) 顺应自然地认识情感活动的规律，接受不安等令人厌恶的情感。具体表现为：①要顺应情感的自然发生，听任情感的自然发展。情感过程一般构成山形曲线，一升一降最后终于消失。②如果情感冲动得到满足，挫折感可迅速平静、消失。③情感随着个人对同一感觉的惯性而逐渐变得迟钝，直到无所感受。④情感在某种刺激下继续存在并对此集中注意时，就会逐渐强化。⑤情感是通过新的经验、经过多次反复、逐步加深对它的体验中渐渐培养的。按照森田的看法，情感活动有其自身的规律，是不以人的意志为转移的。如果个体反其道而行之，总是对自身出现的恐惧、不安或苦恼等这些人人都会有的情感极其反感，总想压抑、回避或消除这类情感，这样往往会加重这类症状。例如，对别人感觉恐怖的人，对人与人见面常会引起的情感波动，特别是见到领导或异性时产生不安或不好意思的感觉而感到苦恼，视之为必须排除的异物而采取压抑和对抗的态度。这样做的结果是把本身很平常的事情看得很严重，从而产生抗拒之心，进而会使自己陷入神经质的漩涡。这就与上述规律的第四条及第五条相符合，即由于集中注意于令其感到厌恶的情感，并不断压抑这种情感而使之受到强化，经多次反复而培养起他对人极度恐惧的体验，而这一过程又违背了上述第一和第二条规律。因此，要改变这种状况，治疗师就需要使患者认识情感活动的规律，接受自己害怕的情感，不去压抑和排斥它，让其自生自灭，并通过自己的不断努力，培养积极健康的情感体验。

（2）要认清精神活动的规律，接受自身可能出现的各种想法和观念。神经质患者常常主观地认为，自己对某件事物只能有某种想法而不能有另一种想法，有了就是不正常或者不道德的，即极端的完善欲造成了强烈的劣等感。要改变这一点，就得接受人非圣贤这一事实，接受我们每个人都有可能存在邪念、嫉妒、狭隘之心的事实，认识到这是人的精神活动中必然会出现的事情，是一个靠理智和意志所不能改变和决定的事实；但是否去做不理智的事情，却是个人完全可以自主决定的。因此，我们不必去对抗的是自己的想法，而需注意的是自己所采取的行动。同时，我们还要认清精神拮抗的作用，从心理上放弃对对立观念的抗拒，认识到人有对生的欲望和对死的恐惧两种相互对立的心理现象，并接受这种心理现象，而不必为出现死亡的恐怖而恐惧不安，也不必摒除这些令人恐惧的念头，使自己陷入激烈的精神冲突之中。例如，人站在高处时，想到可能会摔下去，这本是任何人都会有的想法。神经质症患者却认为这是异常的现象而与之对抗，越对抗则越感到有可能摔下去。要改变这种症状，患者只有认清精神拮抗的作用，从心理上放弃对对立观念的抗拒，才可能减轻以至消除精神内部的冲突。

（3）要认清症状形成和发展的规律，接受症状。神经质症患者原本无任何身心异常，只是因为他存在疑病素质，将某种原本正常的感觉看成是异常的，想排斥和控制这种感觉，反而使注意固着在这种感觉上，造成注意和感觉相互加强的作用，即形成精神交互作用。这是一种恶性循环，是形成症状并使之继续的主要原因。认清这一点后，患者要对自己的症状采取接受态度，一方面不会强化对症状的主观感觉；另一方面，因为他们不再排斥这种感觉，从而逐渐使自己的注意不再固着在症状之上，以这样的方式打破精神交互作用使症状得以减轻直至消除。比如：对别人感到恐惧的患者见人脸红，越怕脸红，就越注意自己的表情，越注意则越紧张，反而使自己脸红的感觉持续下去；相反，接受脸红的症状，带着"脸红就脸红吧"的态度去与人交往，反而会使自己不再注意这种感觉，从而使脸红的反应慢慢消退。认识症状的规律还包括要认识到症状的改变是一个过程，需要一定的时间。认识到这一点，患者才能坚持对症状视若平常，不当作自己身心的异物加以排斥，才可能真正消除精神交互作用的影响。

（4）患者要认清主客观之间的关系，接受事物的客观规律。人之所以患神经质症，疑病素质是症状形成的基础，精神交互作用是症状形成的原因，而其根源在于人的思想矛盾。这一思想矛盾的特征就是以主观想象代替客观事实，以此来"理应如此"地限定自身的思想、情感和行为。森田指出："人究竟如何破除思想矛盾呢？一言以蔽之，应该放弃徒劳的人为拙策，服从自然。想依靠人为的办法，任意支配自己的情感，就如同要使鸡毛上天、河水断流一样，不仅不能如愿，反而徒增烦恼。此皆力所不能及之事，而强为之，当然痛苦难忍。然而，何谓自然？夏热冬寒乃自然规律，要想使夏不热、冬不寒，悖其道而行之则人为的拙策；按照自然规律，服从、忍受就是顺应自然。"

顺应自然既不是对症状的消极忍受、无所作为，也不是对症状放任自流、听之任之，而是按事物本来的规律行事，任症状存在，不抗拒排斥，带着症状积极生活。患者认清这一点后，对自己的症状采取接受态度，一方面不会强化对症状的主观感觉；另一方面，患者因为不再排斥这种感觉而逐渐使自己的注意不再固着在症状之上，从而以这样的方式打破精神交互作用而使症状得以减轻以至消除。

2."为所当为"的治疗原理

森田疗法把与人相关的事物划分为两大类：可控制的事物和不可控制的事物。所谓可控制的事物，是指个人通过自己的主观意志可以调控、改变的事物；而不可控制的事物，是指个人主观意志所不能决定的事物。

森田疗法要求患者通过治疗，学习顺应自然的态度，不去控制不可控制之事，比如人的情感；但还应注意为所当为，即控制那些可以控制之事，比如人的行动。"为所当为"是指在顺应自然的态度指导下的行动，是对顺应自然治疗原则的充实。它表现在如下两个方面：

（1）忍受痛苦，为所当为。森田疗法认为，患者要改变自身的症状，一方面要对症状采取顺应自然的态度，另一方面还要随着本来有的生的欲望，去做应该做的事情。通常情况下，患者的症状不会即刻消失，在症状仍存在的情况下，患者尽管痛苦也要接受症状的存在，同时把注意力及能量投向自己生活中有确定意义且能见成效的事情上，努力做应做之事；把注意力集中在行动上，任凭症状起伏，这有助于打破精神交互作用，使患者逐步建立起从症状中解脱出来的信心。例如：对别人感到恐惧的患者，他们往往不敢见人，见人就感到极度恐惧。森田疗法要求这类患者带着症状生活，害怕见人没关系，但该见的人还是要见，带着恐惧与人交往，注意自己要做什么。而这样做了之后，患者自己就会发现，原来想方设法要消除症状、想等症状不存在了再与人接触的想法，其实是不必要的。过去为此苦恼，认为不能做的事情，是因为老在脑子里想而不去做。而"为所当为"要求患者该做什么马

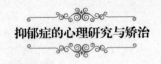

上就去做，尽管痛苦也要坚持，这就打破了过去那种精神束缚行动的模式。

（2）面对现实，陶冶性格。森田疗法的专家高武良久指出："人的行动一般会影响其性格，不可否认，一定的性格又会指导其做出一定的事情，但仅仅看到这一方面，则是一个片面性的认识。我们也不能忘记'我们的行动会造就我们的性格'这一客观事实。正是这一点，才是神经质性格得以陶冶的根本理由。"精神冲突往往停留在患者的主观世界之中，他们对引起自己恐惧不安的事物想了又想，斗了又斗，但在实际生活中，对引起其痛苦的事物却采取了一种逃避和敷衍的态度。事实上，单凭个人主观意志的努力是无法摆脱神经质症状的苦恼的，只有通过实际行动才能使思维变得更加实际和深刻。实际行动才是提高个体对现实生活适应能力的最直接的催化剂。对此，高武良久举例说，要学会游泳，不跳入水中就永远也学不会，即使完全不会游泳，跳入水中也是我们完全可以做到的。我们必须先跳入水中，然后再逐步学习必要的技术，从而得到自信的体验。要想见人不再感到恐惧，只有坚持与人接触，在实际接触中采用顺其自然的态度，使恐惧感下降，从而逐步获得自信。前面已经谈到，"为所当为"有助于使症状得到改善，其中很重要的一点，就是在实际生活中将精神能量引向外部，注意所做的事情，这就减少了指向自己身心内部的精神能量；而与外部世界的实际接触，又有助于患者认识自身症状的主观虚构性。这一过程实际上是使内向型性格产生某种改变的过程。在顺应自然的态度指导下的"为所当为"，有助于陶冶神经质性格。这种陶冶并非彻底改变，而是对其性格的不同部分进行扬弃。即发扬神经质性格中的长处如认真、勤奋、富有责任感等，摒弃神经质性格中的致病之处如神经质的极端的内省及完善欲。顺应自然、为所当为治疗原则的着眼点是打破精神交互作用，消除思想矛盾，陶冶性格。

五、森田疗法特点

1. 不问过去，注重现在
森田疗法认为，患者发病的原因是有神经质倾向的人在现实生活中遇到某种偶然的诱因而形成的。治疗采用"现实原则"，不去追究患者过去的生活经历，而是引导患者把注意力放在当前，鼓励患者从现在开始，让现实生活充满活力。

2. 不问症状，重视行动
森田疗法认为，患者的症状不过是情绪变化的一种表现形式，是主观性的感受。治疗注重引导患者积极地去行动，认为"行动转变性格"、"照健康人那样行动，就能成为健康人"。

3. 生活中指导，生活中改变

森田疗法不使用任何器具，也不需要特殊设施，主张患者在实际生活中像正常人一样生活，同时改变患者不良的行为模式和认知。森田疗法强调在生活中治疗，在生活中改变。

4. 陶冶性格，扬长避短

森田疗法认为，性格不是固定不变的，也不是随着主观意志而改变的。无论什么性格都有它的积极面和消极面，神经质性格亦如此。神经质性格有许多长处，如反省强、做事认真、踏实、勤奋、责任感强等；但它也有许多不足，如过于细心谨慎、自卑、夸大自己的弱点、追求完美等。神经质性格者应该通过积极的社会生活，发挥性格中的优点，抑制性格中的缺点。

5. 身教重于言教

森田疗法要求病人不仅仅是用头脑去理解，而且还要身体力行，所以医生的示范作用尤为重要。

六、森田疗法治疗内容及目标

（一）静心期

目标：①患者能保持安静，解除心理疲劳；②患者能正视苦恼，面对现实。

内容：治疗师解释森田的目的、意义和操作方法，患者卧床静思、阅读、记日记。

（二）轻作业期

目标：①培养患者生活的主动性；②患者打破情绪本位，使自身注意力转向作业（即现实生活）。

内容：患者保持夜间睡眠 7～8 小时，白天鼓励开展自发性作业、手工艺、绘画、书法、音乐欣赏、读历史书、轻体力劳动、记日记等活动。

（三）重作业期

目标：①培养患者作业的持续力、忍耐力；②患者反复体验成功的喜悦，树立生活的信心和勇气。

内容：患者继续第二期作业，增加健身锻炼、游戏、舞蹈、重体力劳动、记日记等活动。

（四）社会适应训练期

目标：①培养患者的自主性、协调性，以便适应外界环境；②培养患者顺其自然的生活态度，实现"目的本位"的行动目标。

内容：患者进行日常生活和社会适应能力训练，持续第三期内容；鼓励患者与他人接触，进行社会交往；治疗师指导患者制订今后的生活和工作计划；患者写治疗小结。

七、森田日记指导

森田疗法中所教的要分开情绪和行动这一点，在日记当中也要表现出来。

写日记的优点：患者通过写日记能客观地看待自己，回顾自己的生活并进行总结。

治疗师要求患者写日记应以具体事实为主，如此一来，患者不得不把目光朝向事实，这样还能把握自己的行动和感情及两者的关系；要求患者只要发觉一件新鲜事或新的感觉就把它记录下来。

森田疗法一般将日记分为三段式：行动栏、情绪栏、治疗师栏。行动栏主要写的是患者做过的事或行动；情绪栏写患者想过的事或心情；治疗师栏则是治疗师用红笔进行批注及标上注意点。

举例：

静心期日记

2010 年 12 月 27 日

行动栏：

时间过得真快。我在森田治疗时收获颇多。今天读了一篇文章，名字叫《换个心态又是一片天》。老师叫我们在心中默读，当时我没有办法静下心来，于是东张西望看别人。我发现大家都在认真地看，于是我也跟着看。阅读后，我发现这篇文章写得很好，非常贴近我的情况。之后大家相互交流时，我还发了言，老师表扬了我，也祝我早日康复。

情绪栏：

这几天心情还好，也不知是不是上了森田课的缘故，希望每天都能有好心情。

治疗师栏：

好日子、好心情是需要自己去争取的，而不是坐等的。每天做一些实实在在的事情，充实自己。

八、森田格言

顺其自然：对自身出现的情绪和症状不在乎，着眼于自己的目的去做应该做的事情。"对待不安应既来之则安之"，"对情绪要顺其自然"，仍然去做应该做的事情，而不是出现了不安就听凭这种不安去支配行动。

为所当为：不只用脑筋去理解，更重要的是通过实践行动去理解。只是思考什么也不会产生，要行动，要不断做出成绩，要通过亲身体验去理解。

不需要什么勇气：患者说，"已经确定我自一月份开始必须到学校去上班，可是真不知道我是否有了去上班的勇气"，森田说，"只要能去就行，不需要什么勇气"。

外表自然，内心健康：意思是说像健康人一样地生活就能健康起来。患者总是希望先消除症状、改善情绪，然后再恢复到健康的生活，而这样做却永远也不能拥有健康人的生活。患者只要像健康人一样去行动，自身不良的情绪自然就会逐渐变成健康的情绪。

目的为准则：指不受情绪影响，注重于实现自己目的的生活态度。譬如外出去买竹子回来，当时的心情如何无关紧要，只要把竹子买回来了，就达到了目的，这就是成功；如果没有买来竹子，心情好与不好都是失败。从这个意义上讲，森田努力创造一种办法，让患者尽量抛弃以情绪为准则的生活态度。

行动为准则：唯有行动和这种行动的成果才能体现一个人的价值。一个人无论想法有多么高尚，若是偷窃了他人的东西，那就是盗窃；反之，即使想过多少坏事，若肯帮助别人，就会被看成是好人。舆论的评价就是如此。这就是"与其想，不如做"。从这个意义上说，森田对情绪要求既来之则安之，肯定为实现既定目标去行动的生活态度。

天天都是好日子：如果个体工作、学习一天之后，感到过得很充实，那就是好日子；如果个体没能过得充实，那就是坏日子。至于个体这一天的情绪如何，这并不重要。

思想矛盾（恶智）：所谓思想矛盾，是指"应该如此"的理论与"就是如此"的事实之间有矛盾。据森田说，我们的主观与客观、情感与知识、理解与体验经常互相矛盾。这是理性认识上的方法错误，它总是错误地认为凭着合理的、合乎逻辑的理性能够解决不合情理的情感方面的问题，并试图解决这类问题。

切莫拘泥于理论：切莫把自己的情况机械地与理论对照，勉强用它来校正自己哪里好哪里不好。我们能顺应自然，保持安心地经时度日的情绪就很好。个体要逐渐领会某种体验，在此基础上才能形成正确的理论。如果把理论放在首位，就必然会陷入迷雾之中。

事实为真：只有事实才是真实的。它是和以情绪为准则相对应的词。对无能为力的客观事实，就要承认自己无能为力。

不安常在：人活着，总会伴有不安。期望越大，不安就越甚，不安是必然存在的。你要摆脱不安，它却穷追不舍；你和不安抗争，它就一味地加剧。因此，个体对于不安应该是来者不惧、顺其自然，继续做自己该做的事。

坦诚：当面对别人感到脸红恐惧、被称作"腼腆的人"时，最好是敞开心扉照实说。比如"实际上我为胆小而发愁，无论对方说点什么，我都会立即脸红。这样无可奈何的事情真是少见。我真是的"。

纯真的心：是指坦诚的心，富于人情味的心。按照森田疗法的观点，"越是坦诚的人，治愈得越快"。

有大疑才有大悟：越迷惑越好，越怀疑越好。个体的这种矛盾心理越厉害，领悟就越大。

发挥天赋：盲人没必要去和视力健全的人对抗，胆小的人也没有必要去和大胆的人竞赛。个体仅仅照着自身的天赋全力发挥下去，就可以了。

平常心乃道：无私欲的坦诚的心即人所追求之道。

胜与败：围棋多占一格就胜，缺一格就败。胜败是根据一定的条件决定的。如果一直纠结于胜败之间，则必然形成各种精神上的苦恼。"围棋的对手，恨之入骨，却又爱不释手。"我们很想一格不漏地获胜，这就是人生的努力。努力乃我们人生的本来面目。如果我们放弃了胜败和努力，这时的人生就会一无所有。安心并不是我们的目的，安心而努力才是目的。不枉自沉湎于胜败之间，就是安心。

九、实际案例介绍

初次会谈

　　患者为29岁女性，未婚，最近5年时间里一直感到不开心，有许多让自己觉得苦恼的想法，经常一个人哭泣，对自己的未来感到悲观失望，觉得做人没什么意思。患者曾求诊于精神科门诊，诊断为抑郁症，但是患者不愿意接受药物治疗，故转到心理治疗师处求助。在初次会谈中，患者讲述了她的一些基本情况。她自幼被外公外婆抚养大，对父母没什么感情，甚至还有怨恨，"爸爸妈妈从来没有给过我什么，只给过我钱"。患者对外公外婆有很深的感情，"外公外婆一直都很疼爱我，但是在5年前，外公、外婆、妈妈相继过世，尤其是外公外婆的离去，对我打击非常大"，说到这里的时候，患者已经控制不住地流眼泪。后来爸爸自己住进了养老院，家里就是患者与哥哥两个人住。哥哥比患者大3岁，也没成家，前几年做生意赚了一点钱，现在天天在家里吃老本，只知道玩电脑。患者对哥哥还有一点相依为命的感觉，对父亲则只剩下怨恨，"他把我生下来却又尽不到一个父亲的责任，让我觉得自己生下来就是一个错误，我希望他永远也不要回来"。患者的职业是会计，在姑妈开的会计事务所上班，姑妈在工作和生活上很照顾她，但是非常啰唆，经常给她介绍男朋友，其实她觉得姑妈很烦。患者有一个男朋友，39岁，感情一般。患者真正喜欢的异性是一个50岁左右的律师，他已经有家室了。患者与该律师认识是在一次他来患者单位培训法律知识的时候，之后患者经常会主动去他的单位找他，远远地看着他工作，等他下班，一起聊天吃饭。患者明知不可能在一起，还是很喜欢他。患者经常一想到这些事情，就会觉得不开心，觉得自己从来没有过幸福的感觉，觉得自己这样的人活在世界上就是一个错误；患者经常失眠，为自己不幸的遭遇流泪到天亮；早晨又觉得连起床的勇气都没有，无法面对即将开始的一天；工作效率很差，注意力不集中；对未来没有什么打算，过一天算一天。

　　根据患者自述的情况，抑郁症的诊断是毫无疑问的。因为患者坚持不肯服药，也不愿意接受心理治疗以外的任何治疗形式，治疗师向其介绍了森田疗法的一些基本内容。患者对森田疗法"顺其自然、为所当为"的治疗理念很感兴趣，觉得森田疗法中"不问过去，注重现在；不问症状，重视行动；生活中指导，生活中改变"等特点非常适合自己，愿意接受森田疗法这种治疗形式。

静心期治疗

患者按上次约定的时间准时来到了心理治疗室，接下来一周时间，她要接受静心期的住院治疗。患者对森田疗法还不了解，心中还存在着许多的疑问，因此不断地提问。同时，她不等治疗师回答，又会提出下一个问题；有的问题她刚刚已经问过，却又再重复问好几遍。下面这些提问反映出她内心有着严重的焦虑和不安："上次精神科医生说我是抑郁症，会不会变成精神病？"、"上次医生叫我吃药，您看要不要吃药？"、"这个病不吃药能不能治好？"、"我是不是自己想不开才得的病，其实想开一点就好了对不对？"、"我要是同时吃药会不会效果更加好一点？"、"森田疗法真的有效吗？我这个毛病能不能治好？"、"住院是跟精神病人住在一起吗？我会不会变得跟她们一样不正常？"、"如果我不来看，这个病会不会自己慢慢好转？"……治疗师首先表扬了她今天能够按约定前来接受治疗，并告诉她：我无法回答你的所有问题，因为即使回答了你一百个问题，你仍然会有第一百零一个问题，这才是我们要一起解决的问题。森田疗法的专家曾经指出过：患者的精神冲突往往停留在主观世界之中，他们对引起自己恐惧不安的事物想了又想，斗了又斗；但在实际生活中，他们对引起其痛苦的事物却采取了一种逃避和敷衍的态度。事实上，单凭个人主观意志的努力是无法摆脱神经质症状的苦恼的，只有通过实际行动，才能使思维变得更加实际和深刻。实际行动才是提高对现实生活适应能力的最直接的催化剂。举个例子来说，要学会游泳，不跳入水中就永远也学不会。跳入水中是至关重要，也是个体完全可以做到的；个体需先跳入水中，之后再逐步学习必要的技术，从而得到自信的体验。今天你能够来到这里接受治疗，就等于是完成了跳入水中的这一步。对此，患者表示接受。

入院之后，治疗师给患者详细介绍了森田疗法的基本理论，重点讲了森田正马博士的故事和森田疗法的治疗原理。之后，治疗师布置了第一周静心期的治疗任务：患者除了吃饭、上厕所等日常生活时间外，其他时间都需卧床静思；患者每天晚上必须记日记，每天早上与治疗师会谈一次。静心期的治疗目标是要使患者保持安静，解除心理疲劳，使患者学会正视苦恼，面对现实。

前两天，患者显得不太适应，很难做到安静卧床。日记的内容也非常简单，以记录生活琐事为主，还有一些担心和抱怨。会谈时，患者仍以述说自己的不开心为主，除了心情不好外，还有头晕、胸闷、胃不舒服、觉得生活痛苦等症状，谈到最近经常会想自己最后会怎样结束自己的生命：入院前上过一个专门讨论自杀的网站，里面介绍了各种各样的自杀方法。患者觉得跳楼、跳河都太难看；上吊、服毒太痛苦；自己想过买一支氰化钾给自己静脉注射，又不知道哪里买得到。患者还反复问治疗师，会不会把自己想自杀的事情通知自己的家属，担心如果通知了家属，会给自己带来更多的烦恼……咨询师表示能够理解她的痛苦，同时告诉她：你想到要结束自己的生命，并不是你不想过得好一点，只是你对目前的生活感到失望。关心自己的身体状况，希望更好地生活，这是人人都会有的正常的表现。森田疗法中的"生的欲望"这个概念就能解释你的这些苦恼，归纳为过高的生存欲望同时伴有对死亡的恐惧。这种对死亡的恐惧常与惧怕失败、害怕疾病、恐惧不安等心理活动相联系。生的欲望过于强烈，对自己或事物存有超出寻常的要求，就会因惧怕达不到自身的欲望而产生死的恐惧。此时，若有某种诱发的契机，如感觉到心脏的跳动，就可能把原来属于正常范围的生理现象误以为是病态（如心动过速）。而个体努力排除这种病态的结果，反而是对外界的关心程度开始下降，精神活动完全向内，陷入精神的内部冲突之中，导致苦恼产生。你现在的苦恼已经不只是原来的不开心或是不舒服了，你的注意力完全集中在不舒服的感觉上，造成了注意和感觉的相互加强，形成了恶性循环，结果就是你越来越不开心，越来越痛苦。而按照"顺其自然"的态度去面对自己的身体不适，对自己的症状采取接受的态度，不去注意它，把注意力放到日常该做的事情上面来，像森田疗法中要求的"为所当为"那样，才能打破这种恶性循环，使你从痛苦中走出来。当然，这有一个过程，需要你慢慢转变，静心期治疗时你要学会做这样的练习。

接下来的几天时间里，患者的表现有了一定的转变，对治疗显得比较配合。患者虽然仍然会有对身体不适和精神痛苦是否能解除的担心，但基本上能按治疗要求做到卧床静思，记的日记内容也比前两天具体，记录了事件和自己的想法感受，少了许多抱怨。如：

2011 年 3 月 31 日　星期四　天气：晴　静心期日记

行动栏：

昨天很晚才睡着，回想起自己和那个律师一起吃饭的事情。早上快醒过来时做了一个梦，梦见有一个中年妇女在追我，想把我卖掉，但是那个女人很笨，我一点也不害怕。我只是躲到门后面的一个通道里，她就怎么也找不到我了。后来一个外国男人来敲门，陪我离开了。今天上午在看森田疗法治疗手册，里面说到要忍受痛苦，要面对现实，接受自然规律，不要为了苦恼的存在而重复苦恼，这些对我都是很有帮助的。下午卧床静思，我想到以前对咨询师说过的"父亲从来没有给过我任何东西，只给过钱"这句话，其实也不全是这样。想起小时候爸爸带我去商店，给我买了一个小收音机做礼物，出门时遇到一个邻居，他见我很高兴的样子还笑话了我。

情绪栏：

昨天睡前心情还可以，有一点甜蜜的感觉。早上我从梦中醒来时，感觉不是很好，做了一个不是很愉快的梦，又想到今天要完成的任务，觉得不愿意行动。后来我按计划看了森田治疗手册，觉得写得很好，好像是专门针对我的问题说的。上午我把学习计划完成之后，心里有一点点成就感。比以前什么事都不干，却又觉得有许多事情要干，结果却什么都没干的感觉要好。下午我想到自己小时候的事，觉得爸爸也许没有我想象中那么冷酷，但是我还是不喜欢他。

静心期的最后两天，患者感觉到了烦闷，觉得自己一直躺在床上，休息得太久，森田治疗手册已经看完好几遍了，盼望能进入下一期轻作业期的治疗。治疗师对她一周来的表现给予了肯定，问她现在的烦闷感觉和以前的烦闷感觉是不是一样？患者认为是不一样的：以前的烦闷是想一些永远找不到答案的问题，是庸人自扰式的担心和忧虑；而现在是因为休息太多，希望活动一下，现在的烦恼还带着对治疗的期盼。治疗师告诉患者：同样是烦恼，实质却是不一样的。有的烦恼的出现是自然规律，比如睡不着觉会感到苦恼，就像你卧床太久会想要活动一样，是正常人都会有的情绪反应。这种烦恼出现的时候，要想到森田疗法里"顺其自然"的方法，不必对抗它，试着去接受它，然后"为所当为"，带着这种烦恼，完成自己应该完成的任务；而你以前的烦恼，可能一开始也是正常的情绪反应，但是你极力地排斥它，竭尽全力与之对抗，将所有的注意力都集中在烦恼上面，越去注意越烦，越烦越去注意，形成了恶性循环，从而无法得到解脱。这就是森田疗法中讲到的精神交互作用。

通过静心期的治疗，患者对森田疗法的基本理论有了一定的了解，并且能按照治疗的要求练习接受自己身上的症状，把注意力放到治疗任务上来。这是一个好的开始。

轻作业期治疗

按照传统森田疗法的要求，轻作业期应该在住院的环境中实施，可以给患者安排一些轻工作量的活动。治疗师一般给住院患者安排写毛笔字、剪纸、橡皮泥手工等作业。因为这个患者要求治疗不要影响工作，而且患者日常做的是对账、开票之类的财务工作，所以治疗师给患者制订了为期两周的轻作业期治疗计划：制定作息时间表；白天不能睡觉，晚上要保证8个小时的睡眠时间；保持生活规律，每日完成日常工作；不要给自己订太高的工作目标，不要进行重体力活动；避免一切消遣娱乐活动。这一期的主要目标是要患者体验"为所当为"，发挥工作的自觉性，在情绪发生波动的时候，练习把注意力放到工作上面来。治疗师要求患者每天都要用日记的形式记录这一天来发生的情况。患者每周有一次和治疗师面谈的机会。

第一周结束的时候，患者来到咨询室。她基本上完成了原定的治疗目标，能够按计划完成日常工作，也写了日记。

2011年4月6日　星期三　天气：晴　轻作业期日记

行动栏：

今天早上5点钟醒来了，以前都是两三点就醒的，睡眠比以前好了一点。吃完早点去单位把报表做完了，以前这种报表我都要拖延一下才去做的。因为治疗师要求我列好工作计划，并要求我严格按照计划行动，所以这次我没有拖到最后一天才完成。看到其他同事也都在忙忙碌碌地做事情，他们看上去好像做得很起劲的样子。中午等电梯的时候，我看到单位里的一个同事也在等，我不想和他乘同一部电梯，就从楼梯走上去了，不知道他注意到我没有。我其实对他没有什么意见的，只是不想和别人打交道。晚上下班回家后，我看看书听听音乐，感觉还是不错的，比较放松。

情绪栏：

虽然我的睡眠比以前好一点，但是早上起床时想到要上班，有很多报表要做，我的心情还是不好。报表做完应该感觉轻松一点，但是我想到马上又会有新的工作和任务，仍然觉得不开心。看见同事们忙忙碌碌还工作热情高涨的样子，我真的不理解他们怎么会有这种享受的感觉。等电梯看见同事，转走楼梯的时候，我的脑子里又开始打架，一方面觉得这样不好，会给别人造成不好的印象；另一方面又为自己辩护，觉得这没什么。做人怎么这么累啊！晚上没事了，躺在床上边听音乐边看书，那是我一天之中最愉快的时刻。

她还记录了这一周来想向治疗师提的问题，一条条列好，足足有十几条。其中有一条是这样的：以前我经常会产生一些很荒唐的念头，比如坐在窗户旁担心自己会跳下去，然后就会觉得这样很危险，告诉自己不要这样想，这样搞得自己老是处在紧张之中，感觉很累。学习了森田疗法之后，我知道了，产生这种恐惧感时只要"顺其自然"，不去关注它，恐惧感就会慢慢消失的。但是我现在做事情的时候或者是和别人打交道的时候，总是觉得没兴趣、没意思，自己会为之感到痛苦。这种并不荒唐的想法，应如何去对待？治疗师问患者："这种痛苦的感受来自哪里？是要做的事情和要打交道的人本身引起的，还是自己内心的思想斗争引起的？"患者想了一下，说："都有一点。"治疗师又问："哪个更重一些？"患者开始思考。治疗师再问："痛苦到后来，该做的事情完成了没有？"患者沉思良久，自嘲地笑了一笑，回答："好像事情没有做，光剩下痛苦。"治疗师要她回去之后，严格按照作息时间表上的计划行动，试试看把事情完成之后，痛苦会不会少一点；如果有成功的经验，把它记在日记里面。

第二周结束之后，患者准时来和治疗师见面。她看上去比上一次见面时平静，没有带来那么多的问题，也没有反复提相同的问题。这一周她的生活很有规律，完成了所有的工作计划，觉得心情不像以前那样安定不下来了，她觉得"顺其自然，为所当为"对自己很有帮助。她说："以前自己做事情有拖延的习惯，明明可以提前做好的事情，老喜欢拖到截止日期前最后一天才完成。而在这个拖延的过程中往往又会接到新的任务，几件事情堆积在一起，搞得自己很紧张。"

2011年4月14日　星期四　天气：晴　轻作业期日记

行动栏：

这几天早上我都没有睡懒觉，7点起床，在家里吃了早饭就去上班。路上的交通有一些拥堵，由于出门早，我没有迟到。我最近事情比较多，今天跑了两家单位，上午的那一家是老客户，只有一些常规工作，我半个小时就把事情做完了。我中午回单位吃饭，边听音乐边打了个盹，休息了一个小时。我今天听的是治疗师给我推荐的班得瑞乐团演奏的曲子，很好听。下午那一家单位是新接手的，账目很乱，很多东西都要补，负责人又很忙，我去问他要一些资料他也找不到在哪里，所以忙了整个下午，终于理清楚了。晚上我按计划在小区里散步，想到白天把该做的事情都做完了，心里挺踏实的。姑妈给我打电话，叫我周末去她那里吃饭。

情绪栏：

其实早上我还是有一点不想起床的，但是想到森田疗法里提的，这是应该要做的事情，就起来了，发现也没有想象中那么困难。早上遇到堵车和下午工作遇到不顺的时候，我心里其实挺烦的，那时候我就用"顺其自然"来安慰自己，也没有像以前那样越来越着急，最后虽然花费的时间长一点，但是该完成的任务都完成了，有一点小小的开心。中午休息和晚上散步时，我的心情比较平静，我觉得这是按计划行动带给我的好处。姑妈叫我去吃饭，我其实不太想去，我知道她一定又会有很多唠叨，但是她也是出于对我的关心，我还是去吧。

治疗师对患者这两周来的进步给予了肯定：你通过森田疗法的理论学习和这两周轻作业期的实践操作，对森田疗法的理论有了更深的体会，而且自身有了很大的改变。现在，你在苦恼情绪产生的时候，能够分辨哪些苦恼是正常的情绪反应，哪些苦恼是自己的精神交互作用造成的思想矛盾了。以前，苦恼产生的时候，你会焦虑不安，深陷其中，无法产生有效的行动；一次又一次的失败搞得你灰心丧气，对自己丧失信心；你满脑子想的就是：我不行，我肯定做不好，注意力全都放在自己的思想矛盾上面。所以，你在这种苦恼的泥潭里越陷越深，无法自拔。现在，你能够学着"顺其自然"，正视苦恼，"为所当为"，按照自己的原定计划把工作完成。在你"顺其自然，为所当为"的过程中，你把注意力放在行动上的时候，苦恼的情绪对你的影响变小了；在你完成既定的工作目标时，你体会到了成功的喜悦。这就是你的成功经验。在接下来的治疗当中，你要把这种成功的经验不断积累、不断推广，这样会有更大的收获。

通过轻作业期治疗，患者对森田疗法的基本理论有了更深的理解，并且能运用森田疗法的知识解释自己身上的症状，患者开始学着接纳自己，把注意力放到治疗任务上来，形成了有效的行动。接下来，患者开始进入森田疗法的第三个阶段：重作业期治疗。

重作业期治疗

按照传统森田疗法，重作业期安排的一般是大运动量的体力劳动，治疗师会给患者布置一些开垦、伐木、搬运等工作。因为这个患者要求治疗不要影响工作，而且患者接下来正好要准备考执业资格证书，并且来就诊之前在某个健身会所办了健身年卡，只是由于症状的困扰没有坚持锻炼，所以与患者商议之后，制订了为期两周的重作业期治疗计划：患者原有轻作业期的工作任务仍然继续，每日完成日常工作，把原来阅读小说的两个小时用于复习功课、准备考试；患者原来听音乐的两个小时用于身体锻炼。这一期的主要目标是培养患者的持续力、忍耐力，体验成功的喜悦，树立生活的信心和勇气。治疗师要求患者每天仍然要用日记的形式记录这一天来发生的情况。患者每周有一次和治疗师面谈的机会。

重作业期的第一周结束之后，患者准时来到了心理治疗室。她觉得自己接受森田疗法之后，对自己身上的那些庸人自扰的症状已经能够接受了，像头晕、胸闷等症状，只要不去关注，把注意力放在工作上，症状就慢慢地消失了。患者觉得自己不再像以前一样，越不舒服越紧张，越紧张越不舒服，最后什么事情也没法干。患者脑子里那些对死亡的恐惧也没有以前那么严重了，以前一旦产生从楼上跳下去的想法，会纠结很久，还会想到一系列如何自杀、怎样死会痛苦少一点、家人会不会为她感到伤心难过等想法，现在已经很少想到要自杀的事情了。她目前重作业期的治疗计划尽量在做，日常工作基本上没问题，只是在新增加的复习功课和身体锻炼方面没能坚持。她描述说："前面两天，我是严格按计划做的；到第三天觉得很累，想休息一下，看看电视吧；结果后面几天都没有复习功课，也没锻炼身体。我这个人就是这样的，做事情有热情的时候，会很积极地去做；但是碰到困难时，容易放弃，打退堂鼓。"

2011年4月22日　星期五　天气：晴　重作业期日记

行动栏：

今天中午姑妈叫我陪她和一个客户去吃饭。那个客户是一个老熟人了，年纪和姑妈差不多，话特别多，也不管别人爱不爱听。她表面上好像是在关心我，指点我工作方面应该怎样怎样，还问我有没有男朋友，说女孩子要有事业，但是家庭更重要之类的人生经验，我只能装作受益匪浅的样子，陪着笑脸。这顿饭吃得可真累！下午没事，我就打算看考试的复习资料，又看不进去，于是到街上逛了一逛。晚上去健身房锻炼，我也是半个小时就出来了，我这几天都坚持去了，但时间都没做足。

情绪栏：

今天一天我过得很不开心，都是被姑妈的那个客户搞的。每次和她一起吃饭都要听她讲这些无聊的东西，她自我感觉很好，我就在一边遭罪，姑妈也不喜欢她，但是又不能得罪她。复习计划和锻炼计划做得不是很好，我心里很烦，没有办法投入进去。晚上应该是比较放松的，但是我想到今天的计划没有完成，有一点懊恼；我又想到明天还要做同样的事情，还是很难完成，觉得想放弃；进而想到自己一直是这样的性格，难道改变不了了？又有一点不甘心。

治疗师首先肯定了患者的进步：你能够坚持工作，并且克服了症状的困扰，战胜了对死亡的恐惧，这就是很大的成功。在重作业期出现疲劳感是很正常的现象，由于你一贯以来缺乏自信，不相信自己能够战胜困难，一遇到困难就放弃，所以一次次地失败，最后养成了这种习惯性的思维，认为"我不行，还是算了吧"。森田疗法重作业期就是要你全身心地投入到任务中去，在任务中不管遇到什么困难，你都要燃起信心和勇气。像森田疗法里说的，用"生的欲望"，打破"我不行"、"想放弃"的习惯性思维。在这个过程中，你要把自己的注意力放在"完成任务"的行动上面，而不是"完成任务"的想法上面。治疗师要求患者回去之后，把重作业期的任务完成，并且每天用治疗日记记下来。

第二周结束之后，患者准时来和治疗师见面。她的情绪看上去比上一次见面要好，面带微笑。这一周她严格按照重作业期的治疗计划行动，完成了所有的治疗任务，觉得心情不错。她觉得"只要坚持做，没有想象中那么困难"，而且"任务完成之后，增强了自信，觉得很高兴"。

2011 年 4 月 28 日　星期四　天气：晴　重作业期日记

行动栏：

这几天我都没有睡懒觉，早一点起床路上没那么堵，在车上还可以看看书。白天单位里事情不多，我就上午跑了一家单位，一个小时就搞定了。中午我在麦当劳吃的快餐，下午就坐在那里看复习资料。最近我的学习效率还可以，脑子里没有那么多乱七八糟的想法，能够集中精神复习，每天的学习任务都能够完成。下午男朋友给我打电话，说到结婚买房的事情，他想要买大一点的房子，两个人一起还贷款，我不同意，我不想贷款，情愿买小一点的。我晚上回家吃饭，之后去健身房锻炼身体。今天练的是瑜伽，教练说我有的动作做得很僵硬，下次准备活动要做得充分一点。回家后我洗了个热水澡，现在准备睡觉。

情绪栏：

我今天早上起来心情还蛮好的，因为前几天把工作都做完了，手上没有积很多事情，今天任务也不多。下午复习功课的时候心里也很踏实，按照这个进度复习下去，6 月份的考试应该没问题。男朋友那个电话让我很生气，因为我早就跟他说过我的观点。我之前说如果将来结婚买房，不要贷款，而且不要和老人一起住，他当时是同意的，今天又来反悔，所以我在电话里就和他吵了一架。晚上练瑜伽很累，锻炼的时候我没去想那些不开心的事情，现

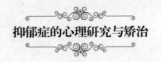

在心情已经平静多了。

治疗师指出患者身上发生的可喜变化：你现在来的时候不再像前几次那样愁眉苦脸了，而是面带微笑。你自己也一定意识到了，通过自己的努力是能够取得成绩的。在重作业期实施的过程中，你曾经遇到过一些困难，想要放弃，那是你一贯以来的思维模式，这种模式让你习惯性地失败，从而习惯性地恐惧失败，因此越来越怯弱，越来越没有自信。值得高兴的是，这一次你用自己的行动挑战了这种思维惯性，并且战胜了它。尽管在这个过程中你会有一些痛苦、疲惫、不开心，但是完成任务才是最重要的。森田疗法认为，改变自己的症状，一方面要对症状采取顺应自然的态度，另一方面还要随着本来有的"生的欲望"去做应该做的事情。通常情况下，患者的不适症状不会即刻消失，在症状仍存在的情况下，尽管痛苦我们也要接受，并尽可能地把注意力及能量投向自己生活中有确定意义且能见成效的事情上，努力做应做之事；把注意力集中在行动上，任凭症状起伏，有助于我们打破精神交互作用，逐步建立起从症状中解脱出来的信心。这就是我们在重作业期的治疗目标：培养作业的持续力、忍耐力，体验成功的喜悦，树立生活的信心与勇气。你做得不错。之后，我们可以进入森田疗法的最后一个阶段了。

社会适应训练期治疗

社会适应训练期与前几期的治疗有所不同，前面的静心期、轻作业期、重作业期的治疗目标都是完成任务，这一期治疗要解决的问题是如何与人相处、如何随机应变地去处理人际交往过程中遇到的各种问题。所以这一阶段，治疗师要鼓励患者与他人接触，进行社会交往。治疗目标是：培养患者的自主性、协调性，从而使患者适应外界环境，培养患者顺其自然的生活态度。这一期时间设定为一个月，患者每周与治疗师面谈一次。

第一个星期结束的时候，患者回到心理治疗室。她的生活和上一个阶段没有什么太大的区别，她每天按时上班，准时下班，按时完成考试的复习计划，每天坚持锻炼身体。但是，她还是很少主动和别人交往，她觉得保持笑容和别人说话、用礼貌用语和别人打招呼、表达感谢是一件"很虚伪的事情"。就连她自己的哥哥，她都不愿意和他说话，因为现在哥哥给自己的感觉不像是以前那种相依为命的亲情，而是有一种很疏远、冷淡的感觉。

2011 年 5 月 9 日　星期一　天气：晴　社会适应训练期日记

行动栏：

我现在的生活还是有规律了，因为上个星期把该做的工作都完成了，我今天休息。虽然是休息日，我还是按时起床，到图书馆去看书，那里环境很适合复习功课。我中午在姑妈家里吃饭时，她让我和哥哥去养老院看看我的父亲，我没有答应。下午回家，哥哥也在家，他又在玩电脑游戏。我把姑妈的意思跟他说了，他"哦"了一声，头也没回。我在家里看了一会儿电视，也没什么好看的节目，心里面又想着考试的事情，就又看了一会儿书。现在我慢慢体会到"为所当为"的好处了，做一些有意义的事情会让自己心里感觉踏实。晚上我按计划去健身房锻炼，在跑步机上跑了一个小时，教练指导我做了一些力量方面的训练。

情绪栏：

因为睡得还不错，加上今天不用上班，我早上起来心情是不错的。上午我在图书馆看书，环境很安静，我的学习效率也不错，把学习计划完成了之后，我有了一点成就感。中午姑妈叫我去吃饭，我其实不想去，每次去她们家都要听她唠叨。果然，她今天又叫我去看望爸爸，我和哥哥从小都是爷爷奶奶带大的，对他一点感情都没有，他也从来不管我们，我们都不喜欢他。但是我们又不能对姑妈说这个，否则她要更加唠叨，烦死了！下午看见哥哥在家里打游戏，我其实想说他的。他以前做小生意赚了一点钱，最近一年多啥也不干，天天在家玩电脑。但是我上次跟他说要他再去工作时，他生气了，和我吵了一架，所以我现在和他也不像以前那样无话不谈了。晚上锻炼身体是我一直坚持的，最近我的睡眠比以前好得多了，可能和锻炼有关系。而且，在健身房里不用假惺惺地和别人打交道，我喜欢这样。

治疗师首先对患者能够坚持复习计划、坚持锻炼身体给予了肯定：通过学习森田疗法，你现在已经学会怎样把自己的注意力放在周围环境上了，而不是像以前那样，对自己的症状纠结苦恼。你慢慢地也体会到了"顺其自然、为所当为"给自己带来的好处，比如你的睡眠改善了，情绪比以前平稳，身体不舒服造成的思想苦恼消失了等。在进行作业任务的时候，你能够以坚持、忍耐的态度去克服困难；在完成作业任务的时候，你体会到了成功带来的喜悦。这些都是对你有益的经验，你一边积累这些经验，一边在改变自己。但是，这些只是森田疗法前几期的治疗目标，在目前的社会适应训练期，要求是你必须尽可能地与人打交道，练习处理人际关系当中遇到的问题，这一点你做得还不够。在以后的治疗中，你要加强这一方面的锻炼。要改变自己的确是一件很难的事情，刚开始的时候，你可能会觉得很不习惯。但是你在前几期的治疗中，也遇到过同样的问题，你表现得很好，这一次，你也一定可以的。

第二个星期结束的时候，患者回到心理治疗室。这一个星期，她努力按照治疗要求，有意识地增加自己与他人打交道的机会，也产生了许多的苦恼。她有的时候会产生放弃治疗的想法，觉得自己目前的状态已经可以了，没有必要违背自己的本心，变成一个很善于处理人际关系的人。她跟治疗师讨论，所谓的顺其自然，是应该接受自己的本来状态，为什么非得要去做自己不愿意做的事情呢？

2011 年 5 月 16 日　星期一　天气：阴　社会适应训练期日记

行动栏：

今天白天我做了两家单位的对账工作，上午那一家是原来就已经约好了的，下午那一家是姑妈给我临时安排的。姑妈给我安排下午工作的时候，还给我讲了许多生活上的琐事，又叫我去看看我爸爸，又叫我下次有时间带男朋友去她那里给她看一看，还说了一些她自己家里的事情，什么姑父在外面有女人，她查到他们在宾馆开房的记录之类的。今天中午我看了两个小时的书，把复习计划完成了。我晚上去了健身房，结束的时候男朋友开助动车来接我，我们在路边的排档吃了烤羊肉串，然后他送我回家。

情绪栏：

我之前的拖延习惯现在已经改掉了不少，以前如果遇到临时安排工作的情况，我心里会很急躁，今天好像没有这种急躁的感觉，而是觉得加了就加了，安排时间做掉就好了。但是姑妈给我说工作以外的事情时，我心里面很不愿意听，觉得她很烦、很啰唆，觉得好像她在干涉我的自由一样。我当时又想到现在应该学着去和人交往，只好硬着头皮听她讲完，这是很不舒服的一种感觉。看书本来安排在下午的，因为临时有工作安排，我就中午挤时间看了，效果还可以，有一点成功的喜悦感。晚上和男朋友一起吃夜宵时我感觉很好，因为有人陪伴。我们每次发生矛盾好像都是在电话里说到什么事情的时候，我喜欢见面的时候这种感觉。

治疗师肯定了患者这一周的进步：你这一周有意加强了和别人打交道的意识，不管是主动还是被动，你的社会交往比以前增加了。这正是我们在森田疗法社会适应训练期里希望看到的表现。你在这一周里显得不太适应，你诉说了在和别人打交道的过程中产生的苦恼。在你的日记中也提及了这个问题，你也许会对我们的治疗设置产生怀疑：这样做是否真的有必要？或者你会对自己产生怀疑：我是否真的有能力改变自己？甚至你会在遇到困难的时候想到放弃治疗，并且自我安慰：我现在这样已经可以了，不需要强迫自己做这么难的事情。产生这些想法其实都是很正常的。森田疗法的核心思想里有"顺其自然"，你也提到"顺其自然"，而这两个"顺其自然"的含义是不是一样，这是一个很值得探讨的话题。森田正马解释"顺其自然"的时候，提出"纯真的心"与"恶智"两个概念，"顺其自然"指的是要接受自己"纯真的心"的指导，要辨别什么是干扰自己行动的狡辩与借口，也就是"恶智"。他用早晨不愿意起床的例子来说明这两者之间的区别：早晨到了起床时间，脑子里的想法是"该起床啦"，这种想法让你产生了起床的行动，很自然就起来了，这就是在"纯真的心"指导下产生的"顺其自然"的行动；如果这时候产生"床上很舒服，再睡一会"、"起床很容易的，只要我决定起床，一翻身就能起来"、"再睡五分钟，起床后动作快一点就好了"等借口和自我安慰，就是所谓的"恶智"，这样的"恶智"只能导致行动上的拖延和无穷无尽的思想冲突，使你深陷痛苦的泥沼之中无法自拔。

　　第三个星期结束的时候，患者回到心理治疗室，她看上去心情不错，脸上带着微笑。这一个星期，她按照治疗要求，尽量主动地与别人交往。咨询师建议她先从身边的人开始，练习微笑并向他人打招呼，在和别人交谈时保持眼神接触，耐心听对方把话说完，从对方的角度去考虑问题等。患者取得了一些进步。

　　2011 年 5 月 22 日　　星期日　　天气：晴　社会适应训练期日记
　　行动栏：
　　姑妈今天在家里做家务的时候不小心滑倒了，扭伤了脚。我买了一些水果去看望她。她到医院拍过片子了，还好只是扭伤，骨头没事，但是人看上去一下子老了不少。她看见我来了很高兴，和我说了不少话，说自己年纪大了，以后手里的业务慢慢地要交给我处理；又说我爸的确是对我们兄妹两个有一点关心不够，但是他现在老了，我们还是应该去看看他。我听她说了一个小时话就回家了。哥哥这几天想要做一点事情了，他在打听铺面出租的事情，想做服装生意。正好我有个朋友也是做这一行的，我向那个朋友要了几件服装样品回来给哥哥看，他觉得样子还可以。晚上我和男朋友打电话，他又说起买房子的事情，他说他家里的长辈都要他结婚后和妈妈一起住，所以房子要贷款买大一点的，我们又在电话里吵了一次。

情绪栏：

今天接到姑妈的电话，知道她扭伤了的时候，我心里有些着急，其实我还是关心她的。我去她家里看望她时，看见以前很强势的姑妈苍老了许多，有一点难受，所以陪了她一会儿。她说要把业务交给我，我感觉压力很大，我不想像她那样过日子。今天姑妈提到要我和哥哥去看望爸爸的时候，我还是不愿意去，但好像没有像以前那么厌恶爸爸了。看见哥哥打算做事了，我很高兴，也帮他去联系了朋友，以前感觉有些疏远的兄妹感情好像近了一点。最近和男朋友老是闹得不愉快，他这么大的人了，结婚的事情还不能做主？还要听长辈的？我觉得他就是不想和我在一起，长辈什么的只是他的借口。

治疗师表扬了患者为姑妈和哥哥做的事情：以前你觉得主动去关心别人是"虚伪"，这种抵触情绪影响了你的行动，在你每次产生和别人交往的想法时，这种自我批判的心理就会给你造成很大的阻力。我们上次用不愿意起床的例子说明什么是"纯真的心"，什么是"恶智"。在你和别人打交道时，主动去关心和帮助别人是自然而然的想法，这就是"纯真的心"；用"虚伪"做解释来逃避正常的人际交往，就是"恶智"。这一个星期，你用自己的行动证实了，你有能力做到在"纯真的心"指导下，"顺其自然，为所当为"。你谈到你的父亲时，原来的厌恶和憎恨减少了许多，在此同时，你对比自己年长10岁的男朋友产生了不满，你甚至会觉得他这么大的人，婚姻问题自己竟然都不能做主。你有没有注意到，你对父亲的感情和对男朋友的感情，好像存在一些联系？也许随着你对自己了解的逐步深入，你会慢慢地找到答案。

第四个星期结束的时候，患者回到心理治疗室，她微笑着和治疗师打招呼，问森田疗法是不是应该结束了。治疗师问她怎么想，她觉得按照治疗计划，今天是最后一次面谈，是应该结束了，但是森田疗法的理论和这两个月来的治疗，对自己影响很大，今后会一直受益。她现在能够在工作中主动地和别人沟通，尽管有时候还会觉得有一点勉强，但是不再像以前那样回避和别人打交道了。她觉得自己现在没那么恨自己的父亲，甚至有一点理解父亲了。她还决定了要和男朋友分手。

2011年5月30日　星期一　天气：晴　社会适应训练期日记

行动栏：

今天男朋友约我出去喝咖啡，说要谈谈。前两天他在电话里说到买房的事情时，我已经跟他说过我们俩不合适，还是分手算了。我已经想清楚了，我和他在一起只是因为我喜欢比我年龄大的男人，觉得会受保护，有安全感，但是我们在结婚的问题上有许多观点没办法达成一致。今天他也说到这个，他觉得我并不是喜欢他，只是喜欢和他在一起的那种感觉，这种感觉是不能长久的。他还说我如果不解决这个问题，会很难找到一个合适的人结婚。今天我们没有争吵，每次我们争吵都是在电话里。前天我爸从养老院回来了一次，拿了一点换洗的衣服又回去了。我没有和他打招呼，但是看他在找衣服的时候，觉得他的样子苍老了许多。他年轻时个子高高的，也没有白头发，现在背驼了，头发也白了。他还带回来一个老女人，是他在养老院认识的，那个女人样子很难看的，我不喜欢她。我现在上班已经步入正轨了，每天的工作任务按时完成，需要别人配合的时候，我也慢慢练习着主动去找别人帮忙，她们有空的时候也能帮我一起做；没空的时候，我就另外想办法。身体锻炼我一直在坚持，这对我的睡眠和体质都很有帮助。

情绪栏：

今天和男朋友说了分手的事情，我没什么特别难过的感觉，可能我们俩都早就有思想准备了，不可能走到一起的。今天看到爸爸收拾东西的时候，我倒是有一点难过。以前我一直怨恨他，恨他不应该把我生下来，恨他从小没有照顾我，恨他没有承担一个父亲的责任。但是，最近我觉得不那么恨他了，我其实受他的影响很深，我找男朋友一直都要找年龄大的，还喜欢那种高高的个子，其实在他们的身上，都有父亲的影子。我以前恨他，是因为我渴望得到父亲的关心和爱护，他并不是没有承担父亲的责任，而是我认为那不够。我不喜欢他带回来的那个女人，可能也是觉得她抢走了我的父亲。以前我各种各样的杂念太多，对这些问题不能想清楚，现在我通过森田疗法，慢慢地找回了自己"纯真的心"。

治疗师对患者这次森田疗法的过程进行了回顾：最初的时候，你带着很多的思想苦恼过来，希望得到帮助。那时候，你心情低落、经常哭泣、顾虑重重、恐惧不安、睡眠不好、全身不适、觉得生活没有意思。经过森田疗法静心期的治疗，你慢慢学会了以"顺其自然"的态度来接受这些症状；后来的轻作业期和重作业期，你通过制订计划，学着把注意力放在行动上面，带着苦恼去做那些自己应该做的事情，这就是"为所当为"；在社会适应训练期里，你能够把前面学到的"顺其自然，为所当为"用到人际交往之中，克服自己性格中的弱点，培养自己的信心和勇气，同时，你也对自己有了更深的了解和认识。现在再看看你自己吧，不但症状都消失了，而且你变得比从前更好了。按照我们的治疗计划，这次的森田疗法到此就结束了，在今后的人生道路上，希望你做得更好。谢谢你在这次森田疗法的过程中作出的努力和改变。

第四节 青少年儿童抑郁症的认知行为治疗

一、青少年儿童抑郁症的常用心理治疗简介

（一）认知行为治疗

认知行为治疗是指治疗师使用认知重建的方法纠正患儿歪曲的信念，并教给患儿改善行为的技能，方法包括自我监督、言语的自我指导、解决问题的策略、自我评估和自我加强等。CBT 的治疗焦点是了解患者歪曲的思维和信念，并应用认知行为技术改变功能不良的思维及伴有的情感和行为。在治疗过程中，治疗师将注意力放在患儿没有意识到的思维和信念体系上，即认知图式上。

认知行为疗法有很多，但都具有下列特征：①患儿是治疗焦点所在；②治疗师发挥积极的作用；③患儿与治疗师合作，共同解决问题；④治疗师教导患儿监控思维与行为，并学会记录；⑤治疗合并其他程序，如行为技术与认知策略等。

在 CBT 治疗中，患儿始终是治疗的重点，如果让其参与自信训练小组，治疗师要积极参与到患儿的活动中去。在进行个别治疗时，对任何困扰患儿情绪的问题，治疗师都要帮助其使用策略去处理。患儿的父母要积极与治疗师配合，每天坚持写日记与收集患儿的资料，这些资料有助于治疗师确定下一步的治疗重点。

（二）家庭治疗

家庭治疗是患儿和家庭成员共同作为治疗对象的一种治疗方式。家庭治疗是假定儿童抑郁症的产生是由于家庭成员之间的功能关系如距离亲密或支持等所致，在家庭中的不适应过程会导致障碍。治疗目的就是要通过选择适当的互动和交往模式，重新建立一种更加适当的家庭功能。在具体实施过程中，要求父母在患儿面前尽量避免吵闹，言教不如身教；并要求父母放下平日的权威架子和患儿一起完成每一个项目。

（三）人际心理治疗

根据人际心理治疗理论，不管导致抑郁症的原因是什么，抑郁总是与失落、变动和缺乏亲密支持性的人际关系相关，治疗的重点就是通过改变这些关系中病人的行为方式达到改善病人人际关系的目的。人际心理治疗着重改善抑郁症病人人际交往缺乏的状况，如学会表达自己的主张、拒绝不合理的要求以及主动承担责任等，用于抑郁症病人的自卑和社交回避行为的处理，帮助病人用社会认可的方式来表达思想和感情，可应用角色扮演的技术。

（四）行为疗法

行为疗法即针对患儿惧怕、焦虑抑郁的问题进行调整的疗法。例如，某患儿惧怕其父亲，针对这一问题采用冲击疗法。如当孩子在喜欢的朋友家时，让其父亲突然出现，以消除孩子对父亲的惧怕，数次后恐惧父亲的感觉会逐渐消失；针对患儿不敢出门的状况，采用系统脱敏法。首先让母亲陪伴患儿晚上外出，先每天晚上让其到楼下取奶，完成后母亲及时鼓励和拥抱，并奖励其玩电子游戏；几天后再让患儿到距离楼房较远处游玩，适应后在白天人少时下楼活动，逐渐让其在人多时出去活动。这种疗法对于调整患儿的焦虑抑郁心态有重要作用。

（五）支持性心理治疗

支持疗法是被采用的最广泛的一类心理治疗方法。它采用一般性的心理学知识，和病人谈心、说理，解决病人的心理问题，减轻病人的心理痛苦，消除病人的精神症状，改善其处境、态度和行为方式。支持性心理治疗要求治疗师在治疗前要熟知患儿的情况，并建立起信任的关系，对患儿所表现的困惑、疑虑、恐惧不安、发脾气、冲动和痛苦给予充分的尊重、理解、同情。在此基础上，治疗师再劝导、鼓励、反复保证以减轻患儿的怀疑、恐怖、焦虑紧张和不安。

二、青少年儿童抑郁症的认知行为治疗案例

（一）案例背景

小雨，女，16岁，高一学生，现在一所普通高中读书。来治疗的主要原因是：自从上了中学后（至今已有两个月），总是开心不起来，几乎每天都是以泪洗面，心里觉得十分痛苦。她能够按时上课，也能参加一些学生社团活动，可一闲下来就开始伤心难过，感叹命运对自己不公平。她的情绪主要是悲伤、难过、抑郁，而且在早上非常明显，到了晚上就会轻松很多。

小雨的家在某城市的农村里，而她目前就读的高中处在城镇上，从未离开过家的她对于住宿生活显得手足无措，心里忐忑不安。这次考上高中是她第二次参加中考，第一次中考由于生病休学而错过，重读了一年。在重读的一年里，小雨成绩优异，在中考时却临场发挥失常。接到高中录取通知书时，小雨十分开心，但短暂的开心很快就被忧虑、不甘心所取代了。到了学校后，别的同学都非常开心、非常好奇，而她却全然没有这种感觉，心里总是觉得有什么在堵着，有时觉得很难透过气来。

小雨出生于普通的知识分子家庭，父亲是初中教师，母亲是小学教师。父亲性格比较内向，有什么事情喜欢自己思考、独自承受。母亲容易担心，对于孩子是无微不至地关心。小雨还有一个小她一岁的妹妹，今年也考上了高中，在同城的另一所重点高中读书。妹妹所在学校离家也非常远，但妹妹适应得很好，并且常常劝慰小雨。妹妹在高中里很快就交上了好朋友，生活得十分开心。小雨说妹妹反应灵活、性格开朗活泼，而她自己就比较内向、喜欢自己想而不喜欢说。她总觉得自己不如妹妹，很蠢很笨。自诉童年生活得很快乐、幸福，家庭气氛比较融洽，她很爱家里的爸爸、妈妈还有妹妹。

（二）诊断：抑郁症

（三）药物治疗

百忧解（氟西汀）20mg/d 口服。

（四）心理治疗

1. 第一次治疗

来到治疗室后，来访者一张口讲述自身的状况就开始流眼泪，在整个治疗过程中也一直在哭。来访者主要都是在叙述她的不甘心以及离家太远，非常想念亲人，感到不能够融入现在的生活。她在最难过的时候，最想做的事情就是：收拾好东西走人，回到家里。但她又很担心这样做的后果自己承担不了，所以一直没有行动。

本次治疗的过程主要是倾听来访者的倾诉，让她把内心的痛苦都说出来。找到她情绪不好的规律：她的情绪主要是悲伤、难过、抑郁，而且在早上非常明显，到了晚上就会轻松很多。她也知道其实自己想家并不十分厉害，却奇怪自己为什么会整日悲伤难过、以泪洗面。其他同学玩的时候都能非常投入，自己就是做不到，逛街的时候对什么都不感兴趣，这些跟以前都不一样。跟她探讨目前的状态，她也知道自己是心理上出了问题。以下是治疗片段。

治疗师（A）：你感觉很伤心。你还注意到其他的情绪或感觉吗？

来访者（B）：我不知道，很难准确地描述这些感觉。

A：你注意到你身体上的任何感觉吗？

B：有胸闷的感觉，就像想哭一样的感觉，感觉胸口很堵。我的胃有紧张的感觉，我的心跳好像开始加速。

A：让我们注意你胸口的感觉，闭上你的眼睛，将注意力集中在上面。你注意到了什么？

B：是沉重的感觉，我感到我的心脏跳得很快，我好想哭，但是强忍住了。

A：如果你确实哭了，你想想会怎么样？

B：我不知道。像从胸口抛出什么东西一样。但是，当我去想它的时候，我可能会失去控制。

A：那么会怎么样？

B：你可能会看不起我。

A：如果你哭了，我会看不起你，这是你的感觉。那么如果你哭了，加速的心跳可能会怎么样？

B：我不知道。我不想去考虑它。

A：好的，让我们回头看看你胸口的感觉。这种感觉使你想哭。你可以集中注意力到这个感觉上吗？你能让自己释放这种感觉吗？

B：（开始哭）我真的不知道。我太难受了，不好意思。

A：好。这是你现在的感觉。你能告诉我，伴随这个感觉你有什么想法吗？

B：我好像在想"我不能忍受单独一个人在外而家人远离的情景"，我总是这样想。

A：你担心自己会孤立无援，当你哭的时候，你想说什么呢？

B：爸爸妈妈快来吧！

A：这时你的感觉是怎样的呢？

B：我感觉不好意思，这么大了，还如此依赖父母。

A：你为什么感觉不好意思？

B：因为我看起来很可怜。

A：你认为悲伤哭泣是可怜的表现？

B：是的。

A：让我们来看看这种悲伤。闭上眼睛，体验这种悲伤的感觉。现在想象有个空白的屏幕在我们面前，一幅图画出现在屏幕上。你把悲伤呈现在屏幕上，你看到了什么图像？

B：我看到自己一个人在陌生的城市，就我自己一人。

A：你独自一人在那个城市会有什么感觉？

B：我孤立无援。

（认知疗法强调激活和维持抑郁及焦虑症状的核心思维和信念。本段的治疗目的是激活和知觉情绪有关的体验，以帮助来访者认识到情绪中包含的认知因素。）

治疗结束后布置了家庭作业——情绪日记，让来访者记录在下一周内自己的情绪和想法、出现这些情绪和想法前的先发事件、情绪程度以及对想法的相信程度。可用表1进行记录。

对家庭作业的指导：你在多大程度上感到忧郁？你对自己的想法的相信程度有多大？你可以对自己的情绪（情感）从0%～100%进行评分，0%指完全没有那种情绪，100%指那种情绪最强烈的程度。同样地，你也可以对自己的相信程度进行评分：0%指完全不相信，100%指100%地相信自己的想法。你觉得自己的情绪的程度和对所持想法的相信程度是多少？当你感到情绪较低或较高的时候，你是否在做不同的事情呢？那时你是否有不同的想法呢？

你对自己的负性想法的相信程度可能会随着时间和事件的变化而变化，记下你持有某个负性想法时的事件或者情景。把你的负性想法、你相信它们的程度、你的情绪以及情绪的程度记录在表1中。

评估情绪和相信程度

事件 情景	负性想法以及相信的程度（0%～100%）	情绪及情绪的程度（0%～100%）

2. 第二次治疗

来访者的精神状态明显好转，与前一次忧心忡忡的面容形成很大对比，来访者现在表情比较平静，间或有笑容。

来访者的认知日记记得很好，能够把这一星期的情绪状态反映出来，而且每天也记录了三件开心的事。治疗师就从她的日记谈起，及时肯定她做得非常棒，开始谈她记录的情绪，逐渐使她领悟到：其实任何人碰到那些事都可能会有那些反应，她很正常；只是她对问题的反应强度大了一些，影响持续时间长了一些。

　　来访者在日记中记录了一个事件：在一个活动中，她不小心把一个盛着水的小碗踢倒了，主持人过来说："活动还没开始，你们就把碗碰坏了"。来访者当时很自责，怪自己不小心，并且事后回想起这事，觉得那个同学肯定对她的印象不好，对她有意见。针对这件事，治疗师使用认知治疗技术让她从另外一个角度想会不会有其他的可能。下面是治疗片段。

　　A：你对这个想法的相信程度是多少？

　　B：我非常相信她对我有意见这个想法，那正是我上周不开心的主要原因。我的相信程度是85%。

　　A：你认为她会对你有意见，会对你印象不好，那会不会有另外的可能呢？比如：你不是故意的，不小心做错了事谁都会有；这是一件小事，没必要大惊小怪，弄好了就行了；这次活动继续进行了，并没有造成什么影响等。

　　（注：治疗师试图通过举出其他可能的情况来拓宽来访者的认知视野，也想通过示范教会她从多个角度看待问题。）

　　B：我当时就想到了最后这种可能，所以坚持参加了后面的活动。但是现在想起来还是觉得很不好，别人会有意见。

　　A：我理解你的心情，这件事在随后的生活中还会对你造成一些影响。你总是想对方会有意见，以后我们再想到这件事，或是类似的情况时，换一个角度去想，比如我刚才说的那三种可能，你觉得自己的心情会怎样呢？

　　（注：启发来访者从多个角度看待问题，有时问题并没有她自己想象的那样严重。）

　　B：心情会好些。但那是不是有点自欺欺人？让自己盲目乐观？

　　A：你认为事实是什么？为什么说自己自欺欺人？

　　（注：通过提问澄清来访者内心的想法。）

　　B：我觉得事实是我得罪了人家，像您说的那样想只不过是自我安慰。

　　A：我理解你的想法，你可不可以做这样一件事，一周之后，你再去找那个主持人，问她"你是否对我有意见？我那天是否得罪了你？"，你设想会怎样呢？

　　（注：治疗师运用了"真实性检验"的技术，让来访者想象可能发生的情形。）

　　B：我想她肯定不记得那件事了。

A：这就是说她当时的说法只是当时特定情境下的感受，过去就忘了。但是你并没有忘记，没有放下这件事，对吗？

B：我明白了，其实是我想得太多，实际上并没有发生任何事。

A：对，你现在再设想一下，像我前面说的那样想会怎样呢？

B：会使我更好过一些，不是自欺欺人。

（注：通过治疗师的不断启发和引导，来访者的认知想法已经开始发生改变了。）

A：现在请你再对"她对我有意见"这个想法的相信程度进行评分。

B：现在的相信程度很低，甚至差不多是10%。

A：因此，你现在所持有的这一切信念是可以改变的——甚至在短短的半个小时内。对此你如何解释呢？

B：我觉得自己的想法的确是可以改变的。

A：当人们经历一些意外事件的时候，常常会有非常强有力的负性信念，但那些信念随着时间的流逝是会发生改变的。你的相信程度已在30分钟内由85%变化为10%，你的难过程度也大大降低了。你是如何看待这种情况的呢？

B：我觉得我的想法和情绪在这种治疗中是可以发生变化的。

A：我们能在仅仅30分钟里改变你的想法和情绪，假如你能在现实生活中对自己使用这些技术的话，你觉得会发生什么呢？

B：我觉得会好很多。

（注：治疗师用连续的提问，即"苏格拉底式提问"来促使来访者思考，目的是让她自己领悟并下结论。）

A：很好，你能领悟到这一点我很高兴。像你跟我说的，平常其他时候，遇到类似事情的时候，你多半也是这样去思考的，所以一直放不下，导致自己忧心忡忡。这似乎是一种思维习惯，对吗？

B：是的，我看待问题时的确是经常看不好的一面，而且会扩大它。

A：是的。你自己的反应其实很正常，只不过比一般人持续时间更长，反应更强烈一些而已。这样问题就好办了，我们的目标就是：当你再碰到类似事情的时候，让自己的反应缓和一些，让它对自己的影响小一些。其实，你能够换一个角度想问题，就会是一个双赢的事情。自己的心情会好很多，再次与对方接触的时候会自然开朗很多，这也有助于你的人际关系发展，对方也会感到很开心，对吗？

B：的确是这样。

治疗结束时又布置了家庭作业，追踪来访者在接下来的几天里对某一特定想法的相信程度的变化。在上周的基础上再加上两条：换一个角度想问题和评分；继续记录每天开心的三件事。

3. 第三次治疗

治疗师首先看了来访者这一周的情绪日记，记录得较好，但仍存在一个问题：来访者有时不会换一个角度想问题。

治疗师在日记中发现她在周日非常难过，而激发事件是周六去同学家，同学的父母对她非常热情，她当时非常感动、开心，但是周日却触景伤情。针对这个具体事件，治疗对话如下。

A：你好像在有开心的事情和不开心的事情发生时都非常难过，开心的事情你会触景生情，不开心的事情你会觉得没有信心、没有希望，是这样的吗？

B：好像是这样的。

A：针对这个细节，我们可以想"以往在家的开心感觉现在又找回了，真好"，这不正是换一个角度想问题吗？

来访者表示赞同，她以前从来没有这样想过，以后可以试试。

她在谈到上周日非常伤心的时候说："现在想起来是没什么的"，针对这个体验，治疗师再进一步指导她，可以用"时间机器"来想问题。对话片段如下。

A：因为触景生情，同学热情招待你使你感到非常想家、难过。现在我们进入时间机器回到你感到快乐的时候。可能是你的童年，你说过童年很快乐。

B：我能描述出我和父母、妹妹坐在走廊上，正值夏天，我们喝着汽水。外面很热，但是我们坐在阴凉处，很凉快。

A：在这段记忆中你有什么感觉？

B：我觉得放松、安宁。

（注：回到过去发生的令人愉快的回忆可以帮助来访者认识到，他们可以从困扰他们的这一刻逃脱出来，体验快乐、平和的感觉。下一步是把来访者放入时间机器里，让他们去到未来的某个时间，那时他们将不再关注现在所发生的事情。）

A：现在，想象你坐着时间机器去往未来。想象一个月后回想起上周日的情形会有什么感觉？

B：我想我不会那么关注它了，情绪反应也不会那样强烈，但是我还是会想起它。

A：那六个月后呢？你的感觉如何？

B：我可能不会关注它了。

A：一年后呢？

B：我可能已经把它忘了。

A：这很有意思。想一想在你生活中，有多少事当时觉得是灾难性的，而现在不关注甚至都不会回忆起了？

B：可能几乎全部都是如此。

（注：很多人认为现在发生在我们身上的事情会永远持续地困扰我们，我们卷入这个情景，陷在这一时刻，发现很难从我们的情绪和目前的视角中挣脱出来，未能认识到我们的想法和感觉是会变化的。时间机器技术的目的在于激发来访者对现存问题的不同视角，可以使用这个技术回到过去或走向将来。）

治疗结束时重复布置了家庭作业——情绪日记；要求来访者继续记录每天开心的三件事。

4. 第四次治疗

治疗师首先看了她这一周的情绪日记，她非常认真，记录得较好，自诉各方面都不错。

来访者诉说了一件令她比较伤心的事，即与同宿舍的同学闹矛盾的事，治疗片段如下。

A：你和同学因为搞宿舍卫生而发生了争吵。你们两个人都觉得自己做得多，而对方做得不够，都感到不公平。

B：她命令我去倒垃圾，她哪有这个权力！再说我刚扫了地。

A：好的，是她说话的方式惹恼了你。对此你是怎么想的呢？

B：她一点也不尊重我。

A：这种想法给你带来了什么感受？

B：我感到非常愤怒。

A：好的。有时候我们会陷入某种情境中而无法自拔，但如果从另外一个观点来看待，我们就会理性地去看待它。现在，试着闭上眼睛，想象一下你现在站在一个三层楼高的阳台上，从高处俯视着正在宿舍的你和同学，你可以听到一切。从你站在阳台上的这个角度来看，你会怎么样描述下面所发生的一切呢？

B：我的同学已经花了半个小时擦玻璃了，而且她急着把宿舍卫生搞完；我的情绪也不好。

A：好的，以你站在阳台的角度来看，你的感觉是怎么样的？

B：很平常。不会那么在乎了，而且更理解同学了。

A：好的，从这个阳台上，所有我们能够看到的只是你和同学说的和做的，我们看不到你糟糕的心情。

B：嗯，我可能是反应过度了。

（注："如果让你暂时退出现在的情景，并且假定自己正站在一个阳台上，从高处视察你自己，你会看到或是想到些什么？"这种技术要求来访者从事件中暂时退出，并且假定自己正站在一个阳台的高度来重新看待这个问题。通过这种系统的角色置换，个体可以从一个第三者的角度来检验他们与其他人之间的相互影响和作用，目的是促进个体更多观点的产生，从而超越现在的情境。）

治疗结束后要求来访者继续记录认知日记，并将所学到的方法逐渐内化，以后自己再有负性情绪产生时，可以自动进行调节。

5. 第五次治疗

治疗师首先看了来访者这一周的情绪日记，来访者记录得较好，基本上能够做到换一个角度看问题，但有时对于某些事的看法仍然比较极端。治疗片段如下。

A：通过这几次的治疗，我注意到你经常以一定的模式来思考事情，经常对发生在自己身上的事情存在一定的偏见。而认知图式在脑中一旦形成，会在很多事情上起作用。

B：你认为我的图式是什么？

A：好，假设你存在"我是特殊的，我的要求强于常人"这个图式，你会关注什么样的事情？

B：我可能会试图做得比任何人都好。

A：对，你可能会这样。然后你如何看待你自己的表现呢？

B：我想我可能总是担心我不是最好的，我担心会失败。

A：好的。你可能会关注"其他人是否比我做得好？"或者"我是否做错了什么事？"

B：是的，是这样的。

A：然后，你可能过多关注成就和比较，你可能会对自己说如"我能做得更好，所以现在的成绩根本不重要？"之类的话。

B：对，的确是这样。

A：或者你在预测你会失败，如果你做的不是最优秀的，就会认为自己是一个失败者。

B：是的，我身上有一种完美主义的倾向。

A：回顾你的生活，你可能会记起很多你没有做到最好的事情，并且常常想它们。

B：你说的的确有些道理。

（注：每个人都会在某种程度上选择性地关注某些事情，以及选择性地认为什么是重要的。设想你带上蓝色的眼镜，你会发现几乎你看到的每个事物都被着了蓝色。这个蓝色的眼镜就是你看待自己和世界的图式。例如，这些图式包括：关于关注成功、拒绝、抛弃、控制、赞赏、无助或吸引力。上述治疗试图让来访者思考是否存在某种通常情况下使用的图式。）

A：你的图式是"我是特殊的，我的要求强于常人"，你认同自己的这种思维方式。是吗？

B：是的。当我是个孩子的时候我就这样认为了。

A：因此，这是一个长期的问题，如果要看这个图式对你生活各个方面的影响，结果会怎样？

B：它的影响很大，比如我总是喜欢跟别人竞争，就像小时候跟妹妹竞争一样。竞争的心态使我总是处于紧张之中，并且非常在意自己是否是最好的。

A：这个图式还影响了你生活的其他方面吗？

B：是的。我没有好朋友。有时开始很要好的朋友，时间长了，他们都会远离我，不愿意跟我长期、密切地交往。

A：你为这个图式付出的代价是什么？

B：似乎总是处于不好的情绪状态中，人际关系也不好。

A：你觉得这个图式给你带来了什么好处？

B：努力做好每一件事。

A：这种情况不好的方面是什么？

B：让我感觉自己是无能的，因为我不可能凡事都能做到最优秀。

A：挑战和改变你的图式可能会要求你做一些感觉不舒服的事情。比如你害怕乘电梯，却要你一遍一遍地去乘坐电梯，这样会让你感觉不舒服。因此，有时候挑战你的图式会让你感觉不舒服。你对此有什么想法？

B：我知道不能一夜之间就改变。但是，我应该做些什么呢？

A：好，我们识别可以激活你的图式的各种途径，可以识别你的思维和感觉。可以提出更为合理的、适应性的想法，你觉得怎么样？

B：听起来很好。

（注：按照 Beck 的观点，图式是个体早年形成的，而且图式具有自我保护性，矫正它们并不容易。为了做矫正图式的工作，必须引发和讨论来访者

改变图式的动机。）

A："我是特殊的，我的要求强于常人"，这似乎是你的核心图式之一。现在闭上眼睛并努力集中在"我是特殊的，我的要求强于常人"这个想法上，保持闭目状态并努力抓住这个想法带来的感觉。

B：我觉得自己的身体不能动弹，就像被冻僵了一样。

A：伴随冻僵和无助的感觉，你能发现一个图像慢慢呈现在你的脑海里吗？

B：我记起来了——那是在我5岁的时候，我和妹妹在玩石头剪刀布的游戏，我输了，爸爸在旁边说，"你太笨了，你不如妹妹"。

A：很好，你识别了你的图式，就是"你必须努力做得比妹妹更好，才会得到爸爸的认可"。

（注：本段治疗是通过感觉的提示帮助来访者找到与其认知图式有关的早期记忆。治疗师也可以直接激发来访者的早期记忆，即"谁教会了你这样想？"）

A：在你小的时候有更为积极的图式。你认为自己真的很聪明，并相当好，而不是认为自己愚蠢。请你假设在这种正性图式的影响下，你的选择和体验会怎么样？

B：你的意思是说，回顾从前，思考一种不同的生活？

A：是的，通过看看你的生活可能会有怎样的不同，来考察你的负性图式是怎么影响你的。持一种积极的图式，你未来的生活肯定会有所不同。

B：好的。你的意思是，如果我开始思考，在我小的时候，我是一个聪明的、不愚蠢的孩子，就像爸爸妈妈也是这样对我说的一样？

A：是的。

B：我不知道，我可能在初中多学点知识，按时完成家庭作业，在现在这所学校里我可能更努力。

A：如果你对自己有更为积极的图式，你的情绪问题会怎么样？

B：肯定会好很多，会更阳光。很多时候我情绪不好是因为我认为自己愚蠢和失败。

A：如果你父母真的爱你、支持你，你会怎么样？如果你的父亲告诉你，你很聪明、很了不起，而不是说你笨，你会怎么样？

B：我不会像现在这样整天自怨自艾，我会在学校努力学习，让他为我感到骄傲。

A：如果你有更为爱你、支持你的父母，你会有更为积极的图式。并且，

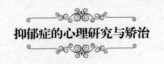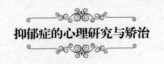

如果你有更为积极的方式——像认为自己聪明和优秀，你就会做出不一样的选择。

B：是的，结果就会不是这样。

A：好的，我们一起来改变它。两种事情可能发生：第一种情况，你可以成为自己的好父母，即你可以开始关爱、支持和喜爱自己；第二种情况，你可以发展新的更为积极的图式，并且在新的图式基础上，你可以开始生活的新选择。

B：如果能够改变那就太好了。

（注：让来访者回顾他的童年，回顾其生命的某个阶段，从不同的角度考察他曾经做出的重要选择、行为和人际关系。并让其思考："如果你一开始有更为积极的图式，这些事情会有什么不同的变化？"目的是使来访者意识到改变的可能。）

6. 第六次治疗

来访者进入治疗室，她的精神状态很好，诉说自己好多了。咨询双方讨论并回顾了这几次的治疗。

A：对比第一次来这里，你觉得自己的情绪改变如何？

B：改变太大了，那时候我总是高兴不起来，总是想流眼泪，哪怕是一点并不相干的事，我也会伤心难过，自己都不知道为了什么。尤其早晨起床的时候，更是难过。

A：现在怎么样？

B：现在几乎没有那种情况了，觉得自己那个时候很严重，有时自己都奇怪为什么会那样。

A：现在觉得还有什么想改变的呢？

B：我现在还存在思维迟缓的症状。上课的时候我非常注意听讲，但很多时候就是不知道老师讲的是什么。不是走神，而是反应不过来。

A：这是正常的反应，任何一种疾病的痊愈都要有一个过程，心理问题也是一样。像你自己刚才说的，自己得了抑郁症，这种病的痊愈也要一段时间，你的情感症状已经愈合得很好，下一步就是思维和行为症状和功能的恢复。

此次治疗，来访者感觉非常好，双方确定把治疗时间间隔拉长一些，改为两周一次，继续做认知作业。

第五节　艺术治疗

一、艺术治疗的定义

对于研究人类身体病痛与心灵之魔抗争历程的人们来说，视觉艺术是沉淀在智慧之海中最直接和最耐人寻味的一部分，它牵引着研究者们探索与考证人类战胜身心困境的出路与方法。在心理治疗领域中，这些被称为艺术疗法或艺术治疗（Art Therapy），即指将艺术的形式与心理治疗相结合，帮助患者建立起自我内部世界（感觉、梦、潜意识等）与外部世界的联系，为他们提供一种认识自我、表达自我和与外部世界交流的方式。

从广义上来讲，当艺术活动应用于心理治疗领域时，可以包括各种各样的以开发创造性为目标的活动。包括文学、绘画、雕塑、建筑、音乐、舞蹈、戏剧、诗歌、电影、曲艺、工艺等，以这些主题为内容的艺术活动除了其本身所具有的宣泄情绪、疏解压力的功效外，还可以起到调节精神紧张和改善心理环境的作用。从狭义上来讲，艺术治疗是指以绘画艺术为主的视觉艺术形式在心理治疗领域中充当介质时的作用过程，患者通过绘画表达并且解决种种问题或忧虑。本章内容重点将阐述绘画艺术疗法。

二、艺术治疗简史

追溯艺术治疗的起源，可以远至人类文明刚刚萌芽的时代。史前的人类在岩洞里创作的壁画、在部落仪式上演奏的音乐、祭拜神和祖先时表演的舞蹈、耗费大量人力财力建造的精美雕塑与宏伟建筑等，都包含了人类对大自然的敬畏和对未知世界的恐惧，而这些艺术活动可以为人类提供精神和情绪的支持，可以看作是艺术治疗之始。

艺术治疗在国外已经有一些历史了。1789 年，美国《哥伦比亚杂志》上的一篇未署名的文章，标题是《音乐的生理思考》，作者发表了一个使用音乐来影响和调整情绪状态的个案，在个案分析之后得出的结论是：一个人的精神状态可以影响身体健康，而音乐可以影响情绪，所以它是一个有力的治疗媒介物。此后，很多艺术家、医生、精神病学家以及那些对此有兴趣的个人，都做了大量有关艺术治疗的尝试。然而，由于这些人彼此独立地工作，所以艺术治疗并未得到全面应用。直到 20 世纪 30 年代之后，弗洛伊德创立的精神分析流派开始确立自己在心理学上的主流地位，其自由联想、潜意识、心理防御机制等理论基础与各种各样的艺术形式相互结合，得到了广泛应用。各种艺术治疗的协会与组织纷纷成立，制定了一系列行业规范与操作流程，现代艺术治疗也开始蓬勃发展。

美国是世界上艺术治疗开展得最早的国家。1950 年 11 月，美国成立了世界上第一个国家音乐治疗协会。1966 年，美国舞蹈治疗协会成立。目前负责协调监管各艺术治疗机构活动的美国艺术治疗协会成立于 1969 年，目前会员已经超过 4 750 人。它下属的会员分为五类：专业人员、学生、组织、捐资者、退休人员。60 年代和 70 年代，一些欧洲国家，如荷兰、瑞典、挪威、丹麦、德国、法国、瑞士等，也纷纷成立了自己的艺术治疗协会与组织机构。而中国的艺术治疗开展较晚。我国最早的音乐治疗教育项目是 1989 年在中国音乐学院开办的音乐治疗大专班，同年成立了中国音乐治疗学会。舞蹈治疗在中国大陆还没有专门的组织机构，2002 年 3 月台湾舞蹈治疗协会成立，标志着台湾的舞蹈治疗发展相对走在前列。目前，国内一些精神病医院、康复医院和心理咨询机构已陆续开展艺术治疗，但由于缺乏统一的组织管理，整体水平参差不齐，行业规范相对比较落后。

三、艺术治疗对象及场所

艺术治疗的主要优势之一就在于可以接触到各式各样带有不同需求和期望的人。对大多数人来说，他们之所以能够以某种方式利用艺术治疗，正是受益于形象创作（Image-making）的性质。那些还不能拿稳一支铅笔的人可以在形象创作中培养协调能力或者学会画画，而对于那些可能抗拒或者拒绝参加形象创作的人，他们也有游戏、活动以及围绕着过程本身进行沉思和自我反省的空间。其实，在艺术治疗中不做（Not-doing）也同样重要。在临床治疗过程中，艺术治疗有着广泛的适应证，它适用于有着一般心理问题的亚健康人群，如有学习和行为问题、严重创伤、适应困难、依恋、工作或人际产生的问题等的患者，以及大部分缓解期精神障碍患者，如病情较稳定的神经症、心境障碍、精神分裂症、精神活性物质所致的精神障碍、应激相关障碍、认知损害较轻的器质性精神障碍、轻度的精神发育迟滞等的患者。由于心理治疗对象的特殊性，艺术治疗也同样有禁忌证：精神障碍急性发病期有兴奋躁动、冲动、伤人、毁物、违拗、敌对、逃跑、严重消极自伤和自杀倾向的患者；中重度痴呆、中重度精神发育迟滞、有肢体活动功能障碍及严重躯体疾病患者。

（一）青少年和儿童

虽然对于儿童来说，他们的障碍及需求不尽相同，但是他们都可以通过和艺术治疗师一起工作而有所收获。总体上讲，儿童很难把自己的感情说出来或是写出来。相比之下，艺术治疗过程不仅能够为他们提供一个更自发的交流手段，而且这种手段自身存在的问题也相对较少。艺术治疗中最重要的一点就是使儿童在使用艺术素材的过程中获得某种手段。依靠这种手段，他们不用说话就能解决难以言表的种种困难。事实上，儿童表达种种困难时所使用的方式常常被认为是不合适的甚至是糟糕的行为。而且，情感方面的问题又通常和行为方面的问题联系在一起。既然这两个方面是儿童经验的一部分，所以两者必须都得到解决。如果陪在儿童身边的艺术治疗师能够做到言行一致又充满爱心，那么儿童就能够逐步走出过去和现在一直都处于压抑状态的困境。这包括幼儿早期经验中的一些问题，而这些问题又会涉及在治疗过程中发展出来的移情关系。

1. 心理上有障碍的儿童

因为心理障碍儿童的困难程度不同，所以对他们采用的艺术治疗方法也不同。治疗方法包括使用艺术素材、沙、黏土、水等做试验、做游戏和锻炼身体的协调性等。治疗师必须能够为儿童提供便利。但是，当儿童正努力接近他/她的目标时，治疗师一定要避免替他/她做任何事情。因此，当儿童因为艺术素材带来的挑战而产生挫折感和焦虑感的时候，治疗师就必须善于接纳并且控制这些感觉。障碍严重的儿童可能会一直停留在移动、泼溅以及发现可以将水倒进防止泼溅的容器内的阶段上。这些简单的行为是智力迟钝的儿童独自探索和萌发冲动的表现，但同时也是一种控制的形式。所以，治疗师必须密切注视这些简单的动作。针对能力较强的儿童，绘画活动和形象可以更细致地探索他们的问题。治疗师还要注意他们的情感交流和一些困惑不安的行为，因为这些都可能揭示出儿童正处于忧郁、受到挫折和不高兴的状态中。在有些情况下，利用奖惩制度调整行为的方法也被用到这些儿童身上。虽然把艺术治疗和这种方法协调起来不太容易，但是儿童却可以把这种方法当作是表达感觉和宣泄强烈情感的出口，否则他们可能以某种不恰当的行为或者反社会的方式表达这些情感。

2. 情感和行为受困扰的儿童

在情感和行为上受困扰的儿童经常被送到诊所、特殊学校去寻求帮助。

虽然他们的表现各不相同，但通常表现为行为受困扰或者行为退缩、强迫性活动、对各种情景有仪式化反应和恐惧等。因为这类儿童很少能够清晰地说出自身的感觉和潜在的困难，所以艺术媒介就使他们有机会探索这些问题。他们不仅无须说出来，而且环境也不会给他们带来任何威胁感。这类儿童觉得把自己的问题告诉别人会产生犯罪感，特别是当这些问题涉及他们的父母、老师以及其他相关者时。而艺术治疗师却能为他们提供一个安全的、有序的和连贯的空间。在这个空间里，儿童可以解决他/她所体验到的困难和感受。儿童和治疗师之间的关系能够强化儿童的无意识交流。这里的无意识交流是指儿童的感受、焦虑和他们所关注的事情通过绘画得以表面化。接受治疗的儿童认为他们在每次治疗中的艺术创作是以具体的方式象征他们的内在经验，所以他们的作品具有很高的价值，因此，治疗师必须很小心地保护他们的艺术作品，这种做法还能够增加患儿的信任度和安全感。这两种感觉是随着时间的流逝通过清晰的界线和连续的治疗建立起来的。

3. 自闭症患者

这是一个复杂的工作领域。在这个领域中，儿童让他/她周围的人感到他/她想要退出这个环境。他/她是仪式化的，他/她的内心全神贯注于什么事情时，就好像在他/她和试图与他/她交流的人之间有一道玻璃墙。自闭症儿童首先需要常规，任何一种变化都让他/她觉得受到极大的威胁并使他/她感到很焦虑。任何让自闭症儿童感觉到会困扰他/她或侵入他/她世界的事物都会让他/她发脾气、尖叫、咬东西甚至做出极端或侵略性的行为。自闭症儿童由于害怕变化，所以经常受到仪式和执着的驱使。在艺术治疗中，这类儿童塑造的形象有时能反映出这一特点，因为他们创造的形象几乎完全一致。他们甚至连塑造形象的过程都一样，都以相同的仪式和标志结束创作。他们甚至会寻求相同的游戏仪式，例如总坐在同一个位置或者以完全相同的方式掷骰子。这样做的作用是将外部世界挡在自己的外面。

(二) 教育领域

对艺术治疗师来说，另一个重要的工作区域就是教育领域。在为不能适应环境的儿童开办的特殊学校里，艺术治疗师有更多的活动空间。但是，事实上这一领域更多时候会留给受过特殊训练的教师。尽管人们已经认识到学习能力与情感上受到的困扰有关系，可是治疗的观念仍然不容易立足于教育领域。在那些以治疗为方针的学校里，艺术治疗的贡献相当大。然而，在主流教育领域，情况却并非如此。学校中曾经有过开展治疗的可能性，那是因为人们意识到，如果用治疗的方法帮助那些在学习上感到更困难的儿童，那么他们在课堂上就能表现得更好。尽管人们已经认识到，学校中的治疗或者咨询都很重要，这两者都有助于儿童的表现达到与他们的年龄和发展状况相符的水平，然而这种教育哲学正在消失。当然，一些教育家仍然在采取行动敦促人们在学校里开展治疗。他们认为这样做可以防止老师和学生所面临的问题进一步扩散。

（三）精神病医院

一般说来，服务于成人患者的艺术治疗师是在精神病医院以及其他特殊门诊部门工作的。艺术治疗必须帮助患者处理诸多问题，使他们能够更好地回归社会。这些新问题包括独立性、对独处和孤独的恐惧、建立和维系社会关系、在社区里单独生活以及面对真实世界的要求等。患者可能会花许多时间画画并且使用其他的艺术媒介，这样他们可以建立自信心和认同感。艺术治疗师将会有针对性地组织治疗小组集中处理上述问题，毕竟这些都是面临相同社区生活的人们所要应付的问题，帮助这些即将离院的患者解决对他们来说最重要的问题。

也有人不适于离开医院，因为他们的问题很严重，残疾的程度使他们无法获得充分的整合功能。对于他们当中的许多人来说，艺术治疗提供了一个刺激创造力和表现力的机会，帮助他们协调大脑和身体。而且，无论他们是单独和艺术治疗师待在一起还是待在小组里，艺术治疗都会提高他们与他人发生关联的能力。当小组成员有许多共享的生活经历时，协商和理解小组中其他成员的需求对于这些一起工作的人们来说很有用。小组成员之间交换看法和意见，而这个交换过程中可能产生的冲突可以在小组内部被观察到同时被理解和解决。如果生活的质量因为使用艺术素材而得到提升，那么社会性理解就是这种高质量生活的一个方面。在这些患者的病房生活中，对人际关系的理解并不属于被优先考虑的领域。

（四）社区治疗

许多艺术治疗师在社区里工作时会遇到有相同困难的患者，这些患者出院后回到社区，他们正在寻找一个护助网络帮助自己复原、融入社区以及维持生计。社会服务的日间康复站（譬如上海地区的阳光心园）可以提供上述护助服务。当艺术治疗师在这种环境中工作时，艺术治疗就要被纳入到整个计划中去，采取封闭式小组、个体工作的形式。艺术素材包括各种各样的颜料、陶、白灰以及丝筛、蜡染、印刷、木雕、框架制作等。这些活动更多的是围绕着技能学习而设计的，它们可以帮助病人建立自信心，而且可以和艺术强化治疗中所采取的高强度治疗方法综合起来使用。

有些艺术治疗师受雇为监狱、少管所和其他惩戒性机构提供服务。由于犯人在押，所以治疗师的目标就有所不同。这类治疗工作集中在帮助犯人理解自身的处境以及容忍监押他们的机构。艺术过程本身在很大程度上可以释放在这种机构中慢慢产生的压抑感和挫折感。对感受的表达要受控于形象，通过受控的形象，犯人渐渐会认同自我和自我的价值。

在为老年人和老年病开设的各类日间护理中心中，老龄化问题和老年疾病是艺术治疗师工作的另一个领域。这里的工作常常是围绕着过去的事情和意义重大的事件展开。因为老年人短期记忆更容易受损，所以记忆通常会和很久以前的事情联系起来。治疗师的一部分工作是帮助老人们接受衰老和体弱多病的事实，而另外一部分就是帮助他们承认孤独感、孤立感和对死亡的恐惧。这些都是这个年龄组的人们要面对的特殊问题。治疗师在临终病人计划中无论是和成人一起工作还是和儿童一起工作，死亡都是他们要处理的重要方面。围绕着死亡和临死这两个问题，人们以往都是通过艺术和形象去表达他们的感受，人们也一直需要艺术家们去探索这些重要的人生问题。同样，通过在艺术治疗中塑造的形象，人们也可以很好地互相交流和理解死亡、临死、丧亲之痛以及失落感的问题。

四、绘画艺术疗法的临床治疗技术

（一）绘画艺术疗法的临床技术分类

按照咨询目标可以将艺术疗法的临床技术分为以下六类：

1. 探索个人内心的技术（用于放松和摆脱控制）

（1）涂鸦、即兴作画或自由绘画；

（2）无主题绘画，或自由命题绘画；

（3）在湿纸上喷淋绘画或淋墨绘画；

（4）材料探索，包括各种金属、熟料、黏土、织物、木材等；

（5）颜色探索，对比色、协调色、混合色、黑白灰过渡色等；

（6）完成一部分绘画，在未完成的画面上继续绘画。

2. 促进和谐关系的技术（用于团体与个体治疗）

（1）辅以言语对话的绘画；

（2）两人组/三人组/多人组集体绘画；

（3）团体完成绘画；

（4）配有观察员的团体绘画。

3. 表现内在情感的技术（用于查找情绪、管理情绪）

（1）用颜色画情绪；

（2）往事回溯绘画或情绪再体验绘画；

（3）"即时即景"心情绘画；

（4）幻想绘画或梦境绘画；

（5）画出你的三个（多个）愿望；

（6）用歌曲、乐曲、诗歌、散文启动的意象绘画。

4. 推动自我认知的技术（用平面材料或三维材料表达当下的自我状态）

（1）画"我是……"

（2）画"我正在做……"

（3）画"我拥有……"

（4）画人；

（5）画男人/女人；

（6）自画像；

（7）画"自我"的意象。

5. 促进人际关系的技术

（1）画团体的成员；

（2）画家庭成员；

（3）画你的搭档；

（4）团体共同完成一幅人像；

（5）画一幅"全家福"；

（6）画家庭成员在做事；

（7）团体共同完成一幅壁画；

（8）画团体成员的动态图。

6. 了解社会关系网图的技术

（1）房—树—人；

（2）元素（土地、空气、火、水）绘画系列；

（3）杂志拼贴或装配；

（4）社会原子图。

（二）常用的临床治疗技术

1. 热身活动技术

（1）以绘画颜料为介质的热身活动。

在建立团体之初，为了促进团体成员之间尽快熟悉，团体带领者要求每个成员共同参与一幅画的创作。在个体咨询中，为了尽快建立咨询关系，也可以使用这个方法。带领者或治疗师可以对团体成员或个体来访者说：

"请说说你在创作中最突出的体验。"

"请向你的伙伴介绍自己的作品。"

"请每人用两句话依次向大家介绍你的作品。"

"请你观看一下他人的作品，并赞美他的作品。"

"请你用五个形容词描绘这幅作品。"

类似这样的言语性互动技术可以激发团体动力，活跃团体气氛，激活个体参与咨询和治疗的愿望。如果是一次共同绘画，绘画创作中的各个步骤，如设计、创作、实施、修改、评估等过程都可以打破团体成员之间的生疏局面，建立团体关系，使个体尽快参与到团队的运行中来。

（2）自我介绍。

治疗师或团体带领者要求每个来访者用一段时间画出一个自画像，再依次向大家展示自己的作品。可以按照自己的方式画出自己，如添加适当的颜色、线条、形状、风格、附加物、符号、文字等。这个技术可以使个体将自己愿意展现的自我表示出来，在个体之后的言语补充中，会不可避免地涉及价值观、个人兴趣、信仰、处世准则等问题。如：

我最喜欢的是……

我最讨厌的是……

对我最有帮助的家人是……

我做过的最好的事情是……最坏的事情是……

我曾经……而现在……

在别人眼中我是……而事实上我是……

最让我自己感到满意的是……

我最想实现的一件事是……

（3）信手涂鸦。

治疗师示范将颜色信手画在纸面上，然后随着不经意出现的形状继续探索。这个练习适用于从没有过绘画训练的人，因为它可以帮助他们尽快熟悉艺术材料。治疗师鼓励来访者在信手涂鸦中寻找乐趣，调换观看的角度，看信手涂鸦的作品中是否出现什么能够吸引他们的形状，或者是否像什么他们所熟悉的物品，然后将这个形状的颜色画得突出。如，"跟着颜色走，出现什么形状就将它完善起来"。无论患者画出什么样的图案、线条、形状，治疗师都要鼓励他们，"和颜色交个朋友，别怕，大胆些"、"美学上的美术技巧不在我们的评价范围之列，只要你尊重自己的感觉就对了"、"别多想，任凭着你的手臂或画笔自由地移动，就会出现一些图形和线条，那就对了"等。治疗师要不断鼓励来访者的这种探索，因为只有放弃"我不擅长美术"、"我的绘画才能很差"等想法，患者才能全身心融入绘画过程中。治疗师可以让绘画者尝试探索这个物品对他们内在生活的意义，探讨这个符号有什么象征性意义。对于那些不熟悉绘画的来访者来说，他们可以通过这个技术很快与绘画过程建立关系。

（4）用线条对话。

治疗师要求来访者两人一组，从开始绘画起不使用语言或面部表情沟通，只使用画笔在纸上运行的线条轨迹或形状进行对话。首先行动的一位成员会画出某种趋势的线条，后一位按照个人的感受，也用线条与对方进行互动式的"对话"。这是一个无语言的状态，整个过程以观察为主，来访者在观察的基础上决定自己绘画的方式、线路和趋势。这个过程可以帮助来访者摒弃日常生活中习以为常的思考、判断和评价等交流方式，以非语言的方式与对方交流，从而学会言语之外的交流方式。这个活动对很多参与者来说都十分有趣，他们可以从中获得完全出乎意料的收获。

（5）个体或团体的图案探索。

治疗师事先预备好废旧材料，如旧报纸、过期的杂志、糖果包装盒、卫生纸的卷筒、牙膏皮、纸盒等，鼓励来访者充分发挥想象力，将能够想象出来的各种规则形状和不规则形状组合在一起，观察组合后会出现什么效果，再讨论想象和制作的过程。来访者可以将各种形状组合在一个平面上，也可以组合在一个三维立体物上面。这是一个很好的热身活动，更有利于有问题的个体亲身参与到行动中来。至于形状，来访者可以将各种三角形、长方形、正方形和不规则的形状单独组合，也可以混合组合。

（6）闭着眼睛画画。

治疗师安排参与者闭着眼睛，在纸上随意画画，或按一定主题绘画。这个练习可以排除绘画者对他人评价的担忧，也可以排除由于紧张而引起的对绘画的恐惧和不舒适感。对那些因寻求完美而不能适应随意画画的人来说很有帮助，因为众所周知，在此情境中达到绘画的完美是不可能的。

（7）用湿纸绘画。

治疗师指导来访者将卫生纸或吸水性好的纸浸湿，并将适量颜料掺入水中，喷洒或倾倒在湿纸上，再观察浸湿的纸在质感和形状上有什么变化。然后，将看到的形状发展成一个图形或一幅图像。也可以用笔在湿纸上面添加一些图案，直至自己满意为止。这个练习不但可以用来热身，也可以作为较有深度的探索。透过形状的发展，接触到浸湿的纸，每个个体都会有不同的感受。治疗师可以请来访者分享这些感受，用作自我的探索。

（8）用废弃物雕塑。

治疗师事先预备一些废弃物，也可以请来访者个人自备在环境中收集到的各种物品，如干花、贝壳、植物、石头、沙子、锯屑等，将这些物品摆放在一起，创作出一个雕塑，或拼贴成一幅画。主题以开放性或者结构性为宜。这个练习可以激发来访者的想象力和创造力，使来访者在收集材料和创作过程中获得充实感与成就感。这是一个很好的热身活动，也可以作为个人探索的深度体验性活动。

（9）用非利手绘画。

用非利手绘画可以减除来访者在初次绘画时的威胁感，因为他们很清楚他们原本就没有优势。治疗师鼓励来访者探索下去，告诉他们不见得要画出完美的图案，重要的是待在绘画的感觉里面。这个技术用来启动来访者曾经历过得不适感、被排斥感、丧失感。治疗师还可以与来访者探讨生病、失去朋友、亲人或工作时的体验。除此之外，使用非利手还可以起到减轻压力的作用。这个技术还可以变化为"闭上眼睛画画"，其功效与此方法相同。那些有过绘画经验或美术训练的人特别要使用这个练习，因为这对于他们绕开平日的训练和心理阻抗有独特的意义。

（10）画"房—树—人"。

来访者按照个人的想象力画出"房"、"树"、"人"三种意象，可以加入风景，可以添加色彩，亦可摆放出立体的物品。治疗师要求来访者使用"第一人称"对所画的物品作出说明。这个题目来源于"房"、"树"、"人"绘画测验，主要应用投射来反映绘画者对于个人与环境之间关系的理解。透过这种训练，可以使来访者逐渐熟悉以绘画为介质的心理评定、测量与他们身心状态的关系。

（11）用"地、水、火、风"四大元素绘画。

古人认为宇宙是由四大元素即地、水、火、风构成的。治疗师可以借助这个主题，设计一系列的绘画作业。这些主题可以引发来访者的不同观点，他们也可以借此对绘画主题作出深度讨论。当某些人对某个绘画主题感兴趣而对另一个主题感到不熟悉的时候，就可以讨论这个现象形成的原因了，这样的主题能引发来访者对生命基本元素的深刻讨论。

（12）画"宏大场面"。

治疗师根据来访者的成长与进步状况，运用一些大的主题和场景的绘画来讨论一些人生的重大话题及探讨个体对这些事件的认识。这样的主题可能与个人的心理世界相关，可为自我的探析提供一些隐秘的线索。青少年和儿童对这样的题目比较喜爱，但对于经历过创伤事件的人要慎用，因为这有可能触及他们的禁忌问题过深或过急。

2. 自我探索技术

（1）画生命空间。

治疗师或团体带领者要求来访者在一张纸上圈出一个平面，将自己人生经历中有过的重要事件、对个人有影响力的重要他人、目前最关注的事件等画在圈内，可以选择按照重要程度标出不同的色调或标识。这个技术能让个体迅速将重要的心理事件筛选出来。不同时间和空间的事件都呈现在同一张纸上，这有利于个体回顾旧有经验对现在的影响，并将有意义的经验整合。这个过程可以是言语化的，适当时候也可以用非言语化的方式。

（2）画生命线。

治疗师或团体带领者要求每个来访者画出一条线，再按照个人生活经历的不同将线分成若干段，在线的适当一点上标出一个有颜色的点来代表人生的重要关头。或者将线段按照儿童、青年、成年分成几个段，在线段中间标上符号来表示重要的心理事件或对个体生命有影响的人物。指导者可以启发成员，要求他们思考如下问题：

那些人或事件给你带来了美好回忆吗？

那些人或事件给你带来痛苦的体验吗？

从这些事件中你得到了什么心灵启示？

这些事件对你后来的生活有过怎样的影响？

（3）绘制生命图表。

治疗师要求每个来访者思考一下自己走过的生命历程，再画一幅生命图表，将自己的过去、现在和未来都标示出来，可以用重要他人或重要事件来标示。分享可以就过去如何克服前进中的障碍、现在生活情景如何、未来有何目标和计划等问题展开。绘画完成之后，团体成员之间或治疗师与来访者之间要充分分享作品、解释各种图示代表的意义、各种颜色代表的情绪等。这个技术的目的是将过去与未来的问题带到当下，使来访者对自己的生命历程有一定的预估和准备。

（4）画螺旋线。

治疗师要求来访者回顾自己的生活，再用画螺旋线的方式将生活中的重要事件和重要他人画在一张较大的纸上，在重要事件出现的地方停下来与他人分享。这个练习也可以换成画波浪线，其效果是一样的。人生有波峰与波谷，治疗师鼓励来访者回顾自我成长过程，将过去事件对自己的影响澄清，这就意味着来访者在建构自我的路上前进了一步。

（5）画出一场梦境。

治疗师要求来访者回忆一场梦境，再将梦境画出来。如果感到梦境是未完成的，那就要求来访者将未完成的部分按照想象完成。治疗师要求来访者将梦中的人物和物品画出来，如人物、动物、颜色、情绪和动作等。同时，治疗师还要求来访者对梦境中逃离或回避的情景、喜爱与留恋的物品要特别注意，在分享时要将这些因素与现实生活结合起来讨论。这个技术可以帮助来访者了解自己的"未完成事件"，了解梦境细节中反映出来的深层人格特质。这个技术也可以用于在疗程中收集资料。治疗师要求来访者在一段时期内将梦境画出来，在床头备有纸和笔，在记忆尚清晰时就将情绪、物品等细节记录下来。过一段时间之后，治疗师应再让来访者回顾一下，查看经常出现在他们梦中的情境是什么，经常出现的意象、声音、颜色、气味是什么。梦境的细节对于个体来说都是潜意识的浮现，这些材料可以帮助治疗师和来访者了解他们潜意识的内容。

（6）画安全岛。

治疗师首先请来访者放松心情，想象一个可以让他们感到安全的地方，再将这个地方的情景画出来，然后结合放松训练，体验身处其中的感受。练习结束后，来访者可以讨论目前生活中的压力所在以及心灵的安全处给他们带来的好处。治疗师要鼓励他们学会在感到焦虑和紧张的时候运用这个技术。治疗师还可以鼓励他们发明属于自己的心理放松方式。这个技术可以用于那些处于情绪困扰中的来访者，帮助他们释放紧张和压力。

（7）画篱笆墙。

治疗师可将事先准备好的有关篱笆墙或其他种类的墙壁的绘画作品展示出来，启发来访者自己设计一道篱笆墙，提示他们将篱笆墙长宽、高低、形状、材料及所处位置、周围的物品、是否有人等要素都加以考虑；这些要素都可以作为分享的资料，由此，治疗师可以鼓励来访者讨论人际关系中的自我概念及对关系的控制感。

（8）画过河。

治疗师说明绘画的主题是"过河"，来访者可以从水体（湖泊、江河、海洋、溪流）、水态（平静的、波动的、深的、浅的、明亮的、幽暗的）、过河方式（摆渡、乘船、乘快艇、架桥、垫脚石、潜水通道、自己游泳）等要素去考虑如何绘画。治疗师组织来访者探讨过河方式与生活中应对问题、解决问题方式的联系，同时还可以探讨此次绘画对他们生活的启示。

（9）绘制曼陀罗。

治疗师给来访者示范，在纸上圈出一个正圆形，由中心向周围绘制，然后涂上色彩，直到完成整个圆形的绘制。治疗师要求来访者赋予曲线或图像某种极其个人化的意义。治疗师在绘制过程中提示来访者注意圆心的确定、色彩的选择、精力的分配、色彩和意象代表的意义等问题。曼陀罗的绘制已经经过验证，是一个极具治疗性和洞见性的体验。在绘制过程中，每个人都无数次地使用了主题意象的隐喻性功能，这个绘制过程实际上就是将外部与内部整合、身体与心灵整合的过程。这个技术可以帮助来访者完成深度生命能量的整理。

（10）查找内在意象。

治疗师或团体带领者让每位团体成员或来访者试着想一件难以释怀的事，专注于发生这件事时的体验。之后，治疗师再嘱咐他们暂时先不要受情绪的驱动做什么，而是在内心用一双内在的"眼睛"观看这种情绪，深深体验这种情绪在自己身体上的作用，努力将这种体验用视觉符号呈现出来，然后将所感受到的视觉符号或意象画出来。有人会看到火焰，有人会看到某种颜色，还有的人看到种种说不清的图景。总之，不同的人体验到的情绪不同，所"看"到的景象也因人而异，因为这是他们运用自己"内部的眼睛"观看到的。但是，无论出现的图像是什么，治疗师都不要用美术的审美标准去评价。治疗师要做的只是鼓励他们充分体验那种情绪，确认由那种情绪产生出来的心理意象，并尝试把它们用视觉形象呈现出来。这个技术是一种深层信息处理技能，必须经过专门训练才能掌握。情绪管理的第一步是情绪的察觉，而通过视觉察觉情绪既安全又准确，绘画表现的过程即是情绪表达的过程。心理伤害大多数情况是由情绪伤害引起的，而情绪的识别是情绪管理的重要步骤。

（11）自我表扬与自我批评。

治疗师或团体带领者要求每个来访者用最喜欢的颜色画出自己满意的性格特征，再用最不喜欢的颜色画出令自己最不满意的性格特征，仅仅用自己创造的简单符号代表即可。这个技术可以帮助来访者查找自身发展中出现的性格上的不完善之处，以便他们更好地自我反省。这是一个非语言的过程，治疗师或带领者不必要求每个来访者用语言说出自我的不足之处，但要留下充分的时间让每个来访者思考和总结。

（12）创造自我意象。

治疗师或团体带领者启发每个来访者或团体成员想象一种自然物品，如植物、动物、果蔬、自然景观等；可以将某个类别细分，如细化到某种水果或某种树木等，然后画出这种物品，用来代表自己。患者之所以选择这个物品，一定是赋予了这个物品某种心理意义，而这种心理意义就是投射。治疗师或团体带领者可以请其他人来确认这个物品代表这个人是否恰当，也可以请本人来说明他选择此物品的理由。这个技术可以增进个人在团体内的受关注程度，帮助他们强化自我，并在后面的过程中借助意象的探讨，洞悉个人问题。如从草莓很容易破损，谈到本人性格的脆弱等。这个技术也可以用来比较他人眼中的"自我"与自己眼中的"自我"之间的差距。

（13）制作面具。

治疗师或团体带领者要求来访者或团体中的成员每个人制作一个面具来代表自己，面具的风格可以按照个人的意愿和喜好来设计。然后，每个成员对他人的面具作出积极的反馈，不评价、不判断，只表述积极的鼓励性的信息。如"这个面具很和善"、"这个很威猛"、"这个很精致"等。这个技术适用于那些持有消极自我概念的个体，对面具作出积极评价的过程是一个自我探索的过程，比直接的自我评价或他人评价来得真实和婉转，因而较易于被来访者接受。直接的评价有时受防御机制的干扰，要么会缺乏可信度，要么会冒某种风险。

（14）充当模特。

治疗师要求每个人轮流走到中间，由大家替她（他）画像，被画像的人借此体验面对众人审视的感受，然后将这种感受与大家分享。分享的问题很多，如"是否感到尴尬、不自在或羞怯"、"是感到高兴还是难过"、"身体的哪个部分感到不舒服"、"别人审视你的方式是否让你感到难以接受"、"这样的经历在过去是否出现过"、"当时是怎样的情景"等。然后，由画像的人向模特解释自己的画，如为什么选择这样的颜色、线条、符号等。这个技术可以使来访者迅速了解面对别人评论时自己的情绪反应及他人眼中的自我。

（15）画出多个自我。

治疗师要求团体成员询问自己"我是谁"，回答时直接将头脑中出现的答案画下来，而不要经过太多的理性思考。这个问题每个成员都要重复问自己多次，直到将有关自我的各个方面都考虑进去，如年龄、性别、民族、职业、爱好、职位、象征物、价值观等。然后，每个成员再思考除上述因素之外，"在别人眼中的我是什么样"、"理想的自我是什么样"、"眼下的自我是什么样"、"常常抱怨的自我是什么样"、"常常怀着积极心态的自我是什么样"等有关自我的问题。咨询师要求来访者取出数张纸，尽量将多个自我画出来。这个技术能够帮助来访者者认识自我的各个维度，了解种种维度中的自我，洞见混乱的自我是如何纠缠在一起的，从而澄清自我发展的脉络。

（16）画你的过去、现在和未来。

治疗师要求来访者回顾自己的成长历程，分别画出自己的过去、现在和未来。这种线性地观看自己生命历程的方法，有利于来访者做深刻的自我洞悉和长远的生涯规划。同时，任务结束之后的分享是尤为重要的。这个技术能使来访者更清楚过去对自己的影响、目前的身心状态及对未来的规划。

（17）穿梭理想与现实。

治疗师要求来访者画两幅画，一个是现实环境，另一个是理想世界，然后将两幅画对比。这时，来访者就会对现实有较为清晰的认识，同时也会将发展的目标在头脑里勾画得很清楚。而理想世界与现实环境差距过大，往往会使来访者感到痛苦。通过对比与讨论，来访者可以学会立足现实，调整目标，增进社会适应的能力。首先体验理想境界，然后体验现实环境，那种反差会使人感到难受，但是经过反复穿梭体验，来访者会感到稍微舒服一些。这个技术可以帮助来访者在现实中体验理想，从而看到现实与理想的差距；在理想中体验现实，来访者可以找到前进的目标，从而改善自我适应现实的能力。

（18）制作理想的自我。

治疗师将事先准备好的材料取出，如颜料、线绳、尺子、彩纸等，要求来访者制作一个理想的自我，将最理想的自我用视觉形象呈现出来，再用积极的语言进行描述。这个技术可以让来访者强化自我积极的方面，同时，更加全面地认清自我，提升自我概念。如有可能，也可以使用其他材料，如黏土、杂志、金属丝等来塑造一个立体视觉形式的自我。

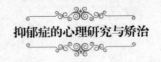

（19）画出重要事件。

治疗师要求来访者回顾一下生命中经历的重要事件，再选择一种视觉符号或图形代表这个事件，并将之画出来，然后再与治疗师分享。分享时来访者首先应解释为何用这个符号来代表，这个事件对自我的影响或意义是什么。这个技术可以让来访者更加了解成长的过程，方便深入讨论个人价值观的形成。

（20）画出内心的秘密。

治疗师要求来访者首先思考一个个人的秘密，这个秘密本人不愿与他人分享，或还没有机会与他人分享。这个秘密或许是一个毁灭性的企图，或许是一个让自己内心感到愧疚的事件，或许是一段让人感到恐惧的经历。来访者一边画一边想象将自我暴露在他人面前的情景，同时想象他人对此会有怎样的反馈。这个技术可以使来访者尝试自我暴露，从而学习面对来自他人的令人不快的情绪，如恐惧、焦虑、内疚等。

（21）"即时即景"的面孔。

治疗师指导来访者画一幅"即时即景"的自己的面孔图。首先体验一下自己当下正在体验的情绪和感受，再将这种体验画出来。这个技术可以帮助来访者体验和揭示个人的情绪和情感，并命名这种情绪体验，探讨其出现的原因及其对自己生活的影响。治疗师引导来访者说出，"此时此刻，我感到……因为……"这个技术能够帮助来访者了解自我的情感和情绪体验，并使来访者认识到自己生活中所受到的影响所在。

（22）创造自我意象。

治疗师或团体带领者鼓励大家尽可能地发挥想象力，找寻一种物品作为意象来代替自己，再将这种物品画出来。然后，整个团体保持安静，各成员在团体内走动，观察他人创作的自我意象。最后，治疗师或团体带领者将所有的绘画集合在一起，布置在一面墙上。治疗师鼓励每个人更多地关注他人的自我意象，学习站在他人的立场上作自我表白，如"我是一个雪人，别人都以为我是冷血的，事实上我有很多情感。当有的人太不沉着冷静的时候，我就会给他降温，人毕竟需要冷静处事，只有热情是不够的"。其他的人可以尝试添加一些新的内容作为回馈。这样轮流下去，每个人都有机会体验他人的自我意象，并对他人的表述作出反馈。这个技术通过创造性发展自我意象，有利于自我认知与成长。

（23）意象对话。

治疗师要求来访者选取一个图形或一种颜色代表某个人物，再选一种颜色或意象代表自己，然后创作一场戏剧情景或发展一场角色间的对话，鼓励来访者将压抑的情感表达出来。如，来访者画了一棵大树，又在树上画了一只鸟，治疗师就可以鼓励来访者发展出一场大树与小鸟的对话。大树和小鸟的对话模式在来访者的成长中一定具有某种心理意义。如有需要，治疗师可以添加一些内容，帮助来访者创作一场有建设性意义的戏剧场景并赋予这些添加的意象某种治疗的心理意义。如创设下雨了、太阳出来了等场景。这样的过程不仅可以培养来访者的自我意识，而且其本身就具有治疗性。

3. 情绪表达技术

（1）思考与感受模式。

治疗师要求来访者将生活中的五件大事分别写在五张白纸上，然后再让他们将所有的纸翻过来，在纸的背面将这件事给自己的感受或体验用颜色画出来。治疗师告诉来访者不用在意绘画技术，只需要选择能代表自身体验的颜色或简单的图形即可。这个技术能帮助来访者认识到个体对事件的认识与对事件的感受是不同的，其间的差异也是相当大的。缩短这个差距就意味着掌握处理内心困扰的能力。

（2）情绪的表露。

在团体中有的成员在自我情感表露方面会有困难，这时，团体带领者可以将事先准备好的有各种面部表情的人像图片呈现出来，要求团体成员注视这幅图片刻，然后对这幅图作出非言语性的反馈，比如用体态语言、面部表情、手势做出反应。这个技术可以帮助性格内向、羞怯的成员尝试表达情感，增强他们的交流能力。如仍有困难，可以请这位成员独自练习，或请带领者及其他成员做示范。

（3）非言语情绪反馈。

治疗师或团体带领者将事先准备好的数件人像作品呈现出来，要求每个团体成员轮流当众对作品中的人物作出非言语性的反馈。每个成员首先对作品中的人物凝视片刻，然后用手势、身体姿势、面部表情等非语言方式对作品中的人物做出反应，耸肩、做鬼脸等都属于这类反馈。接着将这种反应方式在团体成员中试用，等到对方作出反馈之后，还可以接着再次作出反应。这个技术可以帮助来访者体验并学会使用非言语交流的方式。

（4）体验个人情绪。

治疗师或团体带领者要求每个成员面对自己的纸和画笔，不要关注其他人在干什么。每个成员选择一种自己喜欢的颜色，尽可能地将颜色涂满整个纸面。个体对着这种颜色或画出来的图案静静观察片刻后，就会体验到这种颜色引发了某种心情，而这种心情是难以用语言描述的。此时，个体不要急于命名这种情绪，而是静静地停留在这种情绪中，试着体验它，再体验它。这个技术可以用于个体咨询，帮助查找情绪的缘起；也可以用在团体中，加深个体自我体察的能力。用同样的方式，换一种不喜欢的颜色，可以探索负向情绪体验。但这时如果是在团体中，指导者的控制力就很重要了。如果他控制不住整个团体，导致负向情绪泛滥到不可收拾的地步，就会带来不良影响，对团体目标形成阻碍；负向情绪引发的问题来不及处理，就会使来访者面临受伤的风险。在个体咨询中情况也是一样的。

（5）观察他人情绪。

治疗师或团体带领者要求来访者或成员每人依次退出绘画过程，只站在一旁观察他人的绘画而暂不作干预与评价。待绘画者画完后，其他成员与绘画者分享刚才观察到的过程，包括绘画者的行动方式、情绪的变化等。这个技术可以帮助来访者学习客观与预计积极参与的区别，从而使他们将这种认知方式迁移到生活实践过程中去，进而有能力应对因情绪卷入造成的心理困扰。

（6）让画中人说话。

治疗师或团体带领者要求来访者或团体成员思考一位生命中的重要他人及其对自己的影响。想象这个人的样子，将他/她大概的形象画出来，然后再想象自己就是这个人物。这时，治疗师可以引导来访者从"重要他人在想什么"、"想对你说什么"等问题入手，帮助来访者站在重要他人的角度进行体验并将体验说出来。这个技术与"角色扮演"或"空椅子"技术起到的作用是相同的。它分为"替重要他人说话"和"与重要他人对话"两种方式，可以帮助来访者宣泄情绪，梳理与重要他人的关系；它还帮助来访者通过从对方的立场看问题来达到态度的改变；同时，它还可以提高来访者自我意识程度，从而为行为改变带来可能。

（7）表达负向情绪。

治疗师请来访者对事先准备的绘画作品表达某种不喜欢、不赞同的情感。通过这样的过程，可以让来访者学习以平静而安全的方式表达自己的不愉悦体验，而不是以"发脾气"或扭曲的方式进行交流。如对作品或绘画作品中的人物说："我感到我不信任你，因为……"在这个过程中，来访者经历了当众表达自我的恐惧的过程，学会了如何面对负向情绪的表达。这个技术可以提高来访者的社交能力，改善他们的沟通技巧。

（8）与负向情绪同在。

在绘画过程中，治疗师要求来访者不断识别自身出现的各种情绪体验，并且尝试与这些体验同在。特别是在咨询的某个特定阶段，来访者可能会体验到沮丧、失望、空虚、混乱等情绪，这时，治疗师要强调说，"试着停留在这种情绪里"，或者说，"注意这种情绪来临时，你的身体有什么感受？"、"你感觉到了什么？"、"这时候你的期望是什么？"等。当防御机制启动时，来访者就会采取逃避或拒绝的态度。这个技术能帮助来访者学习与负向情绪共处，继而建立自信与自制能力。当来访者能够与当下的负向情绪同在的时候，疗效就自然产生了。

（9）"打包"恶劣心境。

治疗师要求每个来访者将自己曾经体验过的恶劣心境用一句话描述出来，再选一种颜色来代替这句话描述的心境。然后，来访者在治疗师的指导下，想象将所有不良情绪"打包"起来，这个"打包"的时间要充分。治疗师要引导来访者尽可能地将想象得到的所有恶劣心境都考虑进去，打包一并处理。借助想象，来访者可以继续将这个包裹扔到九霄云外去。这个技术用于处理来访者当下的负向情绪。由于大脑难以区分想象出来的心境和真实的心境，所以想象将负担卸下去对身体来说就意味着真正地缓解了压力。

（10）画出怨恨的人。

治疗师要求来访者闭上眼睛，回忆一个曾经怨恨的人，将这个人的形象用线条或颜色表示出来，绘画技术上仅仅做到在来访者本人看起来像那个怨恨的人就可以了。然后，由治疗师引导来访者对着画中的人物说出，"我恨你，因为我小的时候你打我"，"我心里很怨恨你，因为你当着我朋友的面出我的丑"，"我恨死你了，因为你曾经那么虐待我和生病的妈妈"，"我恨你，因为你一直都在酗酒，还没等我长大你就死了，那时我多么需要你"等诸如此类的发泄的话。这时，治疗师将这幅画撕碎或毁掉，直到来访者感到将内心的怨恨释放出来。

（11）画一幅有表情的面孔。

治疗师或团体带领者选出一位志愿者坐在团体的中间，对着大家将欣喜、愤怒、哀伤、迷茫、满足、挫败、仇视等情绪表演出来，每种情绪保持一分钟左右，由大家将各种表情画出来。大家画完之后，在团体中间展开讨论。时间允许的话可以让每个人轮流上场演练。这个技术可以帮助来访者了解、识别、体验情绪反应，从而开始尝试处理沟通中的各种情绪。

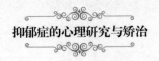

（12）画一双眼睛。

治疗师或团体带领者要求来访者或团体成员站在一圈并保持安静，只允许用眼睛接触他人。每个人轮流上场在圈内逐一注视他人，寻找一双眼睛，并将那它们画出来，然后对着自己所画的那双眼睛讲述自己为什么选择它们，以及它们给自己的感受如何。俗话说：眼睛是心灵的窗户。这个技术可以帮助来访者克服社交场合对他人的胆怯心理，鼓励他们体验真正的内心交流。

（13）画出伤痛事件。

治疗师要求来访者回忆一次令他们感到伤痛的事件场景，继而将该场景画出来。然后，治疗师鼓励来访者回到当时的情绪中，重新体验那一刻的心境。当来访者说"当时我走在无人的街道上，感到很害怕"时，治疗师就引导他使这个陈述更细节化，如"当时，我走在无人的街道上，感到很害怕。那是深夜的十一点多，空气又冷又湿，当时我还觉得有些头痛。我知道我不能回家了。我感到绝望。我的全身都抽得紧紧的"。这些细节会使来访者将过去的经验带到当下。有创伤后应激适应不良、"未完成事件"、未解决冲突等背景的来访者很可能正在受着某些剧烈情绪的折磨，如恐慌、困顿、挣扎等。这个技术使他们在回溯旧日情景时有身临其境的体验，并将这种体验带到当下来处理，这就给患者提供了一个对过去做一个了结的机会。这个过程对于来访者来说，是一个自我整合的最后阶段。

（14）将"我"转为"它"。

治疗师要求来访者将某些时候体验到的烦躁心情用颜色或图形表示出来，然后对着画面提问，"它是什么时候找上门来的？"或说，"它经常在不经意时给我惹麻烦吗？"等，由此强调那种烦躁心情是一个客体，从而实现问题与自我的分离，即外化的过程。这个技术可以帮助来访者运用"自我"的力量克服"外来的侵略者"。在一般的主诉中，来访者往往会将问题与自我混为一谈，如来访者常常说"我感到焦虑"、"我感到苦闷"。这个新的叙事方式使认知重建过程悄然发生。

（15）学习关注"当下"。

要求每个人随意画一些自己感到有趣的内容。每隔一个时段，治疗师就请来访者回答一些有关当下的问题，如"现在，你的感觉怎么？"、"看看你的画面正在发生着怎样的改变"、"画到这里，你最大的体验是什么"等？在许多情景中，即便知道了事情的原因也早已于事无补了。治疗师通过不断询问诸如此类的"当下"问题，促使来访者学会体验"即时即景"的自我意识。这个技术能帮助来访者学习关注当下经验，提高自我意识及解决问题的能力。

（16）学习新的提问方式。

团体带领者或治疗师指导团体成员或来访者针对所画的作品提问题，不可以问"为什么"，只能问与"是什么"、"怎么样"有关的问题。这个训练使来访者更多地关注问题所在的当下，减少过度使用理性化、言语化、解释和分析等技术带来的问题。学会将问题由"为什么"转为"是什么"和"怎么样"，这不仅是一个从分析取向转为短程焦点解决取向的问题，而且是一个挖掘来访者心理资源的问题。

（17）解构"非好即糟"。

治疗师带领来访者画出几组对比色，如红和绿、黄和紫、黑和白等，色彩知识多的可以使用混合色作为对比色。这种方法是在某一组色彩中加入适当的其他颜色，让来访者看到颜色的变化过程，领悟到从极端的黑到极端的白之间有无数的过渡色；同样在其他对比色的两极中间也有无数的过渡色，可取色环来演示。由此引申出生活事件和情绪体验也是同样，并非只有"非好即糟"这个绝对化和极端化的两种分类，而是在其中有无数的"过渡地带"，如果陷入"非好即糟"的认知模式，即是对生活的认识不够完善。这个技术可以拓展视野，使来访者学会从多个角度看待问题，从而摆脱旧日事件的缠绕。

（18）将"抱怨"转为"建议"。

治疗师要求来访者将人际关系中一位让你感到困惑的人的大概样子画出来，再对他直接表达你的抱怨。这个技术可以让来访者学会直接面对情绪困扰，处理情绪问题。例如，先对着画出来的人物说"他总是迟到，害得我的工作都受到影响。等到他来时，我简直无法克制愤怒"，这可能是最直接的体验，也是一直以来让你感到困扰的问题所在。治疗师指导来访者将问题转化为"下次是否可以按时到，因为你来晚了，我的工作就会受影响"。这个技术可以帮助来访者学会正确表达想法，提升他们的交流能力。

（19）创造情绪符号。

在一个疗程之间，治疗师要求来访者创造一系列的情绪符号，如用重复多次的圈圈代表烦躁不安、用三角形代替决策之前的焦虑、用爆炸的形状代表愤怒、用重复的横线代表正在控制某种情绪等。每个来访者都可以按照自己的意愿创造出尽可能多的符号。治疗师要求来访者想象某种情绪出现，然后将与情绪相应的符号不断地画在纸上；并一次次想象将来某个时刻当这种情绪来临时的情景，并将这一相应符号在纸上反复画，一边画一边说，"我感到此时有些愤怒"，或说"现在，我感到愤怒了"。这一动作可比持续到来访

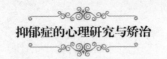

者情绪上感到稍微轻松时，或使该情绪得到某种控制为止。这个技术可以使来访者碰触到自己深层的情绪，并学会为情绪负责。来访者通过这一技术可以学会用绘画的方式来处理情绪，以便在将来某个时刻遭遇这种情绪时，降低紧张程度，做到有备无患，学会很快地从情绪中走出来的应对方式。

（20）用颜色释放焦虑。

有些来访者会因为一些事情感到焦虑，这些事件如在本周末将要对老板做一次业绩汇报、下周将在公众面前讲演、下个月要参加一次面试等。当真实的情景出现时，来访者可能就不会那么焦虑了。心理咨询师在了解了来访者的困扰是由这些焦虑所引起的之后，就可以给来访者示范如何使用颜色释放焦虑了。咨询师要求来访者首先确定自己的情绪，然后鼓励他在这种情绪当中保持片刻，再用某种颜色代表这种焦虑，在纸上慢慢地一笔一笔将颜色画上去。来访者一边涂颜色，一边想象焦虑已经从内心释放到纸上了。当纸上的颜色越来越多直至画满后，适当的时候来访者可以换一张新纸接着画，直到体验到那种焦虑已逐渐减轻。这个技术必须在专业人士指导之下，经过数次的训练才能掌握。用同样的技术也可以处理其他的情绪，如紧张、害羞等。患者想象越是真实，效果就越显著。这个技术可以使来访者学会识别情绪、处理情绪等自我管理技术。

（21）画能量释放情绪。

治疗师要求来访者找到代表自己能量的意象，如龙卷风、乘风破浪的船、蘑菇云、火焰或者极其细微的曲线、点、颜色等，然后将这个意象的图形发挥到极致。治疗师安排来访者讨论这些意象与个人生活、心理的联系或影响，使来访者意识到这种能量的存在并掌握和运用它。这个技术不仅适合热身阶段，而且对那些深入探索自我的来访者也大有帮助。

（22）颜色系统脱敏。

在治疗师与来访者建立的系统脱敏等级中，使用颜色来代表和记录每次脱敏训练的成果，可以得到更加直观的视觉效果。比如，原来的代表恐惧的大红色块，逐渐加入黄色，使整个色彩朝着黄色转变，颜色的变化朝着来访者的预期发展，可以给来访者更多的信心。直到整个画面变成了纯正的黄色时，来访者就会体验到一种成就感。当然，颜色要经过来访者的选择或许可，改变后的颜色越美丽，效果就越显著。这个技术是将抽象的等级转化为可以看得见的视觉标示。

五、绘画艺术疗法实践案例

初次会谈：

这是一位 40 岁的女性，已婚，是公司的财务人员。她自称从小缺乏自信，性格内向，很少主动与别人交往。来做心理治疗的 2 个月以前，因为工作上的问题和同事发生矛盾，被同事辱骂后出现头晕头痛、失眠、没有胃口、心情不好、不愿上班、常常一个人哭泣等症状。1 个月前在门诊诊断为抑郁症，服用帕罗西汀后身体不舒服的症状好转，但是仍然觉得不开心，觉得自己无力应付单位里复杂的人际关系，没有勇气回去上班，请了长期病假在家休息。她希望通过接受心理治疗来帮助自己。在诉说自己的情况时，患者不时流泪，特别是在讲到自己这次发病的原因时，几度哽咽。治疗师对患者表达同情和安慰时，她更是失声痛哭，完全无法继续交谈。治疗师考虑到患者本不善于表达，加上心灵创伤过重，情绪状态很不稳定，会影响到心理治疗的效果，所以在和患者沟通之后，决定采用艺术治疗。从下次会谈开始，以绘画的形式开展治疗，每周一次，每次一个小时，总疗程为 6 周。

第二次会谈：

一周后，患者来到心理治疗室，她来时的状态和上一次相比并没有太多的变化。皱着眉，用很小的声音跟治疗师打招呼。在开始作画之后，她没有像上次那样情绪激动了。她的第一幅画，画的是一个消瘦的身影，身后有许多双的眼睛在看着她。她给自己的作品命名为"瘦弱的身影，冷漠的眼睛"。她告诉治疗师，那个瘦瘦的女人就是她自己，她在单位里做财务工作十多年，非常地小心谨慎，从来没有出过差错。自己性格内向，平时很少和同事们建立很亲近的关系，但是原来的那个男领导一直很照顾她，这么多年也和大家相安无事。一年之前，单位里人事调整，原来的领导退休了，自己的部门领导换成了一个很强势的年轻女人，她很有能力，也很有野心，急于建立自己的小帮派，树立自己的威信。自己一来在这方面根本就不擅长，二来可能是被看作是前任领导的心腹，所以那个新来的女领导上任之后一直对她的工作吹毛求疵，原来的那些同事也好像在等着看她的笑话并渐渐疏远她。这一次和她发生矛盾的同事，和这位新领导走得比较近，她上班干私活、玩电脑游戏，新领导从来不说。这次自己在办公室里因为一份财务报表的复印打扰到她玩游戏，她就当着办公室许多同事的面辱骂自己，领导还帮她讲话，同事们都在一旁看热闹，没有一个出来说一句公道话。画里的那些眼睛，就是周围同事围观的眼睛，那个纤弱的身影，正是自己孤立无援的心情的写照。治疗师对患者的无助和痛苦表示了理解，并且表扬她今天能够以绘画的形式对自己过去的经历进行回顾，告诉她今天表现得非常好，鼓励她下一次可以更勇敢地表达自己的情绪。

第三次会谈：

一周后，患者如约来到了心理治疗室。这次她画了一个面目狰狞的头像，用了许多凌乱的色彩和狂暴的线条。她把自己的作品命名为"燃烧的愤怒"。她告诉治疗师，自己虽然表面上话不多，看上去没什么想法，其实内心非常的敏感。最近一段时间，自己的情绪很容易激动，常常想要发脾气。在家里看见女儿玩过的玩具到处乱丢，就会对女儿发火；和丈夫商量什么事情有不同的意见时，就会对丈夫发火；乘公共汽车去上班，车子上听见两个中年妇女很大声地讲话，也会觉得很生气，觉得她们素质怎么这么差。自己就会走到车子后面去，离她们远一点。在单位里情绪会克制一些，但是也不是每次都能控制自己的情绪，上次和同事发生争吵，就是没有控制住。回到家里和母亲讲到单位里的不开心，母亲还会帮同事讲话，一点都不理解自己。治疗师问她这种愤怒的来源是什么，患者觉得主要还是新来的那个女领导造成的。患者觉得这个女领导太过于强势，而且处事不公。她如果和别人有什么不同意见，会找出种种的理由为自己辩护，要求别人按照她的想法去做，完全不考虑对方的感受；而对和她关系好的人，她就会换另外一套说法。比如自己上班时接个电话，女领导就会批评她，但是其他人接电话，她就装作没看见。这个让自己特别生气。治疗师对她这两次的治疗表现给予了肯定：通过这两次作画，你回顾了最近一段时间里自己的经历，表达了自己的内心感受。你的情绪比第一次治疗时稳定，以前你遇到痛苦和愤怒，不会安静下来好好地想一想为什么会这样。今天你告诉我可能是因为那个女领导的强势和不公造成的，这很好，你已经开始思考了。但是，真的是这个原因造成的吗？或者还有其他的问题存在？在接下去的治疗当中，我们一起来寻找答案。

第四次会谈：

患者一周后准时来到了心理治疗室，她的第三幅画画的是一台老式的收音机，画的名字叫"童年的收音机"。她告诉治疗师，自己一直很喜欢听收音机，前一段时间因为生病，已经很久不听了，今天早上又开始听了，感觉很好。治疗师问她收音机对她有什么特殊意义。她思考了一会儿，说了一个故事：我妈妈以前在单位里做领导的，家里的事情也是妈妈说一不二。在我的印象里面，她对我一直是严格要求的，几乎从来就没有表扬过我。直到现在，她还是一直批评我，说我脾气怪、不会做人、不如姐姐懂事、不会教育小孩、乱买东西、头发弄得乱糟糟的、吃东西挑食……所以我一直以来都觉得自己很失败。只记得小时候有过那么一次，妈妈在和邻居聊天时，说我是一个很聪明的孩子，会自己动手拆开家里的收音机修理旋钮。那是我从小到大唯一的一次得到妈妈的表扬。治疗师问她："其他的人对你评价怎样？"患者说爸爸从小蛮喜欢她的，一直夸她漂亮、文静。但是父亲也是一个没什么主见的人，家里都是母亲说了算。治疗师肯定了患者身上的优点：你这几次来做治疗都非常的守时，在画画时表现出了很高的绘画天赋，而且很认真，这些可能也是你平时在生活和工作中一贯的作风；你每次来做治疗的时候，穿着打扮都很得体，而且每次都穿得不一样，这说明你还是想努力给别人留下好的印象；你在这几次治疗当中，表现出很强的领悟能力，你自己可能也感觉到了，通过这几次治疗，你的情绪逐渐地稳定下来，进步是非常明显的。你今天画了收音机，还讲到自己童年的故事，主要谈到妈妈对自己的态度，不知道这种态度对你到底产生了什么样的影响？回去以后可以思考一下，下次再谈。

第五次会谈：

患者一周后按时来到心理治疗室，她看上去心情不错，面带笑容。她这次的作品叫"飞向蓝天"，画的是一只飞翔的和平鸽，画面的下半部分是黑暗的山谷，还有一些流水和野花，上半部分是蓝天白云，用的色彩较为明快。患者告诉治疗师，经过这几次治疗，她开始重新审视自己：前一段时间我就好像被囚禁在阴暗山谷里的鸟儿，感觉周围很黑暗，看不到希望，痛苦和失望围绕在周围，无力摆脱；通过这几次治疗，我感觉到山谷的外面还有很广阔的世界，自己的身上也有着飞翔的能力，只是自己以前不知道而已。治疗师问她这一周来发生了什么事情，她说妈妈过70岁生日，全家人都到妈妈家去聚了一次。她这样说道："以前在这种场合，我都会坐在旁边，尽量不要说话。因为我只要一开口，妈妈肯定就会啰啰唆唆地教育我，说我这里不好那里不对，应该怎样做。我忍不住争辩两句，妈妈就会用很强硬的态度把自己的理由一条条地驳回，说我一直是这样不听话、不讲道理。其实我觉得妈妈才是不讲道理，最后弄得不欢而散。这一次妈妈仍旧啰唆，但是我好像没有以前那么反感了，没有和我争执。妈妈好像也感觉到了，说我的脾气比以前好了，表扬了我几句。这个生日过得很开心的。"患者讲到妈妈的时候，联想到自己的那个女领导："她和我妈妈是有一点像的，别人要是顺着她的意思，她就高兴；别人有什么不同的意见，她就会找各种理由来指责你，一定要占到上风为止。这种感觉不单是我一个人有，只要是和她们打过交道的人，都能感觉到。因此我只要聪明一点，不去和她们争论，就能和她们相处好。就像我爸爸一样，他和我妈妈相处了大半辈子，一直是相处得很好。其他同事这所以和这个女领导相处得容易一些，也是因为他们采取了和我爸爸差不多的方式，就是不去跟她较真。我可能以前一直都用的是争论、反驳的方式，现在我发现用这种方式和她们这种强势的人打交道是没有用的。克制和容忍，才可以改善和她们的关系，避免更多的矛盾"。

第六次会谈：

这是和患者在设定治疗计划时约定的最后一次会谈。她依旧准时来到了心理治疗室，表情很轻松，面带微笑。患者的第五幅作品画的是一位衣着时髦的女子，带着自信笑容走在人群中，画的名字叫"美丽人生"。患者告诉治疗师，她已经跟单位领导联系好了，下周一开始，回去上班。她觉得自己以前那种内向的性格给自己带来了很多痛苦。以前自己不喜欢和别人打交道，总是觉得自己不够好，担心别人会不喜欢自己，一个人胡思乱想。这可能是自己从小一直被妈妈批评所养成的自卑心理，因为自己太看重妈妈对自己的评价了。以前每次妈妈批评我的时候，我都很不服气，用争论和对抗的方式回应，结果妈妈会更加生气，闹得两个人都很不开心；后来妈妈一批评我，我就转身离开，这样虽然避免了进一步的争吵，但是自己一个人会越想越气；现在我学聪明了，经常主动打电话回去，这样妈妈会很高兴。我开始找一些自己喜欢的事情做，让自己充实一点，心情也会好一点。我在工作中和领导打交道，好像也有类似的问题，所以我也想改变一下自己的思维和行为模式。下周去上班之后，正好在这方面可以锻炼一下自己。治疗师肯定了患者在整个治疗过程中的积极表现，表扬了她取得的进步，鼓励她在今后的日子里，以更加勇敢、自信的态度面对工作和生活。

从上面这个案例可以看出，艺术治疗在治疗过程中的作用是毋庸置疑的。单纯的药物治疗和传统的心理治疗，常常因为患者消极、紧张、抗拒心理，或者由于孤僻少语的个性不愿意表达，对治疗造成阻抗。而在参与艺术治疗的过程中，可以引起患者各种生理反应，如使患者血压降低、呼吸减慢、心跳减慢、疼痛阈值升高等，可以起到减少紧张焦虑、促进放松的作用。更重要的是，艺术治疗形式为患者提供了一个安全愉快的交流环境，以帮助患者认识自我、表达自我、积极与外部世界交流，从而唤醒其内心积极的力量。患者从艺术治疗中得到的这些东西，是其他治疗无法提供的。

难治性抑郁症的外科手术治疗

第一节　外科治疗抑郁症的历史及理论依据

一、外科治疗抑郁症的历史

外科治疗精神疾病经历了一个漫长而有争议的历程，最早可以追溯到石器时代，古埃及人在患者的颅骨上钻孔，放出某种"邪气"，以达到治疗目的。

在19世纪以前，医学界对于人脑功能与解剖之间的关系的认识还处于朦胧的状态。1848年，Harlow收治了一名叫Gage的爆炸伤患者，该患者被一根钢条贯穿于大脑。伤后Gage出现情感和社会行为障碍，而抽象逻辑能力以及计算能力正常，Harlow据此推测患者行为和情感与脑组织受损有关。随后有许多神经科学家根据临床观察和动物实验，积极研究大脑结构与脑功能之间的关系。

在1906－1910年间，被誉为俄罗斯"神经外科之父"的爱沙尼亚Puusepp也对躁狂抑郁症和癫痫性精神病的病人开展过切断额叶和顶叶皮质间的联系的外科手术工作。

20世纪40至50年代，由于手术并发症严重和缺乏明确的神经生理依据，外科手术治疗精神疾病受到了社会舆论的指责和批评。

1947年，美国学者Spiegel和Wycis首先将立体定向手术运用于临床。1960年，Knight将立体定向手术引入精神疾病外科治疗，使手术定位更为准确，损伤范围明显减小，大大降低了开颅手术的风险，术后死亡率和并发症也大为减少。在此之后，立体定向手术在治疗精神疾病方面得到广泛的应用，手术部位从一侧到双侧，从单部位到多目标分期手术。在此期间，社会上报

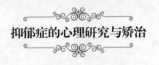

道了大量该类手术病例，积累了丰富的临床经验。

20 世纪 70 年代以来，随着非典型抗精神病药物和新型抗抑郁药物的广泛应用，抑郁症的内科治疗效果不断提高，需要外科手术治疗的病例减少；加之手术靶点的选择和毁损范围的确定使手术疗效提高不明显，外科治疗抑郁症的发展再度陷入低谷。

近年来，随着临床精神病学、神经生理、神经解剖、神经生化、神经内分泌、影像技术及立体定向和功能性神经外科等技术的深入研究和发展以及手术技术和神经影像学的迅速发展，一些国家又恢复了采用外科手术治疗精神疾病的热情。美国国会 1977 年在对手术组病例进行 3 年调查后，发表了"关于精神病外科的实践和研究"的调查报告，确定该学科可以继续开展，并驳斥了一些认为精神外科不人道、不安全和无效的臆测。根据国内流行病学统计，各类精神病患者达数百万之多，难治性精神病患者占有相当的比重。因此，与其让此类患者呈慢性发展，给患者及其家庭带来痛苦，增加社会负担和不安定因素，不如进行积极的精神外科治疗。这种客观实际的观点和现状是促使我国 20 世纪 80 年代开设精神外科的重要客观因素。

1988 年 11 月，我国首届全国性质的精神外科研讨会在南京举行，期间起草了《全国精神外科协作组关于现代精神外科手术治疗的要求（草案）》，并协商成立全国精神外科领导小组，同时制定了我国现代精神外科手术适应证和禁忌证。明确指出手术治疗情感性精神病适应证为：病程 3 年以上的慢性抑郁症和反复发作的快速循环型躁狂抑郁症（包括迅速复发的躁狂症）；抗抑郁药至少轮流应用阿米替林及丙咪嗪（或再用其他品种）；抗躁狂药轮流使用锂盐、卡马西平、氯氮平或氯丙嗪；三环抗抑郁药必须足量（200mg/d ~ 300mg/d），持续 2 个月以上。

2007 年 9 月，全国第三届精神外科学术研讨会在沈阳举行，这次研讨会对《草案》进行了必要的修订，制定了《现代精神外科手术指南（草案）》，这成为此后精神外科的工作指南。

2009 年，中华医学会功能神经外科分会、中国医师学会功能神经外科专家委员会在广泛征求意见的基础上，汇编成了《精神外科临床指南》，希望以此全面规范国内精神疾病的外科治疗，使这种治疗健康、有序地发展。该指南曾在加拿大多伦多举行的"世界功能神经外科大会"上作为大会特别报告，并在亚洲功能神经外科执委会通过并将之作为亚洲的精神外科指南。规范精神病的外科治疗已经成为全球的趋势，"世界功能神经外科学会"已成立精神外科专门委员会，也正在起草全球性的精神外科临床指南。

目前，外科治疗抑郁症的显著疗效已经成为难治性抑郁症患者的最后选择，这也使得全世界范围内对外科治疗抑郁症又产生了新的兴趣。特别是脑深部电刺激（DBS）技术在外科治疗抑郁症上取得了令人振奋的成果，使外科治疗抑郁症具有可逆性及微创性，且治疗因人而异，它的诞生成为外科治疗抑郁症复兴的里程碑。

二、外科治疗抑郁症的理论依据

由于大多数精神疾病的发病机理仍不明确，人脑的神经网络和功能又错综复杂，不管是药物治疗还是物理治疗如电休克治疗、胰岛素休克治疗等均是对症候群的治疗，而并非病因治疗。目前，精神外科手术治疗也不例外，它是在组织结构和影像学检查结果基本正常的基础上进行的一种功能性手术。

精神外科治疗的临床实践证实，其对于难治性精神疾病的病例确有一定的治疗效果。临床治疗实践支持精神疾病的发病机理可能是在大脑某个区域的神经内分泌数量或信息传递等环节上出现异常的假说。如果这种假说理论得到充分证实，那么运用现代外科及放射手段毁损某个靶点以减少其神经内分泌，或刺激某个区域以增强其调控机能，或破坏某些通路以衰减其信息传递，就有可能在精神疾病治疗学上有所突破。

随着神经科学研究，特别是脑功能研究的突飞猛进，我们对一些精神疾病有了更深入的了解。不断发展的神经生物学证据也为精神病的手术治疗提供了手术依据，这些证据很多，例如抑郁症病人脑内特定区域确实存在葡萄糖代谢改变等。

近年来，对于相关神经生化递质和受体的研究表明，其边缘系统能广泛接受多种递质能神经元的传递。递质的分泌和受体的分布，不同部位各不相同。手术以边缘系统为治疗靶点，必然会引起神经递质及其受体的改变。有关神经递质与精神病病因相关的假设很多，如多巴胺（DA）功能亢进假说，该学说对于精神分裂症有重要指导意义。目前应用较多的强效抗精神病药物是多巴胺受体强力阻滞剂，而抑制多巴胺再摄取的苯丙胺类药物可以引起与精神分裂症妄想型相似的症状。因此，我们可以推测精神分裂症与多巴胺亢进有关。另一种是情感性精神障碍的单胺和受体假说。虽然5－羟色胺（5－HT）与精神病的关系不如多巴胺亢进假说成熟，但是，5－HT2受体抑制剂作为抗精神病药物在临床上已取得了改良效果。研究发现，5－羟色胺与抑郁关系密切，抑郁症患者的脑脊液中5－HIAA含量降低，中缝核中的5－羟色

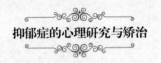

胺含量减少，在抑郁自杀的患者大脑中 5 - 羟色胺含量低，这一情况已在尸检中已被证实。肾上腺素能（NE）活动增强时会出现一系列躁狂的症状，减弱时则会出现抑郁。除 NE、DA、5 - HT 外，Ach、GABA 以及神经肽等中枢神经递质也与情感性精神障碍关系密切。

抑郁症一直被认为是一种功能性疾病，但影像学和脑成像研究发现，这种功能性疾病也可能存在"器质性"的改变。双相型情感性精神障碍患者，尤其是男性和老年抑郁患者，他们的侧脑室较健康人粗大。PET 和 SPET 发现部分抑郁症患者前额叶背外侧、扣带回皮质和基底节某些区域血流量减少。

第二节　外科治疗抑郁症的患者选择及手术流程

一、外科治疗抑郁症患者的选择

多数抑郁性疾病患者仅由一般医生治疗，只有严重或复杂病例才求助于精神专科医生，求助精神专科医生的多数是严重的难治病例，他们可能需要住院接受高剂量的联合药物治疗或电痉挛疗法。

抑郁症的复发率很高，50% 以上的患者有一次以上的发病，并且 80% 的复发者的复发病程较前次更长。患者每次复发病情都较前一次更重和更具抵抗性，需要更强力的疗法和更长的疗程。大多数抑郁症患者可用药物和社会心理学疗法治愈，但仍有 19% ~ 34% 的病例对所有合理的治疗完全无效，成为难治性抑郁症患者。

外科手术治疗的病人必须是难治性抑郁症患者，即那些经过了有经验的精神科医生给予的充分而足够的治疗后，这些治疗包括心理治疗、抗抑郁药物、行为治疗、精神分析、电休克等，仍未能很好地改善症状，并仍然严重影响自身生活质量、没有外科介入干预后果可能非常糟糕的严重抑郁症患者。难治性抑郁症是精神外科治疗的最佳适应证之一，但精神外科治疗应该作为患者最后的选择。

附：

1. 手术适应证

（1）手术病人符合 ICD - 10 或 DSM - Ⅳ 关于抑郁症的诊断标准；

（2）疾病必须是慢性的，经各种合理的非手术治疗仍属于难治性。各种非手术治疗包括心理、行为、药物、电休克等，其中使用 3 种以上的药物治疗，使用足够的剂量且维持足够的时间；除了那些延迟手术可能会产生严重后果的，一般要求疾病的病程在 3 年以上；

（3）疾病足够严重，给患者带来了极大的痛苦，严重影响患者生活质量，具极高的致残性（DSM – IV 轴 V 达到 5 ~ 7）；

（4）患者的现状如不进行手术干预将会产生严重后果；

（5）患者及家属充分理解手术可能带来的效果、手术风险以及手术可能产生的副作用及并发症，理解术后甚至可能出现的术前无法预测的后果，明确有些后果可能是严重的；

（6）患者及家属同意手术，并且承诺术后接受精神科的继续治疗和康复计划以及配合术后的长期随访。

2. 手术禁忌证

（1）年龄小于 18 岁或大于 70 岁；

（2）有严重智力障碍、脑退行性改变、中度以上脑萎缩或已有明显精神衰退现象；

（3）对症状性精神病、器质性精神病、伴有严重躯体疾病不能耐受手术者；

（4）与政治和社会刑事有关的患者；

（5）家属或监护人不理解、不同意手术者；

（6）专家组讨论认为目前不属于难治性抑郁症患者。

二、手术治疗流程

（1）术前准备工作：

住院观察→基本符合难治性抑郁症标准→患者及家属要求手术→术前检查检验→有精神科、心理科及神经外科高级医师参与的术前讨论→明确诊断（有无手术适应证，有无手术禁忌证）→拟定手术治疗方案及术后治疗方案→告知手术风险，签署知情同意书。

（2）目前临床手术治疗方法：射频热凝毁损术（细胞刀手术）。

①戴立体定向头架：患者进入手术预备室，头皮局部麻醉后，将头部固定于头架上，建立脑内靶点坐标。

②头部 CT 或 MRI 扫描：将数据输入电脑软件中，利用电脑三维成像技术，直观地展现于图片上。

③计算手术靶点坐标：医生利用人脑正常靶点坐标值，手工及手术计划

系统计算出头架中所示的治疗靶点坐标值。抑郁症常用靶点：扣带回、内囊前肢、尾核下束、丘脑背内侧核、杏仁核、海马、隔区等。

④建立手术通道：手术采用局麻或加静脉麻醉，于患者眉心上 10 cm ～ 10.5 cm 及中线旁 2 cm ～ 2.5 cm 处各行颅骨钻孔，十字切开硬脑膜。

⑤验证靶点后射频热凝毁损治疗：医生用美国 FHC 微电极电生理、德国 Neuro－N50 射频仪测声阻抗患者电刺激以及 45℃可逆性毁损进行手术，并依据心率和呼吸变化验证靶点与调整靶点。患者无不良反应后，射频仪采取 75℃、60s 的毁损，造成毁损灶。

（3）术后住院治疗：

①监测患者神志、瞳孔及生命体征的变化，予以药物镇静、降颅压、止血、护脑、预防感染等对症支持治疗；

②3～5 天后小剂量抗抑郁药物巩固治疗；

③有针对性的心理治疗。

（4）出院后治疗：

①嘱咐病人坚持小剂量药物巩固治疗；

②患者需要家庭及社会的支持，应该让其回归社会，逐步培养其交往、工作、学习及生活能力；医生要对患者进行技能训练与指导；

③患者要定期向医务人员反馈情况，必要时调整药物使用。

第三节　外科治疗抑郁症的方法及疗效评价

一、外科治疗抑郁症方法介绍

（一）射频热凝毁损术

目前为止，该技术是只针对难治性抑郁症才考虑的神经外科治疗方法。其中扣带回毁损术、边缘叶白质切除术、内囊前肢毁损术和立体定向尾状核下束切断术，每一手术靶区定位于边缘系统及其相关结构，且均对改善焦虑抑郁性疾病有肯定的作用。

立体定向尾状核下束切断术最早由 Knight 经改良后应用于治疗情感性疾病，难治性抑郁症是它最主要的适应证，手术有效率达34%～68%。患者手术后临床症状逐渐改善，痊愈需要一年时间。症状部分改善的患者仍需进行抗抑郁治疗，少数患者可能症状加重。最常见的手术并发症为癫痫发作，随访1～2年，发现手术后患者癫痫发生率为1.5%～1.8%。立体定向尾状核下束切断术是在两侧尾状核头的前下方白质内各作一20mm×20mm×5mm的毁损灶，毁损灶破坏了联系前额叶皮质和边缘系统的纤维，导致丘脑背中间核的继发性退行性变。确切地说，手术阻断了杏仁核—丘脑背中间核—前额叶通道和海马—杏仁核—下丘脑—前额叶通道，这些通道包括作为情感基础的边缘环路。

现行的精神外科所有手术靶区均是针对这些脑区的联系纤维，特别是发自杏仁核的纤维通道。抑郁症是额纹状体环路功能失调的结果。立体定向尾状核下束切断术虽不能恢复前额叶的功能，但它可以去除失调的皮质传入冲动。手术后的适应性改变以重新建立正常的情感性体验自然需要时间，这就可以解释该术式生效期为何会延迟。此手术出现一半病例无效的原因，部分是由于病情的性质和程度不同，而许多病例仅仅是由于毁损灶过于局限，必要的传导束未被成功地阻断。值得注意的是，在做过扣带回毁损术和内囊前肢毁损术的患者中，几乎有1/3的患者再次手术扩大毁损灶后仍有效。目前我国外科治疗抑郁症大多采用该术式。

（二）深部脑电刺激术

深部脑电刺激（Deep Brain Stimulation，DBS）技术被广泛应用于运动障碍性疾病的治疗，在此基础上，医生们开始将它试用于其他神经精神疾病的治疗。目前，医学界对脑神经通路又有了进一步的认识，一些直接或间接改变脑电活动的治疗技术得到了迅速地发展，如经颅磁刺激、迷走神经电刺激和深部脑电刺激等技术发展迅速。特别是深部脑电刺激术是通过立体定向手段将刺激电极植入目的靶点，直接对神经元进行电刺激的一种治疗方法，起神经调控作用。深部脑电刺激术已试用于神经精神疾病治疗的症状有帕金森病、癫痫、慢性疼痛、丛集性头痛、颅脑损伤、永久性植物状态以及强迫症和抑郁症等。

深部脑电刺激术确切的作用机制尚未明了，这一技术常采用高频电刺激，即频率为100Hz或高于100Hz，从而抑制神经元的活动，减少了来自刺激部位的输出。关于高频电刺激发挥抑制作用的主要假说有：①使电压依赖性离子通道失活，从而使神经传递发生去极化阻滞；②高频电刺激输出导致"信息堵塞"；③刺激抑制性传入通路引起突触抑制；④刺激导致神经递质耗尽，使突触传递中断。很多研究资料又表明深部脑电刺激具有兴奋作用。Molnar等人的研究表明，丘脑深部脑电刺激可以激活小脑—丘脑—皮质通路。深部脑电刺激激活效应可以引起神经递质的释放。

在精神病治疗领域中，研究者目前主要将深部脑电刺激术试用于治疗难治性强迫症和抑郁症。目前尝试的深部脑电刺激靶点主要包括内囊前肢、伏核、腹侧尾状核、扣带回膝下部等。正电子发射断层扫描（PET）检测发现患者眶额皮质区葡萄糖代谢率显著下降，推测深部脑电刺激降低眶额皮质代谢活动从而发挥治疗作用，这一现象也可能与边缘系统—运动系统网络的存在有关，这一发现提示伏核深部脑电刺激可能成为治疗情感障碍的一种有效手段。

深部脑电刺激术治疗强迫症和抑郁症也可能引起不良反应。在进行内囊前肢和伏核深部脑电刺激时，患者会出现严重的恐慌，这可能与激活边缘系统和自主神经系统网络有关。深部脑电刺激术在强迫症和抑郁症治疗中的应用还处于小规模的实验阶段，还需要进行大量的研究工作，从而探索合适的治疗靶点和电刺激参数，从而提高疗效，减少副作用。

该术式理论上不会毁损大脑功能区，刺激是可逆的，并且是可以调控的，但由于价格昂贵，临床上较少使用。

（三）迷走神经刺激术

人们很早就注意到，抑郁症患者存在着迷走神经介导的自主神经功能紊乱，如心率异常。如果抑郁症患者在迷走神经的中枢区域存在异常，那么刺激迷走神经从理论上说正好可以影响这一存在功能障碍的回路。

迷走神经刺激治疗使用的是美国德州 Cyberomics 公司研制的一种类似心脏起搏器的可植入医学装置，即 NCP 系统。医生只需将形同秒表大小的发生器植入患者左部胸腔，然后再将一根刺激神经的电极贴附在患者的颈内迷走神经上即可。此疗法尤为适合门诊病人使用，医生通过这一体外程控装置对体外治疗的参数进行设置和修正，并按照预设程序在每天 24 小时向迷走神经发射电流脉冲。目前，美国有 20 家研究单位正在将此疗法用于抑郁患者进行针对性的试验研究。这些研究单位的临床试验结果极为令人兴奋，迷走神经刺激治疗现已成为难治性抑郁症治疗的备选方案之一。

迷走神经刺激术治疗抑郁症，在我国还未开展。相信这种神经调控方法，不久在我国将得到验证。

（四）慢性小脑刺激术

早在 20 世纪 70 年代，Cooper 首先应用慢性小脑刺激术（Chronic Cerebellar Stimulation）治疗脑性瘫痪、精神病和癫痫。Dario 采用小脑刺激技术治疗各类精神病，经过长期随访和医学心理测验，患者术后没有发现行为和心理障碍现象。通过手术，患者的焦虑和紧张、攻击行为减轻了，记忆、知识和社会整合能力改善了，语言表达也变得流畅了。伴有精神障碍的癫痫患者，原有的愤怒和攻击行为减轻、情绪稳定。该手术适用于严重抑郁症、焦虑、偏执狂和攻击行为患者。国内已有采用国产部分植入性小脑刺激器治疗癫痫的报告，但这一技术尚未在抑郁症的外科治疗临床上加以应用。

二、手术疗效与评价

（一）手术疗效及副作用评估

目前常用的治疗抑郁症的手术方法有扣带回毁损术、内囊前肢毁损、尾状核下传导束切断术、下丘脑后内侧毁损术等。不同的手术方式适用于不同的精神疾病，其疗效和副作用也不尽相同。

1. 扣带回毁损

该手术在美国及加拿大应用最多，适用于情感性精神障碍，对 60% 的抑郁症有效，对 40% 的双向情感障碍有效。美国 1977 年报告了 200 例患有慢性疼痛伴药物成瘾及患有抑郁症的手术病例，术后 90% 的病人症状完全消失。其最大的手术风险是癫痫发作（1%），无死亡病例报告；短期副作用有轻微的精神错乱、情感损害及近记忆障碍，这些症状通常在术后数周内恢复。

2. 内囊前肢毁损

尽管内囊前肢毁损术手术后的副作用较扣带回毁损术要多且严重，但其疗效较之也要好得多。对于强迫症、焦虑症、社交恐怖症，其显著改善率均在 80% 以上，且对抑郁症也同样有效。短期的疲劳感、精神错乱和近记忆障碍是这一技术使用后常见的副作用，通常在数日内恢复。少数病人有迟发的动机缺乏、主动性差、人格障碍等后遗症，这些是内囊前肢毁损较严重的并发症。

3. 尾状核下传导束切断术

该手术对慢性反复发作的抑郁症有效，虽然也有治疗强迫症的报道，但疗效远低于内囊前肢毁损术。其主要副作用为术后精神错乱、轻度词语和视觉记忆能力下降，通常于数周至数月后恢复。

4. 下丘脑后内侧毁损

该手术主要用于治疗攻击破坏行为和交感性紧张、激惹症状等，手术副

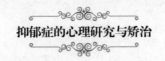

作用非常轻微，部分病人有昏昏欲睡感。

（二）手术疗效评价

外科手术不是最佳的治疗方法，但对难治性抑郁症患者来说却是一种有效的治疗手段。值得注意的是，手术不能完全替代药物，并且手术的适应证和靶点的理论基础还有待进一步研究和完善。

著名学者 Cander 认为精神外科与其他新生的治疗手段一样，其科学依据的出现往往落后于其临床应用。如接种牛痘防治天花是在临床应用几十年后才明确其机制；电休克广泛应用于治疗抑郁症，但其机制至今仍未被充分阐明。因此，随着精神外科的继续发展和长期随访研究，手术治疗的医学价值及一些未明事项必将得到明确。我国精神科专家翟书涛教授曾经指出：如果对患者的靶症状进行立体定向毁损术，从而达到改善症状和易于管理的目标是可以考虑手术的，但不宜滥用。作为神经、精神科的医务工作者，应牢记前辈的教诲，对药物及其他一切方法治疗无效的重症情感障碍性精神病及靶症状，立体定向毁损术仍是一个可供选择的、有效的治疗方法。

只有严格按照手术适应证标准选择病例，经过神经外科、精神科密切配合，通过患者家庭与社会共同努力，为术后患者营造一个和睦的家庭，良好的生活、工作环境及制订一个明确的康复及治疗计划，这样才能不断提高抑郁症患者的整体疗效，从而提高患者社会适应的能力，最终实现患者恢复健康、回归社会的终极目的。

治疗案例

王某某，女，生于1967年4月，自1997年初小孩夭折进而离婚后，出现失眠、入睡困难、早醒、悲观自责、想一死了之等症状，并吞服一瓶安眠药自杀，在当地医院抢救后仍心情郁闷、不开心、兴趣减退、不愿活动、常失眠，1998年在某医院诊断为"抑郁症"。患者在该医院住院月余，服用"左洛复150mg/d"，获"痊愈"出院，出院后服药情况不详，病情时轻时重。2002年春，患者又开煤气自杀，幸被家人及时发现，予以"左洛复"治疗后，病情缓解。2004年3月初，患者又因失眠、入睡困难、不愿活动、整日卧床少动、悲观自责、想死、烦躁不安、脾气大等症状，住入湖南省脑科医院，诊断为"复发性抑郁症"。医生予以"氯丙咪嗪50mg/d～100mg/d，百忧解20mg/d"治疗29天，因"显著进步"而出院，但出院后患者仍未坚持服药。2005年7月14日，患者与男友分手，之后通宵失眠、入睡困难、心情郁闷、悲观厌世、认为活着没什么意思、在家开煤气，自服"阿普唑仑 120片"自杀，被朋友发现后送到湖南省脑科医院抢救，再次住入该院。医院诊断为"①复发性抑郁症；②药物中毒；③煤气中毒"，予以"开克 30mg/d"等治疗 25 天，因"显著进步"出院。出院后患者能坚持服药，表现基本正常。但 2005 年 9 月初，患者又出现心情不佳、无愉快感、对任何事物都无兴趣、认为活在世上没有什么意思、多次想自杀等症状，虽服药亦无效，患者非常痛苦。2005 年 9 月 7 日，患者在家人陪伴下，再次来到湖南省脑科医院住院，并要求手术治疗。

患者入院后完善了相关检查，其中头部 CT 未见明显异常，智力记忆均在正常范围。中国心理疾病专家系统诊断结果是：重度抑郁发作，当前具有高度自杀风险，重度抑郁伴广泛焦虑状态，有发作性紧张性头痛，当前有药物依赖（安定类，混合性药剂）。2005 年 9 月 12 日，由包括精神科医师、心理科医师、神经外科医师在内的精神外科专家组对该患者进行了术前讨论，诊断为：①复发性抑郁症，目前为无精神病性症状的抑郁；②癔症性人格障碍。医院考虑该患者为难治性抑郁症，有手术适应证，无手术禁忌证，经患者及其家属强烈要求，在告知手术风险及病人及家属签署知情同意书后，于 2005年 9 月 15 日在局麻下对患者进行脑立体定向射频热凝毁损术。患者术后于2005 年 9 月 25 日康复出院。术后患者仍服用小剂量抗抑郁药及改善睡眠药物，定期门诊复查，期间调整了药物使用。患者之后无自杀想法，情绪稳定，并重返工作岗位。

预防篇

　　编者按：世界卫生组织把健康定义为个体的生理、心理及社会功能三者之间的高度平衡状态，认为："健康乃是一种在身体上、精神上的完满状态以及良好的适应力，而不仅仅是没有疾病和衰弱的状态。"这就是人们所指的生理—心理—社会医学模式下的健康定义。因此，本书对于抑郁症的预防将从生理、心理、社会这几个方面进行初步探讨。

抑郁症的预防

第一节　生理

生理健康与心理健康存在明确的相互影响，心理健康会显著地影响生理健康，如冠心病、糖尿病、胃十二指肠溃疡等生理疾病的产生就是典型的例子；反之，生理健康也会显著地影响心理健康。例如几乎每个人都体验过的感冒，生病期间的心理状态和日常相比更加恶劣、郁闷；再比如妇女生产完孩子之后出现的产后抑郁症，晚期癌症患者出现的抑郁症状等。这些都反映了生理健康对心理健康的影响。所以，保持生理的健康对我们的心理健康有重要意义。

在人们的日常生活中，增进健康的方式主要有两种：一种是形成、巩固或维持对健康有利的行为，如有规律的生活习惯等；另一种是放弃或减少损害健康的行为，如戒烟等。

一、适度的体育运动

运动和锻炼是人们获得健康的重要途径之一。为什么适度的体育运动能提高人们的健康水平呢？研究者们较为认同的一个原因是锻炼能够使机体释放一些激素，如肾上腺素等，而这些激素在一定情况下可以提高机体的健康水平。

（一）有氧运动及其功效

有氧运动是指人体在氧气充分供应的情况下进行的体育运动，即在运动过程中，人体吸入的氧气与需求相等，达到生理上的平衡状态。所有的有氧运动都具有高强度、长时间、高耐力的特点，符合这些特点的运动有慢跑、自行车比赛、跳绳和游泳。而无氧运动是指肌肉在"缺氧"的状态下高速剧烈的运动，如短跑、举重等，主要特征为负荷强度高、瞬间性强，所以很难持续长时间，而且疲劳消除的时间也慢。无氧运动只是调动了体内短期的能量储存，而不是与耗氧有关的长期能量转换活动，故而对于整体健康的益处来说，不如有氧锻炼。这是因为有氧运动通过持续性活动身体，可以刺激心肺活动，把氧气输送给全身，从而调节身体各个器官的功能，氧气还能充分燃烧（即氧化）体内的糖分，同时还可消耗体内脂肪。因此，单纯从生理层面来看，有氧运动对提高人们躯体健康水平有重要的意义。其部分功能包括：提高最大耗氧量、降低静态心率、提高心脏每搏输出量、降低机体耗能、增加慢波睡眠、降低部分人的血压、提高睡眠质量、增加寿命、提高具保护作用的高密度脂蛋白含量、减少心血管疾病的发病率、减少肥胖、调整月经周期、减少某些癌症的发病率、提高免疫系统的功能。

此外，从心理层面来看，有氧运动与心理健康的关系也十分密切。研究发现，有氧运动能调节心理和精神状态，改善人们的情绪，即增强积极情绪，减少消极情绪如焦虑、抑郁等。其可能原因包括以下几点：

（1）运动时所产生的参与感和友谊感能够加强个体的社会支持网络。例如个体与他人一起进行打球、游泳、跑步等运动时，参与者彼此共同培养参与意识，获得参与感。在运动中，参与者增强了彼此的友谊，获得了友谊感，既达到了锻炼身体的目的，又建立了社会支持网络，提高了社会支持水平。

（2）运动能够提高人们应对各种应激的能力。有研究者探讨过经常运动的人是否比那些不经常运动的人能更好地应对应激这个问题。结果表明，随着运动时间的延长和运动水平的提高，应激性生活事件对健康的不良影响也随之逐渐下降。因此，运动可能是对抗应激不良影响的一种有效手段。其原因可能在于运动可以增加脑内啡肽类物质的分泌，有利于调整心理应激所引起的机体功能紊乱，如免疫、内分泌功能的紊乱等。这种激素使人摆脱忧虑、转移烦恼、心胸开朗、精神愉快。

（3）运动还能提高运动者的认知能力如注意力、记忆力等，并在一定程度上提高学习和工作的效率。

当然，任何事情都有其两面性，运动也要适度才能达到其目的。那么究竟何谓适度呢？有研究者认为，对于普通人而言，标准的运动处方是在一周内，可以在周1~5里每天做不低于30分钟的中等强度的活动，也可以每周3~5天里每天进行不低于20分钟的较高强度的活动。心肺功能不好的人运动

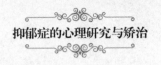

强度可适度减少。

（二）运动类型划分

运动类型可以划分为田径类运动、水上运动、球类运动以及自行车运动等。以下列举人们生活中常做的几种运动。

1. 跑步

跑步是最佳的有氧运动形式之一，可以提高人体的心肺机能，使得心脏所输送的血液和氧气量增加。有项调查结果表明，低于 50 岁组人群每天坚持适量跑步运动，平均最大氧气摄取量是每 14g 体重 60ml；到了 50～60 岁年龄段，平均最大氧气摄取量仍然保持在 50ml 左右；而在一周只跑一两次的小组中，20 岁年龄段组人群的平均最大氧气摄取量也仅为 37ml，到 60 岁年龄段时则猛降到 21ml。可见跑步的确可以加强心脏和呼吸器官的功能。

跑步还可以将人体血管壁上附着的可能引起动脉硬化的不良胆固醇去除掉（相反，良性胆固醇会增加），同时改善神经末梢的新陈代谢。跑步时间达到 20～30 分钟时，人的体温会上升到 40℃左右，在这个体温下，体内各种酶的活动开始活跃起来，其有益结果较多，如可提高组织中的胰岛素的活性，起到预防糖尿病的作用等。

跑步还是一种有效的减肥手段。跑步消耗的热量在一般情况下，大约可估算为每公里 14Cal（每公斤体重），就是说，体重 60kg 的人跑 10 分钟（距离为 2～3km），可消耗 120～180KCal 的热量。这些热量大约相当于一碗米饭的热量，虽然这个消耗量看起来不是很大，但日积月累，不失为一种健康的减肥途径。

2. 游泳

有很多名人都喜欢游泳这项运动。例如香港著名大企业家李嘉诚就十分喜欢游泳，他在自己的办公楼里建了一个室内游泳池，常常早上 6 点就起来游泳；俄罗斯总统普京也十分喜欢游泳。游泳为什么有如此大的魅力呢？首先，游泳是夏季里消暑的最好运动之一。每到七八月份，各个游泳场人头攒动，异常火爆。其次，游泳可以帮助身体散热，使人觉得凉快、舒服，是一项健康且有娱乐性的活动。游泳既锻炼身体，又锻炼肺活量。其作用具体表现为以下三点。

（1）对心血管的作用。游泳可以明显改善心血管系统的功能。冷水刺激通过热量调节作用可以促进血液循环。此外，游泳时水的压力和阻力也对心脏和血液的循环起到特殊的作用。在水面游泳时，身体所承受的水压就已较平时更高，而潜水时随着深度的加大，压力还会增大，游泳速度的加快也会加大压力负荷，使得心脏的肌肉组织得到加强，心腔的容量也能逐渐有所加大，心脏的跳动次数减少，这样心脏的活动就能节省化，从而使整个血液循环系统得到改善；静止状态下人体的舒张压有所上升，收缩压有所下降，使得血压值变得更为有利；人体血管的弹性也有所提高。根据有关专家统计，一般人在安静状态下每分钟心脏跳动约 66 ~ 72 次，每搏输出量约为 60 ~ 80 mL；而长期参加游泳锻炼的人，在同样情况下只需收缩 50 次左右，每搏输出量却达到 90 ~ 120 mL。

（2）对呼吸系统的作用。在游泳练习时，新陈代谢过程和心血管系统工作都离不开大量的供氧。然而，由于游泳时人的胸廓和腹部要受到水的压力，那么要想使身体获得足够的氧气，呼吸肌就必须不断地克服这种压力，这就会给吸气增加了困难。而游泳时呼气一般都是在水下完成，水的密度要比空气的密度大得多，因此要想呼气就必须用力。这样，人在游泳时无论是吸气还是呼气都能增加呼吸肌的收缩力，从而增强呼吸系统的功能。

（3）对人体皮肤的作用。在游泳过程中，人体的皮肤血管起到了重要的调节作用，冷水的刺激能促使皮肤血管收缩，以防热量扩散到体外，从而保证机体温度的平衡。同时，身体又由于肌肉运动而产生大量热量，使皮肤血管扩张，能改善对皮肤血管的供血。因此，长期坚持游泳锻炼能使人体皮肤的血液循环得到加强。此外，由于水是十分光滑柔软的液体，游泳过程中的水波浪不断对人体表皮进行按摩，可以让皮肤得到更好的放松和休息。

3. 步行

步行和跑步、游泳一样，也是一项很出色的有氧运动，如果走同样距离的话，可以和跑步获得同样的运动量。作为健康运动的步行，必须是用脚跟着地，后跟绷直，脚尖用力踢；挺直腰板儿，肘关节弯曲近 90 度，并前后甩动，有节奏地走。其强度处于从"有点轻松"到"轻松"这一范围（相当于中等强度的运动）较合适。这时人体的脉搏数在每分钟 120 ~ 130 次，形象点儿说，步行速度大致维持在如同约会要迟到时急忙加快脚步、额头冒汗时的速度。美国著名体育运动爱好者、作家波利·勃莱格 90 岁时，身体还像青年人一样结实、灵活、柔软、硬朗，并且精力旺盛、情绪乐观。按照波利的经验，"步行是运动之王"，他建议人们每天最好步行 5 ~ 8 km，并且要逐步增加。

4. 自行车运动

自行车运动与跑步、步行、游泳一样，具有对内脏器官的耐力锻炼效果。

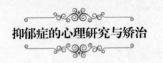

根据国际调查机构统计，在世界上各种不同职业人员中，邮递员的寿命最长，其中一个原因是他们经常骑自行车传送信件。因此，自行车运动可以益寿延年。

对心血管的影响：长期骑自行车可以提高心肺功能，增强身体免疫力。而自行车也被认为是克服心脏功能问题的最佳工具之一。同时，骑自行车能防治高血压，还能防止血管硬化。

对呼吸系统的影响：研究结果显示，长期的自行车运动有增加个人肺活量的功效。

对心理健康的影响：骑自行车可以促进心理健康。骑自行车是靠本身体力去踩双轮，这会让人感觉十分自由且令人畅快无比。它不止是一种运动，更是一种愉悦心灵的方式。

（三）影响坚持运动的因素

尽管运动对人们来说是有益的，但多数人却很难坚持锻炼下去。通常人们会以各种借口为理由来解释自己为什么不能坚持运动。有研究表明，只有一半的人在六个月后还在坚持自己的运动计划，这说明养成运动的习惯确实不易。

那么，怎样才能使运动和锻炼得到长期维持呢？研究者认为，只有方便而适度的运动方式才能使锻炼长期维持下去。还有研究认为，长期保持运动的最好方法是有规律的锻炼。他们认为，尽管锻炼的意愿受到态度的影响，但能否长期运动还是受习惯的影响。运动最初的 3~6 个月，是最关键的一个阶段，人们通常是在这一段时间内易于放弃，而过了此阶段，人们通常能够坚持锻炼。所以，根据自己的实际情况，制订一个适合自己的锻炼计划表，安排好规律的锻炼时间，并有规律地实施一段时间，使之成为一种自发性的和习惯性的行为，这样就能为长期锻炼打下基础。

二、保持健康的饮食

不良的饮食习惯可导致许多疾病发生，比如高蛋白、高胆固醇饮食会升高人体血清总胆固醇浓度和低密度脂蛋白的浓度，从而使血管狭窄、血管弹性变差、形成血栓，增加心血管疾病如高血压、冠心病等各种血栓性疾病发生的可能性。所以说，人们要保持健康的体魄，除了要进行运动锻炼外，还要注意合理膳食。良好的饮食行为能够提高个体的健康水平，预防缺铁性贫血、肥胖、龋齿以及心脑血管疾病、糖尿病、肿瘤疾病等的发生。培养并保持健康的饮食习惯应该是每个人追求的目标。

良好的饮食习惯包括正常的进餐次数、时间和平衡膳食，其中最主要的就是平衡膳食。

所谓平衡的膳食，是指能够全面均衡地满足机体营养（热能和营养素）需求的膳食。其中"全面"是指膳食中营养素种类齐全，数量充足；"均衡"是指膳食中各种营养素之间保持适宜的比例关系，能够有效地被人体吸收利用。平衡膳食所涉及的主要平衡关系有：三大产热营养素（蛋白质、脂类、糖类）之间的平衡、热能代谢与 B 族维生素之间的平衡、必需氨基酸之间的平衡、不饱和脂肪酸与饱和脂肪酸之间的平衡、多种维生素之间的平衡、可消化性糖类与膳食纤维之间的平衡、无机盐之间的酸碱平衡等。平衡膳食的建立可使机体的营养需求与膳食的营养供应之间保持良好的对应关系，以促进机体的生长发育，调节机体的生理功能，提高机体的免疫能力，改善机体的健康状况，达到合理营养的目的。

培养健康饮食习惯的方法

1. 改变不良的饮食观念

我们要认识到：无论是营养不良还是营养过剩，抑或是不良的饮食习惯，都将有损人体健康，并可能致病。个体只有树立合理的、科学的饮食习惯理念，才能养成适合自己的健康饮食习惯。

2. 积极学习营养知识

许多人缺乏营养学方面的知识，不清楚各种食物所含的主要营养成分以及怎样才是合理、科学的营养膳食，从而引发很多疾病产生。例如，营养不良导致贫血；营养过剩导致肥胖病、糖尿病、心脑血管病；食盐摄入过多易患高血压；喜食过热食物的人食管容易发生癌变等。值得注意的是，同发达国家相比，我国真正系统学习营养知识的人甚少。目前我国大力发展营养师队伍，就是为了减小这一弱势。另外，一般人在日常生活中通过报刊、杂志、电台等媒介获得营养知识还是可取的。

3. 强化自我监督意识

中国有句俗话："江山易改，禀性难移"。改变一个人的饮食习惯不容易，始终坚持下去就更不容易。有关统计资料显示：通常人们开始的时候都能够坚持，但随着时间的推移，人们又会恢复原来的饮食习惯。即使是那些患有高血压、冠心病和糖尿病的人，虽然有医生的指导和忠告，但是仍有43%的人不能控制自己的饮食，从而导致严重的不良后果即加重病情或病情反复。

自我监督技术可以由以下 4 个步骤来实现。

（1）选择目标。在培养健康饮食习惯的过程中，应首先选择一个对个体具有意义的、积极的努力目标，且这一目标必须明确、可行。个体自身制订目标或营养师帮助个体制定目标前可以适当测量统计，如对糖尿病病人的进餐次数、膳食结构所进行的饮食控制等。

（2）监测目标。这是指在实施计划前，营养师先对个体目前的目标行为进行基本情况记录，然后再记录其目标实施过程中的情况变化，这样才能进行前后状况对比，从而可以根据实际需要给予相应的计划调整，更有利于个体目标的顺利实现。

（3）反馈和调整行为。营养师根据记录，发现和发展适宜个体的行为，克服不适宜的行为。例如膳食纤维对人体而言有着重要的生理功能，它可以增强肠道功能，有利于粪便排除，减少疾病的发生。食物中的碳水化合物是膳食纤维的最好来源，如谷类、豆类食品和新鲜的蔬菜水果等都能提供丰富的膳食纤维；但摄入过多的碳水化合物在体内会转化为脂肪，使人发胖。这就要求个体在目标实施过程中，不断进行调整，使碳水化合物的膳食纤维供给量既满足身体的需要，又不会超过机体的负担能力。

（4）强化和巩固行为。个体坚持以上评估，保持自然强化联系，保持所达到的目标。

总之，保持健康饮食习惯的方法很多，每个人都会有适合自己的健康饮食习惯。只有将健康饮食习惯坚持下去，才可能拥有一个健康的身体。

三、控制体重

（一）肥胖的概念

肥胖是人体的一种脂肪堆积过多的异常体态，当人体内脂肪占体重的百分比过高，超过了正常的比例时称为超重或肥胖。

通常用来衡量人体胖瘦的参照值被称之为标准体重。目前在我国尚没有统一的标准体重数据，较普遍采用的计算方法有两种。

（1）成年：[身高（cm）－100]×0.9＝标准体重（kg）

（2）男性：身高（cm）－105＝标准体重（kg），女性：身高（cm）－100＝标准体重（kg）。

正常体重一般在标准体重＋/－10% 以内的范围。超过这一范围，就可称之为异常体重。实测体重超过标准体重，但超出部分小于 20% 者称为超重；

实测体重超过标准体重 20% 以上，则可诊断为肥胖。

（二）肥胖的危害

随着社会的进步和人们生活水平的提高，人们的食谱越来越丰富，可选择的食物种类越来越多，但伴随而来的肥胖却成为全球范围内影响健康的重要危险因素之一。据统计，截止 2002 年，中国约有 2 亿人体重超标，6 000 多万人患上了肥胖症。其中成人超重率为 22.8%，肥胖率为 7.1%，与 1992 年相比，中国成人超重率上升 39%，肥胖率上升 97%。

肥胖主要是由于人体摄入的热量与输出的热量不平衡所造成的，个体往往是高热量、高脂肪饮食摄入过多，同时身体活动过少，从而导致体内脂肪的大量累积。

首先，肥胖不仅影响形体美，而且给生活带来不便，更重要的是容易引起多种并发症，加速衰老和死亡。可以说，肥胖是衰老的信号和发生躯体疾病的先兆。

肥胖能引发多种疾病，减少人的寿命。据统计，肥胖者并发脑栓塞与心衰的发病率比正常体重者高 1 倍，患冠心病比正常体重者多 2 倍，高血压发病率比正常体重者高 2~6 倍，合并糖尿病者较正常人约多 4 倍，合并胆石症者较正常人多 4~6 倍。更为严重的是，肥胖者的寿命将明显缩短。据统计资料表明，超重 10% 的 45 岁男性，其寿命比正常体重者要缩短 4 年。

其次，肥胖还是产生心理问题的原因之一。近年来流行病学专家调查了腹部脂肪显著增加机体对应激的反应性，发现这种类型的人群对应激较易产生心理变化，而这种对应激的反应性增加了疾病的发病率。所以，肥胖会对人们的身心健康造成极大影响。由此我们不难看出，科学控制体重刻不容缓。

（三）科学控制体重

肥胖严重威胁身体健康已是人们的共识，许多人开始尝试控制体重的方法。减肥方法有多种，但健康心理学家认为，最好是通过培养健康的生活习惯来对肥胖进行预防和纠正。这些习惯包括合理的饮食和加强身体锻炼，即整合模式的减肥方法。该方法强调多种手段相结合，其中包括。①加强运动锻炼：在我们进行体育运动等身体活动时，如果持续时间不足 3 分钟的话，身体主要动员储存在肌肉中的糖原作为能源来使用；如果超过 3 分钟，体内的葡萄糖和脂肪就会被分解而生成能量。但是，在运动刚开始的时候，主要使用的能源是葡萄糖，随着运动持续进行，脂肪才开始被利用，一般持续 15

分钟后脂肪才成为主要的能量来源。因此，个体加强日常运动量，可以使吃进去的多余热量在运动中消耗出去，消耗脂肪，同时又锻炼了骨骼和肌肉，这是减肥最为有效而又健康的一种手段。②控制进食量。个体限制每天摄入的食物热量，同时在进食时细嚼慢咽，可以边吃边在心里默数咀嚼次数和吞咽次数，要求次数间隔时间越长越好，就如同在品尝食物一样，避免大嚼大咽。③奖励：减肥者遵守计划较好时，可以给予自己适当的奖励，如看电影或上网等，以强化计划的进一步实施。④自我监控：减肥者要学会对自己的饮食进行记录，即吃了什么，什么时间、地点、方式等等，或肥胖通过记录来了解自己的饮食模式，从而达到自我监控的目的。⑤社会支持：在减肥过程中，较多的社会支持会使参与者更能成功减肥。所以，减肥者的家人、朋友和同事要积极支持减肥者，这样才能使他们的减肥计划顺利进行下去。

第二节　心理

假设你是一位学生，即将面临考试。如果你对考试抱有这个信念："我很想在这次考试中发挥得特别好，但是，这对我来说也并非绝对要实现的事情。如果我没考好，当然很糟糕，但也绝不会是世界末日。"当你持有这种信念的时候，再想到自己可能会考试失败，你会作何想呢？如果你能够设身处地地想象一下这一场景，就可能会发现，自己虽然会对考不好感到担心，但是并不会引发过度的焦虑。

你再次设想一下，你是一位学生，即将面临考试。这次，你对考试抱有的信念如下："我必须在考场上发挥出我的最大潜力，如果没有做到就会糟糕至极！"在这一信念之下，想到自己可能会考试失败，你的感觉又会是怎样的呢？最有可能的情况就是，你会对考试失败产生过度的焦虑情绪。

这个事例深刻地说明：面对相同的一件事情，如果持有不同的信念，我们的情绪也会不一样。

根据认知理论可知，认知与情绪之间的关系十分紧密。当我们感受到某种情绪时，往往伴随着与之相应的认知。换言之，同样一个事件所引发的情绪可能完全不一样，这种不同就是不同的思维所起的作用。正如斯多葛学派的哲学家埃皮克提图（Epictetus）所说："困扰人们的并不是事物本身，而是他们看待事物的方法。"例如，假设一个人失业了，如果他/她想到的是："我是一个失败者"，那么他/她所体验到的就是抑郁、无助感；如果他/她想到的是："他们凭什么辞退我?! 这是赤裸裸的歧视"，那么他/她就会感受到愤怒；而如果他/她想到的是："虽然我不喜欢失业，但是这正是我尝试新工作的机会"，那么他/她所感觉到的就是紧张又期盼的情绪。当我们的情绪十分激烈时，所伴随的思维也会加强这种情绪。例如，抑郁的人容易产生负性的思维，想到自己的生活充满着不幸；焦虑的人容易感受到危机四伏；愤怒的人容易认为自己受到了伤害。也就是说，当我们体验到很强烈的情绪时，很可能会扭曲、低估或忽略那些与自己的情绪或信念相冲突的信息。

以下案例说明了我们的不合理思维是如何影响到我们的情绪及行为的。

李小姐确信自己是不可爱的，根据以往和异性交往的经验教训，她认为没有人会真正地爱她。虽然她很想恋爱结婚，让生活稳定下来，但是这样的信念使她没有信心，令她感到抑郁。当她的同事王先生爱上她，并且对她表达好感时，产生了以下情形：

（1）王先生称赞她，她的理解是：他只是随口说说而已，这是因为我们是同事关系，这样说可以融洽关系。

（2）王先生邀请她一起吃午餐，她想：可能是因为我刚才讲解工作计划时没做好，所以他只得在午餐时继续探讨。他肯定因此而讨厌我，因为他要额外付出时间。

（3）吃午饭时，王先生对她说，他觉得她的工作计划做得很好，并且称赞她是个尊重别人、温柔善良、考虑周到且很有吸引力的女人。李小姐心想：别的同事可能会做得更好，他只是客套话而已。

正是因为王小姐的固有认知即认为自己是不讨人喜爱的，所以她会忽略或扭曲那些与她的固有认知不一致或相反的信息。当她处于不良情绪状态时，就更加难以感受到正面的反馈意见。

这些固有信念的成因可能源于以往的经历。例如李小姐，她从小到大一直受到性骚扰及虐待，这些经历形成了她的固有信念，即认为自己是一文不值的、不可爱的、不被人接纳的，并且认为男人都是危险的、虚假的、虐待人的、不关心人的。除了个人生活经历之外，成长环境对思维的影响也是很巨大的。社会文化传统、宗教信仰、种族背景、传媒、居住环境以及家庭经济状况、家庭氛围等都会影响一个人的信念，早年及现在的环境事件也都会影响个人对自己的看法。

合理情绪治疗（Rational Emotive Therapy，RET）的基本理论，即为ABC理论，其中A指的是诱发事件（Activating Events）；B所指的是个体在遭遇该诱发事件之后的信念（Belief），即个体对该事件的看法、解释和评价；C指的是结果（Consequences），包含个体的情绪及行为。该理论认为，诱发事件A并不能直接引发结果 C，A 只是间接原因，信念 B 才是引发 C 的更直接原因。例如，一杯水被打翻在地上这样一个事件，由于信念不同，其引发的情绪及行为反应可以截然不同。如果信念是"今天真是太倒霉了！不仅把地板弄湿了，害得我要擦地板，而且还要重新弄一杯水，我的命怎么这么苦啊……"这一信念引发的情绪将是自怨自艾、烦躁、忧郁。如果信念是"真是太幸运了！杯子竟然没有摔破！而且，幸好是摔在地板上，没有把桌子上的文件弄湿。更加幸运的是，桌子上的笔记本电脑没有受到影响！"这一信念引发的情绪将是放松、庆幸和愉悦。由此可见，不合理信念正是许多不健康心理问题的核心，而合理或理性信念则是健康心理反应的核心。所以，我们成功地迈向思维与情绪平衡状态的第一步就是认识到自己的非理性思维。

一、具体而言，有下列常见的认知歪曲

（1）灾难化（Catastrophizing）：你相信已经发生的或者即将发生的事情是如此的糟糕和难以忍受，以至于你不能够承受它。灾难化通常发生在你看待自己的错误、恐惧或不完美之处时，因为你夸大了它们的严重性。例如："如果我失败了，那就像天塌下来，太可怕了！"、"天啊！我做了一件错事。多糟糕，多可怕！流言满天飞，我的名声全毁了！"你用放大镜来观看负性信息，使它们看起来夸张而变形，结果把一件普通的消极事件看成了吓人的怪物。

（2）贴标签（Labeling）：指用高度主观的、不准确的、过于情绪化的负性言辞来描述一件事情或给自己或他人以整体的负性评价，是过于概括的一种极端形式。其背后的哲学是："衡量一个人的标准就是看他所犯的错误"。你可能为你自己贴上一个消极的标签，如"我是不受欢迎的"、"我是一个失败者"等。你也可能会给别人贴上一个标签。当别人的行为不恰当时，你会为他们贴上"他是一个该死的讨厌鬼"或者"他是个很坏的人"等标签。为自己或他人贴标签意味着你创造了一个完全消极的自我形象或他人形象。当你开始用"我是一个……"这样的句式描述自己的错误时，你就有了绝好的为自己贴标签的机会。比如，当你在失恋时，你可能会说"我就是个彻头彻尾的不受欢迎的人"而不说"这次恋爱失败了"。同样地，当你选择的股票在下跌时，你或许会想"我真是一个失败者"而不是"我投资这个股票错了"。

给自己贴标签是非理性的。事实上，你的自我形象不能够根据你做的任

何单一事情做评价。你的人生是一系列复杂的、永远变动着的认知、情感和行为的合流。换言之，你的人生更像一条河而不是一座雕像。你会因为一次小感冒就认为自己是一只"病猫"吗？或因为一次走路不小心绊倒就说自己是一个"失败者"？这些本来都是人生经历中的寻常事件，但是当你据此而为自己贴标签时，这些寻常事件就会给你带来很大的煎熬。

当你给别人或社会贴标签时，你很可能会产生注意力偏向。一个常见的例子就是你把某位偶然犯错误的人贴上"做事不靠谱的家伙"的标签。由于贴上了这种标签，你就会特别关注这个人的失败之处。长此以往，你就会忽略对方做得好的事情，而把对方的每一个缺点或不当之处放大，越加证实自己的看法。如果你对某个地方有偏见，并且贴上"这个地方的文明程度很低"的标签，你的注意力也会一直投放在这个地方的不好之处，从而忽略了它可能充满着的人文关怀。所以，别再试图用消极的标签定义自己、他人或社会了，这是非常错误的。

（3）两极化思维（Dichotomous thinking）：这是指你倾向于用一种极端的、黑白分明的标准或者说你以全或无的方式来评价自己、他人或事件。如果你的表现不够完美，你就会认为自己彻底失败，认为要么全有要么全无。你以绝对的黑白来看待每一件事情，灰色地带是不存在的，即只有0%和100%。所以，你会有这种观点："要么我非常成功，要么我就是一个失败者。"例如，一位成绩一直第一名的学生在一次考试中得了第二名之后说："现在我算是全完蛋了。"要么全有要么全无的思想基础是完美主义，它使你害怕任何错误与不完美，因为一旦有不足之处你就会认为自己完全输了，你会感觉自身没有任何价值。这种信念会引发一种感觉，即"无论我做什么都不会做得足够好"。我们除了会应用两极化思维看待自己之外，也会用这种思维方式看待他人或社会，例如"他要么就是我的朋友，要么就是我的敌人"或"社会要么就是绝对公平公正的，要么就是腐败横行的"，这些观念过于极端，持有者情绪也会因此受到影响。显而易见，这种评价事物的方法是脱离现实的，因为生活根本没有绝对的正确和绝对的错误。在宇宙中，绝对是不存在的。再如，女友今天心情不佳，对你不像平时那么热情，你得到的结论就是："她不再爱我了"。其背后的逻辑就是，如果一个人爱另一个人，就会每时每刻都热情如火；一旦某个时刻不热情了，就意味着不爱了。假如你总是试图用绝对的范畴来比对自己、他人和事件，那么你就会一直很压抑，因为现实无法满足你的要求。你会一直不信任自己，因为不管你做什么，都永远不会符合你那极端的要求。

（4）应该（Should）：你根据事物应该怎么样而不仅仅依据事物是什么来评价它们。你试图用"应该"或"不应该"来激发自己，就好像你在期望做什么事之前应该先鞭笞自己或惩罚自己一样。例如，"我应该做得好。如果我做不好，那么我就是一个失败者"。这种陈述会让你感到有一种压力、怨恨以及负罪感，最终会导致冷淡和缺乏动力。再如，"这次讲课比赛我应该要得到第一名。如果不能，则意味着我的课讲得很差"；当你自己的行为在现实中没有达到标准时，你的应该陈述就会使你讨厌自己，让自己感到羞耻和内疚；当其他所有人的行为没有达到你的期望时，你会感到痛苦，你会体会到愤怒、灰心和怨恨，并认为自己才是对的。例如，某一次上课，某位平时一直表现良好的同学由于身体不适而在课堂上打瞌睡，作为老师的你就想："他不应该这么以自我为中心，他应该认真听课"。这个想法会使你感到心酸和怨恨，继而可能对该学生进行不当的处罚。所以，你要么改变自己的期望以接近现实，要么永远被人们的行为搞得情绪沮丧。

（5）个人化（Personalizing）：即便你并无责任或责任很小，你也会假定自己应该为某一消极事件负全责。你武断地认为事情的发生是你的过错，或反映了你的不足，你将消极事件更多地归因于自己的过失，而没有看到他人也有责任。例如，"离婚都是由于我的问题"。这种认知扭曲会导致强烈的负罪感。比如说，某位同学平时表现很差，欺负小同学，聚众斗殴，成绩糟糕，作为班主任的你可能产生负罪感，因为你在想："这位同学不上进是因为我作为班主任没有做好教育工作，没有把他纠正过来都是我的责任。"当做母亲的看到孩子的成绩单上显示的成绩不好时，做母亲的可能马上就会想："我一定不是一个好母亲。这个成绩单证明了我是多么的失败。"

个人化使你充满负罪感，责任会迫使你把整个世界都扛到自己肩上。作为社会中的一员，你肯定会影响和你交往的其他人，但是你并不能控制别人的言行。别人的所作所为最终是他们自己的责任，而不是你的责任。

（6）低估正性信息（Discounting Positives）：你认为自己或他人所取得的正性的成绩是微不足道的。你拒绝承认积极的经验，你会找这样那样的理由认为它们"不算什么"。例如，"那些成功是很容易达到的，所以它们并不能算什么"或者"是老公都会那么去做，所以他对我好并不说明什么"，这样你就可以坚持你的消极信念了。

一个日常的例子就是我们每天对待别人恭维的态度。假如有人赞扬你的外形或是学习工作能力，你或许会下意识地对自己说："这只是一句客套话"。由此，你就轻易地否定了他们的赞美。假如你不断地对身边发生的好事情泼冷水、予以否定，你的情绪也就会越来越压抑，发展到后面，你会越来越迅速地、下意识地把本该有的快乐转化成低落的情绪。

贬损积极的东西是认知扭曲中最具破坏性的一种形式。你会极力发现证据支持自己的烦恼假设，而忽略所有的积极反馈。每当发生一件消极事件，例如考试失败，你就会反复考虑这件事情，然后得出结论："这证明了我原有的对自己能力的看法"。相反，如果发生了一件积极事件，例如考试成功，你就会告诉自己："这个纯属运气，不能反映我的真实水平"。你的这种习惯思维导致的结果将是自己情绪低落，无力去享受所发生的好事，或是快乐的情绪维持的时间十分短暂，而后迅速地被负性情绪所占据。

这种认知扭曲在普通人群中很常见，而在抑郁症人群中更是广泛存在，且表现更加强烈。比如，一位住院治疗的患有抑郁症的年轻女孩说："谁都不可能真正在意我、关心我，因为我很令人讨厌。没一个人会关注我"。而事实上，许多病人和工作人员都认为她很随和，待人接物温文尔雅，对她颇有好感。而她却全盘否定这个现实，声称："这根本不能说明什么，因为我们不是在现实世界里生活。在医院外边的人是永远不会这样看待我的"。而事实上，医院外边有很多朋友和家人都在关心她。她对此事实又加以负性评价："那也不算数，这些都是因为他们并不了解真实的我，我的内心并不像他们认为的那么好，我是世界上最糟糕的人。绝对不会有任何人哪怕片刻地真正喜欢我！"通过这种方式，她可以贬损积极体验，一直坚持自己的消极信念，即使这种信念和她的日常经验相比显然是不真实、不连贯的。也许，你的消极想法没有这位女孩那么极端，不过可能你还是每天多次在不经意或下意识地忽略掉许多发生在你身上的积极的东西，这种认知歪曲会使你的生活变得不必要的黯淡。

（7）读心术（Mind Reading）：即使没有他人在想什么的充分证据，你也以为自己知道人们在想什么。例如，"他认为我是一个失败者"。即便没有确切的事实令人信服地支持你的结论，你也会对事情作出一个消极的解释。你武断地认为别人会对你作出消极的反映，你假定其他人都瞧不起你，你对此深信不疑，甚至不愿去检验一下。例如，你作了一场出色的讲课，但是你却发现前排有一个学生在打盹，据此你或许就会想："这个学生认为我很讨厌，因为我的课讲得不好"。然而，事实上他是因为昨晚玩得太晚没睡，但是你并不知道这一点。再例如，在路上你的一个朋友和你擦肩而过而没有和你打招呼，你或许就会错误地得出结论："他不理我，肯定是因为他对我有意见"。但是事实上，他当时正全神贯注地思考一件事情，并没有注意到你。再例如，某天晚上你爱人没有搭理你，你的心可能会受伤，因为你会对他的沉默作出这样的解释："他肯定是因为我做错了什么而生我的气了"。但是事实上是因为他在工作中受到了挫折，正为此感到难过，所以就没有心情和你说话。针对上述种种想象出来的消极反应，你的情绪反应可能是焦虑、愤怒、抑郁，行为反应则可能会是退缩或反击。

（8）选择性负性关注（Negative Filter）：你几乎只关注于负性信息而很少注意到正性信息。例如，"所有这些人都不喜欢我"。你选择一段消极细节并反复思考它，这样做的结果就是在你眼里，整个事件都变得消极起来，就像一滴墨水染黑了整杯水一样，或者说一叶障目不见泰山。比如说，某位同学在第一次期中考试后，她确信在满分一百分中她丢了大约有二十分。她对这二十分耿耿于怀，于是就得出结论说她会因为这次考试的失败而退学。成绩公布时，她才发现，她得到的分数八十分是全年级的最高分！当你选择性负性关注时，你就戴上了一副特别的有色眼镜，经过它的选择性关注，只让消极的东西进入你的思想意识里，最终导致什么东西都变得消极。

（9）预测未来（Fortune Telling）：你对未来进行预测的结果是事情会变得更糟或者前面有危险。例如，"我肯定这次考试会不及格"或者"我肯定得不到这份工作的"。你预测事情会变糟，而且你坚信这个预言一定会发生。你猜想某些事情将要发生，尽管这并不是真实的，你却很确定地把这个预言当做一个注定会发生的事实。例如，一位来访者在焦虑时反复对自己说："我的爱人一定会在近期离我而去的，这是命中注定的！"而当时他的爱人正悉心照料着他的生活，事实也证明，他的爱人继续和他生活了很多年，他的预测的依据是不充分的。另一位来访者在第一次咨询时对我解释为什么他得放弃治疗："我意识到我会一直抑郁下去，我的不幸也将延续，没有人可以帮助我，我深信这次或任何其他治疗都必然会失败。"关于未来的消极想法使他感到无望。然而，在他开始治疗后不久症状就得到了改善，这表明他过去的预言是毫无根据的。

（10）过度概括化（Overgeneralizing）：你在只有少量信息的情况下就对整体作出消极预测，把一个孤立的消极事件看作是一个永远会持续下去的失败模式。"这总是会发生在我身上，我在很多事情上都失败了。"例如，一位同学在某一次英语考试中有几道题答不上来，就对自己说："这几道题都答不上来，我真没用"。这是过度概括的一个典型例子。但是事实上，他的英语成绩一直名列前茅。再例如，一位害羞的年轻人终于鼓足勇气约一个女孩，但是这位女孩由于有约在先，礼貌地拒绝了他。于是这位年轻人就对自己说：

"我再也不去尝试约会了！没有女孩愿意和我约会，没有人会喜欢我，我将孤独终老。"过度概括化的歪曲思维导致他认为，因为这位女孩拒绝过他一次，所以她永远都会这么做。并且所有女人都具有类似的品位，那么地球上任何一位合格的女士都会反复不断地拒绝他。当过度概括化的思维占主导时，一个人遇到小小的挫折也会导致严重的情绪困扰。这种片面的负性概括会导致自责、自卑、焦虑、抑郁情绪产生。而个体如果将这种歪曲认知投放在其他人身上，则容易产生敌对、烦躁、愤怒的情绪。例如，老公回到家中，把袜子一脱，随意丢在地上，老婆看到之后，大发雷霆，骂道："你这个人啊，就是那么邋遢肮脏，从小没有教养"。这种过度概括化的描述必然引发一场家庭战争，长此以往，家庭矛盾也将愈演愈烈。

（11）情感推理（Emotional Reasoning）：你的感觉支配了对现实的解释。你认为自己的消极情绪必然反映了事情的真实状况。例如，"我心情沮丧，因此，我的婚姻不会有好结果"、"我这么感觉，所以它肯定是真的"。你把自己的情绪当做事实证据，你的逻辑是："我感觉自己像一个没用的家伙，所以我就是一个没用的家伙"。可以作为情绪推理的例子有："我感到无望，所以我的问题肯定不可能解决"、"我觉得有罪，所以我肯定干过坏事"、"我感到欠缺，所以，我一定是一个无价值的人"或"我对你很生气，这表明你做得不好，而且总是想利用我"。

情绪推理的一个常见后果就是拖延。例如，你回避擦灶台，因为你告诉自己："我一想起脏兮兮的灶台就恶心，擦灶台是不可能的"。几个月之后，你终于做了这件事。而事实证明这件事并没有那么艰苦，结果也是很让人满意的，厨房焕然一新。都是因为你养成了一种让消极感情指导你行为方式的习惯才导致了这种拖延。

（12）如果……怎么办？（What if）：你持续地问一系列诸如"如果某事发生了该怎么办"的问题，不满意任何答案。例如，"如果我紧张了怎么办？"或者"如果我不能屏住呼吸怎么办？"这是对未来不可预测事件的担心，会导致你强迫性地消耗大量精力为未来的所有可能性做好准备，从而心力交瘁。

（13）责备（Blaming）：你认为是其他人引起了你的负性情绪，从而拒绝承担改变自己的责任。例如，"她应该为我现在的状态而受到谴责"或者"我的父母造成了我所有的问题"。这种思维模式把自身的主观能动性排除在外，使得自己的拒绝改变得到合理化的解释，从而维持原有的不良行为模式。

（14）后悔倾向（Regret Orientation）：你认为在过去你应该能做得更好，而不是关注你现在能在哪些方面做得更好。例如，"如果我努力的话，我就能

拥有一份更好的工作"或者"我本不应该那样说"。人生路上会不断地面临各种各样的选择，没有哪个选择是一定正确的。由于人生不能重来，也就无法验证你没有选择的另外千万条路是否就比你现在走的这条路更好。这种歪曲的认知方式会导致你整天处于后悔情绪之中，而忽略了现实的美好之处。

（15）不公平的比较（Unfair Comparisons）：你根据不切实际的标准来解释事件，并主要关注那些比你做得好的人，然后在比较中作出你比较差劲的判断。例如，"她比我更成功"或者"这次测验其他人比我做得要好"。你提取出人群中每个个体的优势来和自己的弱势作比较。经常出现的比较方式是："A同学的数学比我好，B同学的英语比我好，C同学的篮球打得比我好，D同学的钢琴弹得比我好……"这显然是不公平比较，因为你拿自己单个个体来和群体进行对比，这只会导致你丧失信心。

二、纠正已有歪曲信念的几个关键步骤

（一）第一步：识别自己的情绪

不良的负性情绪主要包含：焦虑、抑郁、内疚、羞耻、受伤、不健康的愤怒、不健康的嫉妒或羡慕。这些情绪可能源于：遭遇失败、受拒绝、被反对、缺乏控制感、没有确定感、受背叛、受到不公待遇、受批评。因此，可以使用问题清单法来初步了解自己的情绪。具体操作如下表：

（1）"当我的朋友答应给我打电话而后来又没有打时，我会认为这意味着他们不在乎我，因而感觉伤心。"
（2）"每当我老公板着脸的时候，我都会认为自己做错事了而感到不安。"
（3）"当我去我的朋友家时，我会特别注意到他们拥有而我没有的东西，这令我感到嫉妒。"
（4）"每当我在路上遇到堵车而耽误行程时，我都会感到愤怒，并且会大声咒骂、说脏话。"
（5）"……"

（二）第二步：识别自己的信念

不良的负性情绪源于一个不合理的信念，将导致毫无建设性的行为，从而阻碍问题的解决和目标的实现。因此，我们需要识别出上述负性情绪背后

的不合理信念。但是，最底层的歪曲信念可能并不是那么的明显，所以我们常常需要使用垂直下降技术来进行挖掘。垂直下降技术是一种帮助我们了解不清楚的潜在信念的很有用的方法，它要求你识别一系列的含义。试着识别你的负性想法，然后检查接下来的一系列想法。你要一直问自己"如果那是真的，（它会让我烦恼）是因为它意味着……"

例如，发生事件：你参加一次朋友的聚会，有个女孩让你很想接近，然而，你的情绪却是担忧、焦虑和恐惧……

针对这一事件的垂直下降图示见下图所示：

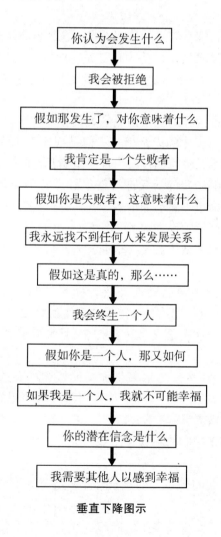

你认为会发生什么

我会被拒绝

假如那发生了，对你意味着什么

我肯定是一个失败者

假如你是失败者，这意味着什么

我永远找不到任何人来发展关系

假如这是真的，那么……

我会终生一个人

假如你是一个人，那又如何

如果我是一个人，我就不可能幸福

你的潜在信念是什么

我需要其他人以感到幸福

垂直下降图示

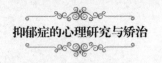

最终，你会发现背后的歪曲信念原来是"我需要其他人以感到幸福"。

（三）第三步：评估和挑战歪曲信念

个体对固有认知不符的信息进行自动忽略的问题是可以通过学习和训练来进行纠正的。例如，在经历过一场失败的语文考试之后，你认为自己是一个完全的失败者。此时，你首先要做的事情就是对失败进行定义。如果你有不合理的认知歪曲，则你所下的失败定义可能会是：做得没有我期望的那样好，没有尽自己100%的努力；做得没有其他人那样好；在有一项任务上没有做好。

此时你可以采用自问自答式的诘问技术对这个歪曲认知进行质询。

问：这次语文考试之后，你认为自己是一个完全的失败者，而且总是把事情搞砸。所以，你认为一个彻底的失败者就是一个从来都不能把事情完成的人。

答：是的，我就是这样的一个彻底的失败者。

问：这有些像是两极化的思维模式，但是现实中也许存在两极之间的过渡状态。在过去几年中，你真的没有一件事情做得对吗？

答：好像不是，例如我的乒乓球打得很好，某次乒乓球比赛还获得了名次，并且我的数学成绩也一直名列前茅。这些都让我有很好的感觉。

问：你和朋友们间的关系如何呢？

答：很不错。他们都认为我是一个非常善于倾听、耐心而有幽默感的人，朋友们都喜欢我。

问：所以，刚才给你自己贴的失败者标签是源于你的极端化思维，即"全或无"式的思维，这种思维并不能反映现实的状况。

答：是的。不过，这次语文考试我期望得到90分以上，结果只得了80多分。

问：因此，得到80多分的结果是你不能接受的。这其实就反映了你的"全或无"式的思维模式。换言之，"如果得不到我期望的90分以上的成绩，我就是一个彻底的失败者"。

答：嗯，这看起来非常的不理智。

问：为什么呢？

答：因为我在不同的科目上的表现是不一样的，有些科目学得好，有些科目学得不太好。

问：所以说，事物是存在多个层面的，并不是只有"全或无"，也不是只有"黑或白"，两极之间是存在过渡状态的。

答：这样想的话，感觉比以前好多了。

（四）第四步：合理信念替代不合理信念

韦斯勒（Wessler）曾经总结出不合理信念的三个特征：绝对化的要求（Demandingness）、过分概括化（Overgeneralization）和糟糕至极（Awflizing）。由此可见，不合理信念是僵化的、极端的、与现实不符的、不合逻辑的或是荒谬的，且大部分会导致功能不良的后果。

与之相对应的是，理性信念则是灵活的、不极端的、与现实相符合的、有逻辑的或是明智的，且大部分导致功能良好的后果。因此，使用合理信念替代原有的不合理信念，有助于我们保持健康心态，避免滑入不良情绪的泥沼。

具体而言，三种非理性信念特征对应三种理性信念特征。

1. 绝对化要求 vs 热切的希望

绝对化要求指的是认为事情"必须"、"一定"、"绝对要"怎样。例如："我必须把这件事做好。"

"他们一定要这样才对。"

"社会必须是公平的。"

这类要求体现了僵化的特点。

热切的希望则是指希望事情能够变成什么样子，但是并不要求它们必须成为那种样子。其表达可能是：

"我希望能够做好，但是不一定非要做好不可。"

"我希望别人对我好，但是，别人不一定都会对我好。"

"我希望社会是公平的，但是，它并不一定会按照我希望的那样发展。"

这些表述体现了灵活变通的特点。

2. 过分概括化 vs 接纳态度

过分概括化（全或无）指的是对自己、他人和世界的极端的看法。例如："我必须所有事情都成功，否则我是一个失败者。"

"他是一个坏蛋。"

"这个社会是邪恶的。"

接纳态度则是一些并不极端的想法。例如：

"我想做得很好，但是并非一定要这样。如果我没有做得很好，也并不能据此说明我就是一个失败者。谁都可能犯错误，我也不例外。"

"我希望别人都对我好，但是并非一定要这样。如果别人对我不好，也不能说明别人就是一个坏人，只能说明这个人与我关系一般而已。"

"我希望社会是公平的，但是并非一定会如我所愿。如果社会是不公平的，也只是在某个方面不公平，并非整个社会都堕落了。社会是复杂的，不断地在发生好事、坏事以及不好不坏的事。"

3. 灾难化 vs 反灾难化

灾难化是指当自身需求不能得到满足时，个体把后果设想得十分严重。例如：

"我必须把这件事完成，否则就要完蛋了！"

"别人如果对我不好，我就太凄惨了！"

"社会必须是公平的，如果不是的话就太糟糕了！"

这些都体现了极端的信念，放大了不良后果的严重性。

反灾难化的信念是个体需求受阻时产生的一些并不极端的想法。例如：

"我想要做好，但是并非一定要做好。如果没有做好的话，那确实有些糟糕，但是也并非世界末日。"

"我希望别人对我好，但是并非一定要这样。如果别人对我不好，我确实会有些难受，但是也并非是灾难。"

"我很盼望社会是公平的，但是它并不是一定会按照我所期望的那样运作。如果社会不公平，那确实不好，但那也并非没法活了。"

了解以上不合理信念与合理信念之间的差异之后，你就可以采用真实性检验法来挑战自己的不合理信念，并且用合理信念替代原有的不合理信念。你可以通过以下自助表进行：在表的左侧一栏，写下一些你的不合理信念的事例；在表的中间一栏，写下可以证实这些思维是错误的实例；在表的右侧一栏，用积极的方式即合理信念来重新叙述那些不合理信念。

自助表

不合理信念	真实性检验	合理信念
语文没有达到 90 分以上，证明我是彻底的失败者。	我乒乓球打得不错，数学一直名列前茅，朋友们都喜欢我。	有时候我做得很好，有时候会做得不太好。
如果老师批评我，就说明我是一个蠢货。	班上有很多学习成绩优秀的同学也受过老师批评。	老师的批评只是针对某个特定事例，不能因此而否定全部。

（续上表）

不合理信念	真实性检验	合理信念
父母吵架意味着父母之间没有感情。	事实上，父母大部分时间都是很恩爱的。	人与人之间总是会有意见不一致的时候，父母之间也是一样。
……	……	……

第三节　社会

　　以上几节讨论过的预防措施，重点在于帮助人们如何更有效地处理生活中的压力，而更高层面的干预措施应该包括减少引起压力的根源。个体的抑郁症发生在一个广阔的家庭和社会环境中，个体的心理健康和家庭、公众、团体的关系也是密不可分的。世界卫生组织（WHO）指出，健康促进包括在不同层次上进行一系列复杂的干预，其目的不仅仅在于预防不良的健康状况，还在于促进积极的健康状况。这一观点包括有：

　　（1）倡导全面健康观；

　　（2）尊重不同的文化和信仰；

　　（3）预防疾病与促进健康并重；

　　（4）在整体结构而非单纯个体层面上开展工作；

　　（5）运用参与式的方法。

　　从中可见，健康促进针对的对象不仅仅局限于个人，还要求从社会层面上来提高健康的水平。因此，对于那些涉及公众健康的问题，应该从国家层面施加法律上的影响。要减少健康方面的问题，最有力的干预是社会、经济和政治上的措施，最基本的保障措施之一是保障食品卫生安全。此外，经济上促进健康的措施包括将失业率降到最低水平。失业会导致诸多心理健康问题，而就业不仅可以让人获得基本的收入维系生活，还可以满足人们的心理需要，如价值感、自尊、自信等。而实施最低生活保障计划以保证最低限度的收入等，也都可以在一定程度上维系心理健康。

一、公共传媒

　　调查显示，很多人可能有过心理问题，但只有少数人寻求过专业帮助，

而更少人有经济条件享受这些专业帮助。因此，运用媒体来教育和影响那些可能或易于患抑郁及其他心理疾病的人是让这些人得到专业帮助的方法之一。巴克调查了一系列节目播放后所引起的效果，这一系列节目由包含各种心理健康主题的七个子节目组成，每个子节目播放 10 分钟。他的调查表明，观看这一系列节目引起了观众态度的转变，但没有行为方面的改变。由于节目对所涉及的主题讲得非常简略，也许这就是能够期望的最好结果了。贝内特等（1991）报道了一个对饮酒者有真正指导意义的节目的播出结果。这是个旨在指导饮酒者适度饮酒，较前一节目具有更多实质内容。设计者设计这个节目旨在吸引年轻的饮酒者。大众名人和专家在节目中告诉观众，什么是适度饮酒。除此之外，该节目还树立了一个适度饮酒的典范——其中一个主持人在看节目过程中逐渐减少了他的饮酒量。在节目播出前后进行的调查表明：普通人对适度饮酒的认识在观看节目后有了提高；中高程度饮酒者观看节目后，他们的态度有了适当的转变，饮酒量也有所减少。其他更为经济有效的方法还包括通过互联网给人们提供压力管理的培训和其他心理咨询等。

二、工作环境

由于受到经济和政治因素的制约，为增进心理健康而造成大范围的社会变迁可能很难实现，相比之下，工作场所是较容易操作的地方。梅斯等人（1998）报告了一个在工作场所中通过压力管理项目系统的方法来减少压力的案例。他们的干预主要集中在改变工作环境中的一些关键之处，以增加工业制造厂全体员工的幸福感。这些干预利用研究来确定既能增强员工的幸福感又能增加产量的工作条件，这些条件包括：让工人在力所能及的范围内工作；对于工作的组织和安排有一定的控制力；避免短时的重复性工作任务；在工作状态中与社会适当接触。考虑到这些因素，他们尝试着在控制产量的情况下改变每个工人工作的性质，使之接近理想水平。除此之外，他们培训经理们的沟通和领导技能，并且找到那些能够被他们识别的、进而可以阻止或减少个体在工作环境中的压力的方法。这些变化导致了工人工作质量的提高和出勤率的增长，两者都显示了工人在工作中幸福感的增加。

三、减少事故

事故同样是危害我们身体健康的一大因素。从小的方面说，它涉及个人人身安全的意外伤害等，让每位公民不能等闲视之；从大的方面讲，伤亡较大的生产事故往往给国家和集体带来不可估量的损失，而生命的消逝更是给各自的家庭造成永久的阴影。近年来，国家对安全生产工作采取了一系列强有力的措施，取得了显著的效果。但事故总量较大、死亡人员居高不下的局面还没有得到根本改观，形势依然严峻。就一般规律而言，经济发展水平较低国家的伤亡事故风险系数要相对高于发展水平高的国家；对于一个国家而言，在经济发展水平较低的时期，伤亡事故风险系数要高于经济发展水平较高的时期。另外，交通事故、火灾和中毒事件所造成的危害同样需要引起高度重视。在干预措施方面，宏观上要求国家把强制性执法监察和督促企业守法作为确保安全生产的最主要方法；微观上就是要做好事故心理理论的研究以及建立有效的干预体系，只有健全的防治体系才能从根本上杜绝事故的发生。心理专业人员通过对事故的发生进行研究发现：有些人不管工作情境如何，也不管他们做何具体工作，均易于引发事故，研究人员称之为"事故倾向理论"。该理论的意义在于：可以通过心理测验，找出每个个体的个性特征，然后针对个性进行调整或重新安排工作。如把容易出事故的人分配去做不易发生事故的工作，而把那些在个性方面不容易出事故的人分配去做易发生事故的工作。

四、家庭关系

事实上，在一定意义上，家庭也是一个微型的社会组织。家庭成员之间的关系是否融洽？父母与子女之间关系怎样？成员之间的互动方式如何？这些都会对家庭成员的心理健康产生很大的影响。例如，父母的不同教养方式会对孩子的个性形成产生巨大的影响，父母按不同的教养方式可分为以下几类：

（1）权威型。又叫做专制型，父母对孩子有绝对的支配权，孩子的感受、需求和意见常常被忽略，亲子关系较为疏远而拘谨。这种环境中长大的孩子容易形成粗暴、冷漠、敌意、执拗或是盲从、懦弱、自卑、无主见等性格。

（2）溺爱型。家长过于关注和关心孩子，对孩子的要求不加判断和限制，几乎是有求必应，容忍孩子的自私、蛮横行为。这种环境中长大的孩子容易变得自私、野蛮、冷漠、无礼和缺乏独立性。

（3）放任型。家长对孩子很少关心过问，任由孩子自行其是，亲子关系松散而冷漠。这种环境容易导致孩子形成任性、懒散、不辨是非、意志力薄

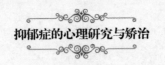

弱的个性。

（4）民主型。父母尊重孩子的意见，提供自主活动的空间，给予孩子充分的爱、信任和鼓励，亲子关系平等而密切。这种环境中的孩子容易形成乐观、自信、合群、忍耐、负责的个性。

此外，家庭成员是重要的情感支持力量，对家庭关系进行良性调整，将有益于抑郁症的预防。而根据研究发现，个体如果既往有过抑郁发作史，其再次出现抑郁发作的概率高于一般个体的发病率，有 50% ~ 75% 的抑郁症患者会在 10 年内复发。如果患者所在家庭的其他成员能够给予患者充分的情感支持和关心，那么将会大大降低患者的复发几率。

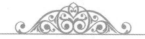

专栏篇

编者按：个体在某些时期感觉很压抑，但是也有可能在某些时期感觉十分的愉悦，这两种状态一旦超过了某种程度的话，都是需要及时进行干预治疗的。因此，首先，本专栏将简要介绍与抑郁症相反的情感障碍——躁狂症，同时介绍躁狂抑郁交替出现的环性心境障碍。本专栏对双相障碍也会进行介绍，这将有助于我们更全面地理解抑郁症。其次，自杀行为与抑郁症密切相关，常常导致恶劣后果，是我们需要极力预防并进行危机干预的行为。本专栏特别对此进行了专门阐述。最后，本专栏还特别列举了与抑郁症相关的量表，并且对精神卫生专科医院做了简要介绍，希望有助于抑郁症治疗的实践应用。

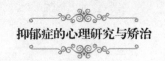

躁狂相关

一、躁狂发作

(一) CCMD-3 诊断标准

躁狂发作以心境高涨为主，而且此类情绪与患者的处境不相称。患者情绪可以从高兴愉快到欣喜若狂，某些病例仅以易激惹为主。病情轻者社会功能无损害或仅有轻度损害，严重者可出现幻觉、妄想等精神病性症状。

【症状标准】以情绪高涨或易激惹为主，并至少有下列3项（若仅为易激惹，至少需4项）症状：

(1) 注意力不集中或随境转移；

(2) 语量增多；

(3) 有思维奔逸（语速增快、言语急促等）、联想加快或意念飘忽的体验；

(4) 自我评价过高或夸大；

(5) 精力充沛、不感疲乏、活动增多、难以安静或不断改变计划和活动；

(6) 鲁莽行为（如挥霍、不负责任，或不计后果的行为等）；

(7) 睡眠需要减少；

(8) 性欲亢进。

【严重标准】严重损害社会功能、给别人造成危险或不良后果。

【病程标准】

(1) 患者符合症状标准和严重标准至少已持续1周；

(2) 患者可存在某些分裂性症状，但不符合分裂症的诊断标准。患者若同时符合分裂症的症状标准，在分裂症状缓解后，满足躁狂发作标准至少1周。

【排除标准】排除器质性精神障碍或精神活性物质和非成瘾物质所致的

躁狂。

【说明】本躁狂发作标准仅适用于单次发作的诊断。

（二）症状介绍

（1）情感高涨或易激惹。常表现为轻松愉快、兴高采烈、热情乐观、洋洋自得、无忧无虑。患者情感反应生动鲜明，多与内心体验和周围环境协调一致，具有一定的感染力。患者症状轻时可能不被视为异常，但了解他（她）的人可能可以发现其异常。部分病人以易激惹的情绪为主，听不得一点反对意见，因细小琐事而大发雷霆，严重者可能出现破坏或攻击行为。

（2）注意力不集中或随境转移。患者注意力很容易转移，尤其是新鲜事发生或某个新人物出现时，患者的注意便会集中于该事物或物。但患者的这种注意并不能持久，很快又会转移到另外的事物上去了。症状比较轻时，患者能够和别人作短时间的有意义的交谈，或者有始有终地做一些简单的事；随着病情的加重，患者保持注意力集中于一定事物的时间愈来愈短。

（3）语量增多。患者言语增多、高谈阔论、口若悬河、滔滔不绝，严重时，患者的言语会不连贯，也不能做任何一件事，不管什么时候嘴里都说个不停。

（4）思维奔逸。患者的思维联想速度加快，联想的事物数量增多，联想的范围广泛、内容丰富。患者往往从一个概念随即联想到另一个概念，概念一个接一个地不断涌现出来，思维敏捷得好像机器加了"润滑油"。患者常感到自己说话的速度远远跟不上思维速度，有时可能出现音联或意联。

（5）自我评价过高或夸大。患者会表现出自负、对自己评价过高、自我感觉良好、言辞夸大等症状，认为自己聪明异常、才华出众、能力无比、出身名门、权位显赫、腰缠万贯、神通广大等，并可达到妄想的程度。

（6）精力旺盛。患者不感疲乏、活动增多、忙碌不停、难以安静。患者变得喜交往，爱凑热闹，主动与人交往，常与人一见如故；同时，患者还好开玩笑或搞恶作剧，好管闲事，好打抱不平等。但患者做事虎头蛇尾，会不断改变计划和活动，最终一事无成。

（7）鲁莽行为。患者办事缺乏深思熟虑，有时到处惹事；患者的行为轻率不顾后果，如挥霍、狂购乱买，处事鲁莽、不负责任，甚至可引发攻击或暴力行为。

（8）睡眠需要减少。患者睡眠时间比平时明显减少，甚至感觉"我不需要睡觉"，终日奔波而不知疲倦。

（9）性欲亢进。患者喜欢与异性接触，有时则会在不适当的场合出现与人过分亲热、拥抱、接吻而不顾别人感受的情况。患者对性兴奋的抑制能力下降，60%以上的患者有性欲亢进倾向，偶尔可出现兴之所至的性行为。

（三）案例

案例 1

黎××，男性，29 岁，初中文化，已婚。

主诉：首次亚急起兴奋、话多、易发脾气 20 余天。

现病史：患者 2011 年 10 月 11 日可能因刚接管生意较忙乱，开始表现出睡眠少，每天只睡 2～3 个小时仍感精力充沛、心情很好，对人热情主动，话多。患者有时说话滔滔不绝，时常称自己有本事，比平时要自信，能做大生意赚大钱；患者的计划打算比平时多，想自己开公司做大老板；患者的性生活比平时多；患者容易发脾气，为小事就和家人大声争吵，有时冲动欲打家人。患者 2011 年 10 月 24 日来我院就诊，服用奥氮平（5mg/d）治疗，未见明显疗效，家属于 2011 年 11 月 3 日将其送来住院治疗。患者既往未见有持续心情闷闷不乐、唉声叹气、少语少动、悲观消极等症状，也未见有凭空闻声、敏感多疑的表现。患者入院前饮食正常，无发热、咳嗽、咳痰、抽搐、不认识家人、自杀、自伤等行为，夜眠差，二便正常，生活能自理。

既往史：患者既往无重大躯体疾病史及传染病史，无外伤、手术史、输血史，无药物食物过敏史。

个人史：患者同胞 4 人，排行第二。足月顺产，幼时生长发育正常，母孕期体健，适龄上学，学习成绩偏差，好玩不爱学习。初中毕业，个体户卖冰鲜海产品工作，胜任。人际关系良好；性格偏内向，2003 年结婚，婚后育有 3 孩，体健；无重大精神创伤史；饮酒史 5 年，目前每天晚上 1 升啤酒，不醉酒；偶吸烟；无冶游史。

家族史：无三代精神异常者，父母非近亲婚配。

体格检查：T：36.8℃，P：111 次/分，R：20 次/分，BP：128/87 mmHg，一般情况好，营养中等，心肺腹及神经系统未查及阳性体征。

精神检查：患者意识清晰，仪表欠整洁，接触主动，未引出幻觉，未引出被害妄想、夸大妄想。言语表达能力好，存在思维奔逸，自觉头脑反应灵活，医师询问时能迅速作答。患者注意力不集中，容易随境转移，和医师谈话时又和另外的人打招呼。患者自感"心情很好"，比平时都好，原因是"规划的事情都完成了"。患者承认近期对家人发脾气，为小事而大发脾气。患者自我感觉良好，"感觉自己比以前都要自信"。患者意志活动增强，要做大老板，要开公司。患者活动多，主动和这个握手又和另外的人握手，难安坐下来。患者自知力不全，自感有过度兴奋，但自感不是什么大病。患者入院时对治护不合作，不愿意住院，经劝说后方愿意住院治疗。患者否认既往有过持续性情感低落体验。

诊断：无精神病性症状的躁狂症。

诊治经过：

（1）完善检查：

血常规、肝功能、肾功能、心电图、甲状腺功能无异常。

（2）药物治疗：

第一周：肌注氟哌啶醇控制兴奋，10毫克/次，2次/日，口服A－喹硫平。第一天100毫克/次，2次/日；第三天加量至200毫克/次，2次/日。

第二周：患者病情好转，兴奋减轻，停用肌注氟哌啶醇，加用碳酸锂缓释片口服。开始时0.3毫克/次，2次/日，三天后加量至0.6毫克/次，2次/日。第5天血锂浓度：0.9mmol/L。

第三周：患者病情进一步好转，兴奋进一步减轻，治疗方案不变。

第四周：患者症状基本缓解，复查血常规、肝功能、肾功能、心电图、甲状腺功能无异常，准备出院。

（3）护理措施：

①提供安全和安静的环境，同时让患者参与适当的活动，如参加工娱治疗、打球、跑步等活动，以发泄过剩的精力。

②建立良好的护患关系。

③维持患者适当的营养、休息和个人卫生。

④防范患者伤害自己和他人。如转移患者注意力等。如无法避免患者的破坏性行为时须进行保护性约束和隔离，增加患者自我控制能力。

⑤协助患者接受药物治疗、维持用药及定期检查。

⑥帮助患者及家属认识疾病、维持治疗、预防复发。

（4）效果评价：

2011年11月5日家属办理出院手续。出院时一般情况好，交谈接触可，未引出幻觉、妄想等精神病性症状。患者语量适中，情绪平稳，无冲动行为，有部分自知力。医生交代家属让患者到门诊继续治疗，定期复查复诊。

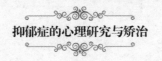

案例 2

王××，女，18 岁，高中文化，未婚，无业。

主诉：间歇兴奋、话多、活动多；发病 3 年，再发伴眠差 5 天。

现病史：患者于 2008 年 8 月份开始无明显诱因出现兴奋，独自跑到广州游玩一天，称要去见一个网友，次日返回家中后表现出话多、讲个不停、言语乱、夸大等症状，称自己上了电视，自己是明星，有很多的钱，要买别墅、买车等。患者反复给熟人打电话，滔滔不绝讲个不停；患者活动也明显增多，动不动就要出去玩；患者买东西，乱花钱，不知节制，总买一些没有用的东西；患者还伴眠差、晚上不睡觉，在家里东摸西搞，或者大声讲话或要出去门外走动。曾在当地医院诊治，具体不详。治疗后患者症状无明显改善，仍有兴奋话多等症状。家人难于管理，于 2008 年 9 月送其到我院住院，诊断为"无精神病性症状的躁狂症"，予再普乐（最大量 20mg/d）、碳酸锂（最大量 1.0mg/d）治愈出院。出院后患者开始尚能坚持服药，病情稳定，生活可自理，能坚持上学。2010 年，患者开始自行停药，病情时有反复，门诊调药后病情缓解。2011 年 6 月份，患者病情反复，表现为夜眠差、兴奋、话多、夸大、乱买东西、活动多、易发脾气、冲动打人，一周后在精神病院住院，诊断同前。医院予氯氮平 225mg/d、丙戊酸钠片 1.2mg/d、阿立哌唑 10mg/d 进行治疗，患者住院 20 天，病情好转后出院。但出院后患者仍夜眠差，称心烦、易发脾气、乱买东西、活动多，今为求进一步治疗，于 2011 年 7 月底送入我院。患者否认既往有持续情绪低落体验，同时，患者还否认病史中有自言自语、疑人害表现。否认既往有高热、抽搐、昏迷等病史。近一月来，患者饮食差、睡眠差，入睡困难，二便正常。

既往史：患者体健，无重大躯体疾病史，无肝炎、结核等传染病史，无重大手术、外伤、输血病史，无食物、药物过敏史。

个人史：患者母孕期体健，足月顺产，幼年生长发育正常，适龄入学，学习成绩优异。患者自幼性格外向、活泼，未婚育。

家族史：阴性，无两系三代家族中精神异常病史。

体格检查：T：36.4℃，P：88 次/分，R：18 次/分，BP：114/70mmHg，发育好，营养中等，心肺腹正常；神经系统检查正常。

精神检查：患者意识清晰，检查合作，定向正确，仪表整洁，饮食正常。患者睡眠差，表现为入睡困难，睡眠需要减少，每天只睡 2、3 个小时就足够。患者大小便正常。患者未引出幻觉，思维显奔逸，语量多，语速稍快；患者引出有夸大妄想，觉得自己有能力，能控制别人，讲其哥哥和何炅（编者注：某电视台著名主持人）都是其控制别人的媒介，自己还控制国共两党的战争；患者有关系妄想，讲何炅在电视上拍的广告是在暗示她，为她好；未引出被害妄想，主动注意增强；患者自觉记忆力较病前强，表情愉快、心情好，喜欢听音乐、看电视，感觉很开心。患者称自 2008 年来一直很开心，觉得脑子很好用。患者显易激惹、违拗等症状，承认既往有情绪高涨体验；患者否认曾有持续情绪低落表现。意志活动增强，喜欢外出旅游，乱花钱，交谈中不时走动。同时，患者对自身症状有部分认识。

诊断：复发性躁狂症，目前为有精神病性症状的躁狂。

诊治经过：

（1）完善检查。

血常规、肾功能、心电图、甲状腺功能无异常，肝功能谷丙转氨酶51U/L、谷草转氨酶32U/L，其余正常。

（2）药物治疗。

第一周：患者口服 A－奥氮平（最大 10mg/d）、丙戊酸钠片 1.0 片/日、同时合并五脂滴丸 50 丸/次，3 次/日护肝治疗。

第二周：患者病情好转，兴奋减轻。患者仍有夸大言语，关系妄想无动摇，治疗方案不变。

第三周：患者病情好转，兴奋进一步减轻。患者无夸大言语，否认别人有暗示她。

第四周：患者症状基本缓解，复查血常规、肝功能、肾功能、心电图、甲状腺功能无异常，准备出院。

（3）护理措施。

①提供安全和安静的环境，让患者参与适当的活动。

②建立良好的护患关系。

③维持适当的营养、休息和个人卫生。

④防范患者伤害自己和他人。

⑤协助患者接受药物治疗、维持用药及定期检查。

⑥帮助患者及家属认识疾病、维持治疗、预防复发。

（4）效果评价：患者住院 28 天，于 2011 年 8 月底办理出院手续。出院时患者一般情况好，交谈接触尚可，未引出幻觉、妄想等精神病性症状，语量适中，情绪平稳，无冲动行为，有部分自知力。医生交代家属让患者在门诊继续治疗，定期复查复诊。

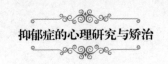

二、双相障碍

(一) CCMD-3 诊断标准

确定为双相障碍的标准为：目前发作符合某一型躁狂或抑郁标准，以前有相反的临床相或混合性发作，如在躁狂发作后又有抑郁发作或混合性发作等。具体有以下几种：

(1) 双相障碍，目前为轻躁狂。患者目前发作符合轻躁狂标准，以前至少有 1 次发作符合某一型抑郁标准。

(2) 双相障碍，目前为无精神病性症状的躁狂。患者目前发作符合无精神病性症状的躁狂标准，以前至少有 1 次发作符合某一型抑郁标准。

(3) 双相障碍，目前为有精神病性症状的躁狂。患者目前发作符合有精神病性症状的躁狂标准，以前至少有 1 次发作符合某一型抑郁标准。

(4) 双相障碍，目前为轻抑郁。患者目前发作符合轻抑郁标准，以前至少有 1 次发作符合某一型躁狂标准。

(5) 双相障碍，目前为无精神病性症状的抑郁。患者目前发作符合无精神病性症状的抑郁标准，以前至少有 1 次发作符合某一型躁狂标准。

(6) 双相障碍，目前为有精神病性症状的抑郁。患者目前发作符合有精神病性症状的抑郁标准，以前至少有 1 次发作符合某一型躁狂标准。

(7) 双相障碍，目前为混合性发作。①患者目前发作以躁狂和抑郁症状混合或迅速交替（即在数小时内）为特征，至少持续 2 周躁狂和抑郁症状均很突出；②患者以前至少有 1 次发作符合某一型抑郁标准或躁狂标准。

(8) 双相障碍，目前为快速循环发作。在过去 12 个月中，患者至少有 4 次情感障碍发作，每次发作符合轻躁狂或躁狂发作、轻抑郁或抑郁发作或符合情感障碍的混合性发作标准。

(二) 治疗案例

案例 1

王××，男性，32 岁，大学，未婚。

主诉：间歇性心情差、眠差、悲观想死或情绪高 13 年，再发心情差 10 天。

现病史：患者于 1998 年开始无明显原因间歇出现心情差、注意力不集中、自称"看书看不进去"、觉得记性差、脑子不灵活、成绩下降等。患者称对什么事都提不起兴趣、高兴不起来、觉得度日如年、活着没有意思、悲观想死，当时有"轻生"念头，但无具体计划及行动。患者还自责，觉得自己没用，怕连累家人，对自己没信心，觉得做什么事情都不成功。患者夜眠差，早醒，称"每天5、6点钟醒来就再也睡不着了"。患者进食差，当时服中药治疗（具体不详），4、5个月后病情缓解。1999年患者开始出现心情好、觉得开心、话多、喜欢跟人聊天、自信、自觉聪明、计划打算多等症状，感觉做事情变容易了，言语夸大。同时，患者还出现睡眠需要少、精力好、活动多等症状。患者于2002年、2005年出现类似1998年的症状，表现主要有心情不好、高兴不起来、有轻生的念头、有一次欲跳楼被人拦住等，2002年曾到武汉某医院就诊，诊断为"失眠症"，具体治疗不详。患者于2007年、2008年出现类似1999年的症状，主要表现有心情好、计划打算多、做事情变得容易了等，期间均未系统治疗，症状持续时间4~6月不等后自行缓解。患者在病情缓解期间工作生活正常。2009年患者出现心情差、悲观想死、失眠、早醒、食欲下降等症状，于2010年1月22日到我院门诊就诊，当时诊断为"双相障碍"。患者服用德巴金0.5mg/d、赛乐特20mg/d等治疗，病情有好转，但自觉头晕不适未再服药。10天前，患者再次出现心情差、兴趣下降、活着没意思等症状，有轻生念头，但无具体计划；患者对自己没信心，觉对未来没打算，自卑自责，觉连累家人；患者有失眠、早醒，每天3点钟醒来；患者食欲下降，近10天体重减轻5~6斤。今家属为求进一步诊治将患者送入我院。患者病中未见昏迷、抽搐、不省人事等症状。患者近期进食、夜眠差，二便正常。

既往史：患者既往体健，无肝炎结核等病史，无手术外伤史，无输血及血制品史，无药物食物过敏史。

个人史：患者母孕期无异常，足月顺产出生，幼年生长发育正常，适龄读书，成绩好，大学本科毕业。患者现在就职于某大型公司，担任工程师，工作能力强患者。病前性格中性，朋友多，人缘可。未婚未育。

家族史：无父母两系三代中精神异常病史。

体格检查：T：36.7℃，P：84次/分，R：18次/分，BP：105/63mmHg，一般情况好，营养中等，检查合作，心肺腹未及异常，神经系统检查正常。

精神检查：患者意识清晰，定向正确，仪表整洁；患者接触被动合作，饮食差，睡眠差，早醒。患者未引出幻觉，未引出关系被害妄想；患者注意力集中，理解能力、计算力、抽象思维能力一般；患者觉心情不好，注意力不集中，记性差、脑子不灵活、思维迟缓、成绩下降；患者称对什么事都提不起兴趣，高兴不起来，觉度日如年、活着没有意思、悲观想死，当时有"轻生"念头，但无具体计划行动；患者自责，觉自己没用，怕连累家人，对自己没信心，觉做什么事情都不成功；患者懒散，不动，什么事情都不想做；患者夜眠差，早醒，称"每天5、6点钟醒来就再也睡不着了"，进食差。患者承认既往有类似心情差体验；患者承认既往有觉聪明，自觉脑子灵活好用，计划想法多；患者有过持续性情绪高涨体验，当时觉心情好、开心、话多、喜欢跟人聊天、自信、自觉聪明、计划打算多、觉做事情变容易了、言语夸大、睡眠需要少、精力好、活动多等体验。患者有部分自知力，感觉自己有病，但对具体疾病及治疗缺乏认识。

诊断：双相障碍，目前为无精神病性症状的抑郁

诊治经过：

（1）完善检查。

患者血常规、肝功能、肾功能、心电图、甲状腺功能正常。

（2）药物治疗。

第一周：患者口服艾司西酞普兰片20mg/d、奎硫平0.1mg/晚，每周一、三、五进行MECT治疗。

第二周：患者病情好转，方案不变。

第三周：共MECT治疗8次，患者情绪进一步好转，兴趣有所恢复，停MECT治疗。

第四周：患者症状基本缓解，复查血常规、肝功能、肾功能、心电图、甲状腺功能无异常，准备出院。

（3）护理措施：

①提供安全和安静的环境，防止患者自杀。

②建立良好的护患关系，鼓励、支持患者树立信心，积极疏导其消极情绪，密切注意患者的异常行为和举动，防止其自杀。

③督促患者接受药物治疗、维持用药及定期检查，密切注意药物的不良反应；鼓励患者多饮水，多吃富含纤维素的食物，维持适当的营养、休息和个人卫生。

④鼓励患者参加愉快轻松的活动，培养生活情趣，如看书报、电视，听音乐等。鼓励患者参与适当的运动，如参加工娱治疗、打球、跑步等活动，分散其注意力以缓解病情。

⑤帮助患者及家属认识疾病、维持治疗、预防复发。

（4）效果评价：

患者出院时一般情况好，交谈接触可，情绪平稳，未引出幻觉、妄想等精神病性症状，有自知力。医生交代家属及患者到门诊继续治疗，定期复查复诊。

案例 2

华××，男性，29 岁，高中文化，未婚。

主诉：间歇眠差、忧愁或话多、易发脾气伴疑人症，病时 2 年余。

现病史：患者自诉大约在 2009 年 4 月开始出现眠差、心烦、头晕、头痛、困乏无力、心情闷闷不乐、自卑、自感不如他人、消极、感觉活得没有意思等症状，"曾经有过拼命吃不好的东西例如买酒喝来弄残自己的身体"的举动，有时越愁苦就越焦虑不安，伴有手抖、多汗等症状。上述情况有时持续几周，有时持续几个月。患者间或出现话多、喜欢和他人说话，"晚上不睡不停地想东西，脑子像放电影一样"，自我感觉良好，感觉自己比平时聪明、说话用词比其他人好，有时还觉得随便就能写下打油诗；患者变得固执及易发脾气。患者自诉"这种情况持续时间较忧愁的时候短"，"持续几天或几周不等"。这两种异常状态在患者身上交替出现，患者也有间歇正常的时候，一般为几天或几周不等。患者自感 2 年多内这两种状态反复交替十几次至二十次，有时处于哪种状态患者自己也分不清。初时程度较轻未有诊治。今年 4 月份以来患者病情明显加重，并有性需求减少及勃起困难的症状。近一月以来，患者以话多、易发脾气为主。患者自感期间总觉得同事故意针对自己，弄很多小动作整自己，为此感到烦恼，有时又因他人出现不好的事反而心里感到开心。患者 2011 年 6 月 17 日在某医院就诊，诊断为"双相障碍"，给予"德巴金、欧兰宁"治疗后感头晕。患者 6 月 27 日到我院就诊，诊断就诊"焦虑抑郁状态，双相情感障碍：混合发作"，投用舒思（0.1mg/d）、左洛复（50mg/d～100mg/d）、德巴金（0.5mg/d），患者未感改善，为求诊治主动要求入院治疗。患者近期无发热，饮食一般，睡眠欠佳，入睡困难，大小便未见异常。

既往史：患者无肝炎、结核等传染疾病史，无其余重大手术、外伤、输血病史，未发现食物、药物过敏史。

个人史：患者在家中排行第二，自幼生长发育无特殊，高中文凭，近五年都是上夜班（零点到晨八点），从事房管工作。患者病前性格偏内向，人际关系一般，平时无特殊爱好；患者未婚未育，无吸食毒品，无酗酒史，否认冶游史。

家族史：祖父有"癫痫"病史。

体格检查：T：36.3℃，P：76 次/分，R：19 次/分，BP：110/74mmHg，发育好，心脏、肺部、腹部正常。神经系统检查未引出阳性体征。

精神检查：患者意识清晰，检查合作，定向正确，仪表整洁，接触被动，饮食正常；患者睡眠差，表现为入睡困难，自诉"晚上入睡难，有时整晚不睡不停地像放电影地想"，大小便正常。患者未引出幻觉，引出思维奔逸，有时感脑子想法很多，不停地想，自感头脑聪明，随意想都能作打油诗；患者症状引出思维迟缓，有时感愁苦时脑袋也变慢了，引出关系妄想、被害妄想，近两年时常感觉同事们包括上级领导故意针对他、整他，目的是让他离开公司。患者自觉记忆力较病前差，检查时近记忆、远记忆、瞬时记忆均可；自诉约 2009 年 4 月开始出现眠差、心烦、头晕、头痛、困乏无力、心情闷闷不乐、自卑、自感不如他人、消极、感觉活得没有意思等症状，"曾经有过拼命吃不好的东西例如买酒喝来残害自己身体"等情况。有时越愁苦就越焦虑不安，伴有手抖、多汗的举动。上诉情况有时持续几周，有时持续几个月。患者间或出现话多、喜欢和他人说话，"晚上不睡不停地想东西，脑子像放电影一样"。同时，患者自我感觉良好，感觉自己比平时聪明，说话用词比其他人好，有时还觉得随便就能写下打油诗；患者变得固执及易发脾气。患者自诉"这种情况持续时间较忧愁的时候短"，"持续几天或几周不等"。两种异常状态在患者身上交替出现，患者也有间歇正常的时候，一般为几天或几周不等。患者自感两年多里这两种状态在自己身上反复交替十几次至二十次，有时处于哪种状态患者自己也分不清。初时程度较轻，患者未有诊治。今年 4 月份以来患者明显加重，并伴有性需求减少及勃起困难症状。近一月以来，患者症状以话多、易发脾气为主。患者在交谈中情感反应与内心体验和周围环境协调一致，为病况烦恼，未发现情感倒错、情感淡漠等。患者在病房安静、配合，自知力存在，对症状有认识，有求治欲望。

诊断：双相障碍，目前为快速循环发作

（1）完善检查：

患者血常规、肝功能、肾功能、心电图、甲状腺功能正常。

（2）药物治疗。

第一周：患者口服 C－奥氮平（20mg/d），每周一、三、五 MECT 治疗

第二周：患者病情好转，兴奋程度减轻，治疗方案不变。

第三周：MECT 8 次，患者病情进一步好转，高涨情绪有所缓解，停

MECT治疗。加用丙戊酸钠缓释片 0.5×14 片/0.5 片/次，一日两次。

第四周：患者症状基本缓解，复查血常规、肝功能、肾功能、心电图、甲状腺功能无异常，准备出院。

（3）护理措施：

①提供安全和安静的环境，患者参与适当的活动。

②建立良好的护患关系。

③维持适当的营养、休息和个人卫生。

④防范患者伤害自己和他人。

⑤协助患者接受药物治疗、维持用药及定期检查。

⑥帮助患者及家属认识疾病、维持治疗、预防复发。

（4）效果评价：

患者出院时一般情况好，睡眠可，二便无异常，交谈接触尚可。患者未诉躯体不适，未引出幻觉、妄想，自诉心情较前稳定，情感高涨状态减弱，但自称仍较"狂躁"。患者无心境低落体验，无消极观念，自知力完整。

三、环性心境障碍

（一）CCMD-3诊断标准

【症状标准】反复出现心境高涨或低落，但不符合躁狂或抑郁发作的症状标准。

【严重标准】社会功能受损较轻。

【病程标准】符合症状标准和严重标准至少已2年，但这2年中，患者可有数月心境正常间歇期。

【排除标准】

（1）患者心境变化并非躯体病或精神活性物质的直接后果，也非分裂症及其他精神病性障碍的附加症状；

（2）排除躁狂或抑郁发作，一旦符合相应标准即诊断为其他类型情感障碍。

（二）治疗案例

案例

林××，女性，30岁，大学本科，未婚，小学教师。

主诉：反复出现闷闷不乐或开心自信10余年。

现病史：患者自述10余年来反复出现闷闷不乐、很难高兴起来、对什么事都不是很感兴趣、持续疲乏等症状，但尚无悲观绝望，无自杀念头及自杀行为，可以坚持授课。这种情况会持续几天或10余天。过一段时间后，患者又会变得心情开朗起来，特别自信，工作特别有干劲，觉得没有难事，但没有明显话多、夸大、易发脾气、冲动等症状，这种情况也会持续几天或10余天。两种情况反反复复，患者一直未就诊，于2009年9月份到我院门诊就诊。

既往史：患者既往体健，无肝炎结核等病史，无手术外伤史，无输血及血制品史，无药物食物过敏史。

个人史：患者在家中排行第一，母孕期无异常，足月顺产出生，幼年生长发育正常，适龄读书，成绩好，大学本科毕业。患者病前性格多为内向，有时性格较急躁，自小生活均由父母亲一手操办，自立能力差。未婚未育。

家族史：患者无父母两系三代中精神异常病史。

体格检查：T：36.5℃，P：90次/分，R：18次/分，BP：118/83mmHg，发育好，营养中等。皮肤粘膜正常，胸廓对称无畸形。双肺呼吸音清，未闻及干湿啰音。心界正常，听诊心率90次/分，心律整齐，杂音未闻及。腹部平软，无压痛，未及包块。脊柱四肢正常。神经系统检查合作，肌力正常；肌张力正常；共济运动协调；生理反射存在，病理反射阴性，脑膜刺激征阴性，植物神经系统检查正常。

精神检查：患者意识清晰，检查合作，定向正确，仪表整洁，接触合作，食欲下降，有入睡困难。患者症状未引出幻听、关系被害妄想等；患者自述心情差、不想讲话、提不起兴趣、高兴不起来、感觉能力不如人、对自己没信心、感觉做什么事情都不成功、不想动、什么事情都不想做，一直无悲观绝望、自杀、自伤的念头。患者自称这种状况一般持续十余天，然后进入"平静的阶段"，持续十天左右后再进入"高兴的阶段"。进入"高兴阶段"后，患者变得心情开朗起来，特别自信，工作特别有干劲，觉得没有难事，但没有明显话多、夸大、易发脾气、冲动等症状。患者的病情反反复复，大概周期为一个月。患者自己对病症都很清楚，但碍于面子一直未诊治。有求治愿望。

诊断：环性心境障碍

诊治经过：

1. 完善检查

血常规、肝功能、肾功能、心电图、甲状腺功能正常。

2. 药物治疗

第一周：患者从第一天开始口服丙戊酸钠缓释片 500mg/d 治疗，第四天将丙戊酸钠缓释片加量至 500 毫克/次、2 次/日治疗。

第二周：患者自述进入"平静阶段"。

第三周：患者情绪大致平稳，渐渐比较开心，但无兴奋话多、夸大、活动增多等症状。

第四周：患者周五工作受到批评，心情不好，可坚持治疗。

第五周：患者情绪大致平稳，自觉"周期"的情绪波动小了一些。患者复查血常规、肝功能、肾功能、心电图、甲状腺功能均无异常。

患者此后一直在门诊进行药物治疗及心理治疗，情绪可以保持平稳，自觉对疗效满意，持续半年后未复诊。

第十章

自杀评估与防治

第一节　概述

一、自杀的概念

自杀（Suicide）是一种常见的精神卫生问题，也是重要的公共卫生问题和复杂的社会现象之一。19 世纪末，法国社会学家涂尔干认为，自杀并不是一种简单的个人行为，而是个体对处于解体中的社会的反应。由于社会的动乱和衰退造成了社会与文化的不稳定状态，破坏了对个体来说非常重要的社会支持和交往，因而削弱了人们生存的能力、信心和意志，这时往往导致自杀率的明显升高。

自杀既是在生理、心理、家庭、社会等各种因素影响下产生的一种偏离社会的行为，在许多情况下又是一种人际沟通的方式，即通过这种行为来传达情绪、控制他人、换取精神或物质利益、逃避内心深处的罪恶感和无价值感等。由于这类自杀行为的发生与个人内在的复杂心理动机、外在的社会环境因素等有关，对自杀进行确切定义及完整分类并非易事。一般意义上认为，自杀是一种有意识地自我毁灭的行为，个体以自己的意愿和手段结束自己的生命。世界卫生组织（WHO）则对自杀给予了较为宽泛的定义，认为自杀是指不同程度的求死意图所造成的自我伤害，包括自杀已遂（自杀完成或死亡，Completed Suicide）、自杀企图（自杀未遂，Attempted Suicide）、自杀观念（自杀意念，Idea of Suicide）、自伤行为（Deliberate Self-harm）和准自杀（Parasuicide）等。

有学者定义自杀的时候不强调"死亡意图"，提出了间接和直接自我毁灭行为的概念。间接自我毁灭行为（Indirect Self-destructive Behavior）是指一些明确导致生命损害的行为，但行为者无致死的意愿，如吸烟、酗酒、吸毒、赌博、缺乏运动等一切损害健康的行为和生活方式；直接自我毁灭行为（Direct Self - destructive Behavior），即一般意义上的自杀，行为者有致死的意愿。所以，有人据此将损害健康的行为和生活方式称为"慢性自杀"。但大多数的自杀研究者不同意这种观点，认为必须将自杀行为限定为故意的行为。此外，也有学者提出主动和被动自杀行为的概念。被动自杀是指故意不采取维护自己生命的行动，譬如拒绝接受救命的医疗措施及在有行为能力和明确知道后果的情况下拒绝撤离危险环境（如火灾现场）等。

二、自杀行为的分类

按照世界卫生组织（WHO）关于自杀的定义和 CCMD - 3，自杀行为主要分类如下：

（一）自杀死亡（Completed Suicide）

（1）有充分依据可以断定死亡的结局系个体故意采取自我致死的行为所致；

（2）只有自杀意念而未采取实际行动者，无自杀意念但由于误服剧毒药物、误受伤害等原因致死者，伪装自杀者，这三种情况都不属于自杀死亡；

（3）自杀者可无精神障碍，如自杀时已存在某种精神障碍，应该附加精神障碍的诊断。

（二）自杀未遂（Attempted Suicide）

人体有自杀动机和可能导致死亡的行为，但未造成死亡的结局。自杀未遂者通常有躯体损伤情况，但是躯体损伤不是自杀未遂的必备条件。

（三）准自杀（Parasuicide）

准自杀又称类自杀，可以是一种呼救行为或威胁行为，个体试图以此摆脱困境。准自杀者有自我伤害的意愿，但采取的行为导致死亡的可能性很小，通常不造成死亡。准自杀者与自杀者未遂的区别在于后者有较强的死亡欲望，而准自杀者并不真正想死，只是做出一种自杀姿势（Suicide Gesture）。

（四）自杀观念（Idea of Suicide）

自杀观念者只有明确的伤害自己的意念，但没有形成自杀的计划和行动

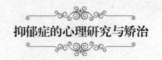

准备，更没有采取伤害自己的实际行动。

（五）自伤（Deliberate Self – harm）

自伤是指有充分证据可以证实系本人故意采取自我伤害的行为，其后果可以导致伤痛甚至残疾，但无意造成死亡的结局。个体的自伤行为可能受幻觉或妄想影响所致，或个体处于意识障碍之中，也可能受宗教苦行习俗的影响。如果个体的自伤是表演性障碍、诈病或准自杀的表现，则应分别归入相应类别，而不属于自伤。

三、自杀的国内外现状

（一）自杀率

自杀率（Suicide Rate）通常被作为自杀死亡率的简称，是指一年内某一特定人群中自杀死亡的发生情况，一般用每 10 万人口每年自杀死亡数来表示。但是，与自杀有关的统计是一件非常复杂、困难的工作，主要原因是：在任何文化背景中，自杀都是一个敏感的问题。为了避免社会偏见和歧视，人们不愿意公开讨论、承认自己曾经想过自杀或甚至有自杀行为，死者家属也不愿意承认自己的亲人死于自杀。因此，有关自杀率的统计更多是来源于一些间接资料，譬如根据死亡统计数据来推断自杀死亡率。

在全球，自杀是排在人类前十位的死亡原因之一，是 15 ~ 34 岁年轻人群排名前三位的死亡原因之一。据世界卫生组织（WHO）最新统计显示，全球每年约有 100 万人自杀死亡，自杀率为 16/10 万，即全球每 40 秒就有一个人死于自杀。这一数字超过了全球每年死于战争和他杀（谋杀）的人数总和。在世界许多国家，自杀是重要的公共卫生问题和社会问题，是青少年的首位死亡原因。也有研究自杀未遂发生率的报告，但由于未造成死亡，自杀未遂的数据更难精确。据估计，自杀未遂率是自杀死亡率的 8 ~ 20 倍，每年全球的自杀未遂人数达 2 000 ~ 5 000 万。

至于自杀观念的发生率，研究的结果分歧更大。有学者认为只要调查对象曾经想过结束自己的生命，哪怕这种想法只是一闪而过的念头也算有自杀意念；有学者则认为只有那些认真考虑过结束自己生命的人才应纳入计算；还有调查研究规定自杀意念的时间必须持续两周以上才符合自杀观念标准。由于各个研究采用的自杀观念定义和标准不统一，因此这些研究公布的自杀观念发生率也就非常不一致。一般认为，在普通人群中至少 10% 的人在其一生中曾认真考虑过通过自杀结束自己的生命。

迄今为止，我国有关自杀的研究及统计数据非常有限，主要根据卫生部主管的死因登记系统或中国疾病预防控制中心主管的疾病监测系统来推算包括自杀在内的各种原因的死亡率，据此推算得出的全国自杀率存在很大差异（从 14/10 万 ~ 33/10 万），之后再根据人口统计局估计的死亡率对自杀率进行了调整。经过调整后，国内公布的总的自杀率为 23/10 万，每年自杀死亡总人数为 28.7 万。卫生主管部门最新发布的健康数据显示，我国每年约有 25 万人死于自杀。根据 WHO 的统计数据，中国的自杀率在世界范围内处于较高水平。过去 15 年间，中国台湾地区的自杀率增长超过 1 倍，中国大陆地区的自杀率却下降了一半，20 年间中国大陆自杀死亡者减少 100 余万。尽管如此，自杀仍然是中国排名第五的死亡原因，是 15 ~ 34 岁人群排名首位的死亡原因。

与自杀率相比，我国有关自杀未遂的统计数据更难考证，因为我国还没有任何地方建立自杀未遂的报告系统。卫生部的报告显示，近年来每年都有至少 200 万人自杀未遂。费立鹏教授等通过分析我国北方 24 家综合医院急诊室诊治的 1.4 万自杀未遂者的资料后发现，农村地区综合医院急诊自杀未遂人数占急诊总人数的 1.65%，而城市仅为 0.34%，这说明国内自杀未遂发生率农村显著高于城市。各类综合医院诊治的女性与男性自杀未遂人数之比为 3:1，并且 2/3 的自杀未遂者位于 15 ~ 34 岁这一年龄段，据此推算 50% 左右的自杀未遂者为 40 岁以下的农村妇女。

（二）自杀行为的分布

自杀行为的发生毕竟是小概率事件，很难判断哪些个体、什么时间会发生自杀行为。但是有些研究发现，自杀在人群中的分布并不是均匀的。从社会及人口学的角度来研究自杀行为的分布规律，在一定程度上可以用来分析不同人群的自杀危险性，从而预测自杀行为的发生。

（1）地区。不同国家和地区的自杀率差异很大。爱尔兰、埃及等国家低于 10/10 万，而波罗的海诸国却高于 35/10 万，我国为 10/10 万 ~ 20/10 万之间。此外，发达国家农村人口的自杀死亡率远远低于城市人口的自杀死亡率。而在我国，农村居民的自杀死亡率却是城市的 3 倍以上（50 岁以下人群中农村是城市的 2.8 倍，50 岁以上人群中农村是城市的 4.9 倍）。与世界发达国家相比，我国城市居民的自杀死亡率很低，可能低于 10/10 万，而农村居民的自杀率则相对较高，可能超过 25/10 万。不过，随着中国城市化建设快速发展以及教育、就业、住房、婚姻等诸多社会问题增多，农村与城市居民的自杀率差异可能也在逐渐变化。至于自杀未遂的发生率，已有资料表明不同国家、地区之间同样存在较大差异。我国目前为止还没有较大规模的自杀未遂发生情况的资料报道。

（2）性别。在世界大多数国家，自杀死亡者的男女性别比例通常为2∶1，有时报告为3∶1，男性高于女性；在自杀未遂者中则是女性多于男性，男女性别比约为1∶3。我国情况却与之不同，女性自杀率比男性高25%。这一差异的主要原因是农村年轻女性的自杀率非常高，农村年轻女性的自杀率比年轻男性高66%；而在城市，男女自杀死亡率则较接相近。

（3）年龄。在世界大多数国家和地区，自杀死亡率随着年龄的增加而升高。近些年来，青少年自杀死亡率有升高的趋势。但在各年龄段中，仍以60岁及以上的老年人自杀死亡率最高。国内有关统计数据表明，我国自杀死亡人口的年龄分布有两个高峰，一个是与世界大多数国家和地区一致，即老年人的自杀死亡率最高，而另一个则是在25~34岁这一年龄段，尤其以女性较为突出。自杀未遂率的年龄分布是青少年高于老年人。

（4）婚姻状况。各国有关婚姻状况与自杀率之间的相关性研究结果比较一致。已婚者的自杀率大大低于离婚者、丧偶者和适龄未婚者。统计数据表明，适龄未婚者的自杀率是已婚者的2倍，离婚者、丧偶者、分居者的自杀率是已婚者的4~5倍。

（5）职业状况。研究者普遍认为，失业者，尤其是近期失业者的自杀率高于有稳定职业者。有研究表明，医生和药剂人员比其他职业人群更易出现自杀行为。

（6）精神状况。自杀与心理应激状态、精神疾病的关系较密切。据WHO报告，在精神障碍患者中，自杀率明显高于普通人群，如精神分裂症患者的自杀率为4%~10%、抑郁症为6%~15%、酒依赖者为7%~15%。

（三）自杀方式

国内外的流行病学资料结果显示，自杀方式的选择存在明显的国家和文化间的特殊性，不同的自杀方法取决于习俗和社会的接受程度。东方民族常用的自杀方法是自缢和溺水，而西方社会则以枪击和煤气中毒较多。近年来，随着经济社会快速发展，我国常见的自杀方式也逐渐发生变化，尤其是城市中跳楼、卧轨、煤气中毒等现象增多。此外，自杀方式与年龄、性别有关，选择服毒/药方式的自杀者随年龄增加而减少，选择自缢方式的自杀者则随着年龄增加而增加；女性多选择服药/毒、溺水等较为温和的方式，男性则选择自缢、跳楼、自焚等较为激烈的方式。从预防角度来说，一些自杀方法可因防范措施的加强而减少，并从而降低自杀死亡率。

（1）家用煤气。20 世纪 20 年代，随着家用煤气的应用，煤气自杀死亡者逐渐增多。有些国家对煤气予以去毒化处理后，采用煤气自杀者减少，自杀率也随之明显降低。

（2）枪支自杀。美国枪支泛滥，私人持枪者甚多，因此枪击自杀者所占比率较高，并且枪击自杀者与总自杀率是平行的。2004 年一项研究结果表明，美国最常见的自杀方式首先是枪击（51.6%），其次是窒息/自缢（22.6%）和服毒（17.9%），2004 年全美死于枪击的自杀人数为 16 750 人。这一流行病学特点与美国政府对于枪支管理的政策密不可分，而枪击的自杀方式在其他枪支管理严格的国家和地区明显下降。

（3）服药过量或毒物中毒。服药过量类自杀者常使用的药物包括巴比妥类、苯二氮卓类、抗精神病药、抗抑郁药等精神药物，常见毒剂包括毒鼠药和有机磷杀虫剂。值得注意的是，亚洲国家（中国，印度）服用有机磷杀虫剂自杀者较多，特别是在农村。调查发现，在常见的自杀方法中，服毒在我国占据首位。我国有 70% ~ 90% 的自杀者采用服毒的方式，并且农村以农药或鼠药多见，城市以服镇静剂安眠药等精神类药物多见。

（4）其他。包括自缢、溺水、跳楼、卧轨、自焚等。国内和国外采取自缢方法自杀者均不少，男性采取自缢自杀者高于女性。溺水存在地区差异，靠河、海、湖泊居住者选择溺水自杀者多，与就近方便有关。高楼林立、存在地铁的地区和城市，跳楼、卧轨自杀所占比例较高。

四、自杀的原因

自杀的原因是比较复杂的，可能涉及生物、心理、社会以及疾病（精神疾病与躯体疾病）等多个方面的因素。下面分三大因素来具体论述。

（一）生物学因素

自杀行为的生物学因素涉及遗传学、神经生化、神经生理、精神病学等多个学科。

（1）遗传因素。研究表明，自杀行为具有家族聚集性。但是，这种家族聚集性并不能说明自杀具有独立的遗传危险因素。遗传因素可能是由于心境障碍、精神分裂症等精神疾病的传递，导致自杀风险增加。大多数自杀的生物学研究参照抑郁症的研究模式开展，所得结果不能完全反映非疾病人群自杀的规律，有生物学改变的自杀者不能排除精神疾病因素。此外，遗传因素与环境因素在疾病和自杀、冲动行为的发生上是相互作用的，有时难以区分两者的影响。迄今为止，研究者已经发现了一些与自杀相关的基因改变，比较一致的发现是 5 - 羟色胺相关基因的多态性和自杀行为、冲动性行为有一定的联系。但到目前为止，研究者对自杀行为的遗传机制仍不十分清楚。

（2）神经生化。研究发现，自杀者的中枢神经系统多巴胺、去甲肾上腺素、5 - 羟色胺等神经递质及其相关受体、代谢产物有变化。大多数研究倾向于支持中枢神经系统 5 - 羟色胺代谢下降与自杀行为相关联，但目前还未找到可靠的、可以有效地预测自杀行为的生物学标志。

（3）精神障碍。精神疾病是导致自杀的主要原因之一。西方国家的一些研究发现：各类精神疾病总的自杀率为 51/10 万，较一般人群高 5 ~ 12 倍；在自杀者中精神障碍的患病率高达 90%。以我国死亡登记资料为依据的研究表明，在我国自杀死亡人群中，精神障碍的患病率约为 63%。上述资料均表明，在自杀者中精神障碍患者的构成比例远远高于普通人群，不同的精神障碍患者发生自杀行为的危险性不同。患抑郁症、物质滥用与物质依赖、精神分裂症和人格障碍的某些类型的患者自杀危险性最高。至于精神障碍与自杀行为孰因孰果，学界尚无定论，有时候显然是精神症状导致了自杀行为的发生，有时候自杀行为也许就是精神症状的一部分。

（二）心理因素

当前导致我国某些个体自杀的常见心理因素包括家庭矛盾、恋爱受挫、婚姻冲突和人际间关系等所产生的心理问题，其他心理因素有学习困难、失业、教育问题和教养问题等所产生的心理问题。通过调查生活事件（Life Events）来评估个体所承受的心理压力已是经典的研究方法。很多关于自杀未遂和自杀意念的研究发现，自杀者比非自杀者近期内遭遇了更多的生活事件，承受着更大的精神压力。

（1）家庭因素。包括恋爱婚姻问题和家庭矛盾。因为恋爱受挫而轻生者以女性较多，而由于家庭矛盾自杀者两性无明显区别。大学生自杀应引起我们高度重视，大学生的自杀率高于非大学生的同龄人，自杀者其中恋爱失败者占多数。父母包办婚姻或婚姻不自由也是年轻人自杀的常见原因。

家庭矛盾的形式多种多样，在以核心家庭为主条件下，矛盾的实质是夫妻不和，其原因包括性格不合、缺乏谅解、经济问题、婚外恋、性生活不协调、对子女的教育方式不一致，一方染上酗酒、吸毒、赌博等恶习及与公婆或岳父母之间的矛盾等。

（2）人际关系。人际间关系不良而导致自杀者为数不少，其中因人言可畏而走上绝路者并不少见。上下级间关系不协调、日久形成隔阂导致自杀者也时有所见。

（3）失业。长期失业、下岗是自杀的危险因素。导致自杀的原因除失业外，其他连带的因素也会发挥作用，如经济拮据、夫妻关系恶化（一方下岗）、身体不佳难以胜任重活、所学非所用等。

（4）考试和晋升失败。每年高考发榜后都有一些学生自杀，有无家庭压力并非关键，学生的承受能力至为重要。晋升失败所带来的影响与高考失败相似，但程度较轻。

（三）社会文化因素

有学者认为，自杀主要是一种社会现象，是社会的原因导致了自杀行为的产生和自杀死亡的结局。社会关系的和谐程度、社会文化对自杀的态度、社会政治经济体系的稳定性都与自杀存在某种关联。

不同的社会文化对自杀有不同的评价，评价从高度赞扬到万般诋毁。在某些国家，传统文化对特定情况下的自杀行为持默许甚至鼓励的态度。例如在日本，当集体荣誉受到威胁的时候，个体的剖腹自杀被认为是一种英雄主义的解决方式。而在基督教盛行的国度，自杀则被视为一种罪恶而受到谴责。

有关自杀方法的统计表明，社会危险物品的管理与自杀很有关联。例如，美国的枪支管制不是很严厉，民众通过一定的手续可以获得枪支，所以枪击就成为一种重要的自杀手段。在我国农村地区，由于缺乏对剧毒农药、鼠药的严格管制，所以服毒自杀是我国农村地区最主要的自杀手段。

社会的经济文化发展水平也关系到自杀发生率的高低，如媒体有无对自杀、暴力的渲染，政府有无对弱势群体的救助，是否建有危机干预的相关机构等。意图自杀者从自杀意念的出现到最终采取实际的自杀行动，或长或短都有一个过程。良好的医疗卫生服务尤其是精神卫生服务可以有效预防个体自杀行为的发生，也可以影响自杀行为的结局。

五、自杀的心理机制

自杀行为常常被自杀者当作解决难题的一劳永逸的方法，当作逃避精神

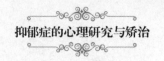

紧张和解决心理冲突的一种应对方式（Coping Style）。心理学研究发现，自杀的心理机制由自杀动机、自杀前刻的心理状态和既往心理素质三者共同作用。

（一）自杀动机

自杀动机一般可以分为两类。一类是人际动机，主要是想通过自杀改变别人的态度，试图威胁、说服、操纵或报复他人。其对象主要是与自杀者关系密切的人，如家人、情人以及有利害关系的其他人等。自杀影响的目标也可能是泛化的，如社会。另一类是个人内心动机，如摆脱痛苦、献身信仰、追求来世等。

（二）自杀前刻的心理状态

多数人准备采取自杀行动时的心情是矛盾的，他们会在生死之间反复权衡，既厌倦生活，又恐惧死亡。此时，生死的天平会由于一个小小的砝码而产生倾斜，一念之差就可能造成悲惨结局；当然，他人及时的关心、支持和帮助，有时抑或是一句温馨的或者振聋发聩的话，也可能令意图自杀者悬崖勒马，终止他们的自杀打算。在某些情况下，自杀也可能带有冲动性，这种情况往往较难预测和预防。

（三）既往的心理素质

心理素质是指个人的气质和其在社会文化背景下形成的个性特征。自杀者是否一定具有某种特殊的个性特征是一个很具争议性的问题。也有研究发现，很多自杀者平时都表现得敏感、多疑、固执、脆弱；他们的认知范围狭窄，常常是以偏概全或非此即彼的思维方式；他们的情感多为焦虑、抑郁、愤怒、内疚等负性情绪，行为多具冲动性、攻击性和情绪化的特点；同时，他们也缺乏良好的应对能力和解决问题的技巧。

第二节　自杀的评估

十万分之几的自杀率是一个小概率，因此对于任意一个个体而言，这几乎都是不可预测的。此处所谓的预测实际上只能用于判别高危群体。

一、重视自杀的危险因素

通过分析各种因素与自杀的关联程度，很多学者提出了自杀的"高危因素"的概念，按照危险因素的评估结果可划分出高危人群和普通人群。比如自杀未遂的行为就是一个公认的高危因素。自杀未遂者的年自杀率大约在1%，明显高于普通人群。另外，年龄也是一个重要的因素。因为有研究发现，自杀的可能性随年龄的增加而增加。如果个体经常流露自杀意愿，或者患有精神病、抑郁症和酒瘾，都可能增加自杀的危险性。有时候，性别因素也应予以考虑。比如在西方许多国家，男性的自杀率比女性要高得多，所以在那里男性是自杀死亡的一个重要危险因素；但在我国城市中，自杀死亡者的性别比相当接近，因而性别在我国域并市不是自杀的一个特别危险因素。

二、发现自杀的重要线索

如果发现有下列情况之一时，应考虑到当事人在近期内进行自杀的可能性：

（1）自杀未遂。千万不要以为自杀未成功就一定说明当事人"其实并不想自杀"，因而忽视了其自杀的危险性。无数的教训告诉我们，这是一条极其重要的线索。

（2）如果当事人在交谈中、日记中或行动中流露了对人生的悲观情绪，甚至表露过自杀的意愿，应该予以高度重视。有研究表明，流露出死亡的意愿是一个非常重要的自杀危险信号，虽然并非所有表露自杀意愿的人都会自杀，但绝大部分自杀死亡者在行动前均以各种形式表露过自杀念头。

（3）当事人行为反常，如对家人表达内疚感、反复自责，热衷于讨论自杀的方法或极力否认、回避自杀的话题，无端地拒绝医疗救治和家人的照顾，长期焦躁的情绪突然平静下来等都可能是自杀的前兆。还有一些反常行为是为自杀做具体的准备，如写遗书、与亲人最后见面、对身后事做交代、嘱托等。

（4）抑郁症或精神障碍患者是自杀的高危人群。当他们症状严重时，如有命令性幻听，有自责、自罪、被害妄想，或流露出自杀意念时，我们自然要有足够的警惕防范他们自杀。容易麻痹我们的是患者症状缓解的初期，患者貌似"平静"，实则正在品味人情冷暖、世态炎凉，如果患者不能忍受社会

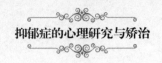

的偏见、歧视、疏远和拒绝，自杀便可能是他们的一种选择。

根据危机干预专家James的总结，当一个人表现出以下危险因素中的四项或五项特征时，那么在自杀倾向方面，此人具有高度危险性。

（1）显示自杀或杀人的冲动和严重意向。

（2）家庭中其他人有自杀、伤害的威胁、虐待他人。

（3）有自杀史。

（4）已经制订好一个详细而精确的计划。

（5）最近丧偶、离婚或分居。

（6）作为家庭的一分子，由于各种丧失、吸毒或暴力（或是当事人被性虐待过）而备受打击。

（7）由于某人的周年祭日而陷入极度的悲伤中。

（8）是精神病患者（也可能已经停止服用处方药）。

（9）有药物或酒精依赖史。

（10）最近经历过躯体或心理创伤。

（11）有失败的治疗史、慢性疾病或不治之症。

（12）独居，且与他人断绝来往。

（13）得了抑郁症或正在抑郁症恢复期，也可能正在接受抑郁症的治疗。

（14）送掉宝贵的财产或是有序地安排个人事务。

（15）特有行为或情感的剧变，如变得冷漠、退缩、孤立、易激惹、惊恐、焦虑或是社交、睡眠、膳食、学习、衣着、修饰、工作习惯上的改变。

（16）彻底感到绝望或无助。

（17）无法摆脱以前在躯体、情感或性方面被虐待的阴影。

（18）显示出一种或多种的强烈情绪，如愤怒、挑衅、孤独、内疚、敌视、悲伤或失望，这些都不是个体正常的情绪行为的特征。

（19）面临着财产丧失的威胁。

（20）表现出迫害或虐待的想法。

（21）在性取向方面存在困难。

（22）意外怀孕。

（23）曾离家出走或被监禁过。

（24）在谈话、写作、阅读选择、艺术作品和绘画中表现出抑郁、死亡和自杀的想法和主题。

（25）声明或暗示即使他死掉，也不会有人怀念。

（26）忍受着慢性或急性的压力源。

这些因素中的某一项对于自杀而言可能无关紧要。但我们必须意识到，评价自杀或杀人的危险性并不是一件简单的事情。的确，四大特别危险因素较上述其他因素相比，具有更强的致命性，必须加以重视和关注，如患者有过自杀史或有具体的目标等。但是，当上述这些致命性稍弱的危险因素积聚在一起时，毫无疑问，个体采取致命性行为的可能性将会极大增长。

三、评估自杀的主观意愿

自杀的主观意愿几乎直接决定了自杀是否可能发生。所以，能比较准确地评估某个人是否具有自杀的主观意愿或者其意愿的强烈程度，对于有效预防自杀就非常重要了。但是，自杀意愿往往发生于个体的内心深处，加上当事者万念俱灰，处于绝望无助的状态，自杀问题就变得十分隐蔽。不过，我们还是可以通过以下两种方法来大致评估自杀的主观意愿。

（1）交谈。并非每一个有自杀意愿的人都会拒绝讨论他的这种想法，恰恰相反，大多数有自杀意愿的人都渴望倾诉、渴望理解、渴望帮助、渴望解脱、渴望消除自杀意愿。所以，专业水准很高的谈话，不仅可以了解当事人是否具有自杀的意愿，还能准确评估其自杀意愿的强烈程度。不要忌讳谈自杀的事情，认为谈自杀就是诱导自杀，这其实是一种误解。交谈时要注意询问当事人自杀意愿的起因、内容、出现频率、变化趋势、有无进一步的计划，尤其是当前对自杀的态度。

（2）观察。个体从产生自杀想法到最后采取自杀行动，期间既可能长达数年，也可能短至几天，甚至几个小时。但不论是哪一种情况，自杀的意愿会随着时间的推进而增强，至自杀行为实施前最为强烈。所以，不管当事者如何掩饰，如果细心观察，总可以发现一些蛛丝马迹。比如决心自杀之前，当事人可能表现出彷徨、慌张、焦虑甚至激越，而一旦决定自杀后则相对平静下来，与以往判若两人，如对往事不再追究，对别人不再抱怨，显得四大皆空、麻木不仁，或谦和、宽容、感恩等。

不论是交谈还是观察，或是两者兼之，我们都应该在最短时间内迅速完成对自杀者的检查评估，要力求澄清以下情况，以便及时干预和抢救。

（1）自杀意愿的强度：如果已知当事者有了自杀的意愿，一定要进一步了解其自杀意愿的强烈程度。最轻的自杀意愿仅仅表现为厌倦生活，或者曾经有过生不如死的一闪念。较强的自杀意愿则明确地想采取某种行动结束自己的生命。

（2）自杀意愿的频度：据调查，很多人都曾出现过一过性的自杀意愿，事实证明他们采取自杀行动的可能性不大；间歇性出现自杀意愿的人比较容易出现冲动性自杀；而长期具有自杀意愿的人自杀的危险性最大，因为很多生活事件都可能起到"扳机"的作用，激发其自杀行为。

（3）自杀动机：自杀动机是导致患者自杀的原动力，也是防止自杀的关键所在。明了当事者的自杀动机，既可以大致估计他自杀意愿的强烈程度，也可以使预防工作或者危机干预更加有的放矢。

（4）自杀计划：要了解当事者是否已制订了自杀计划，有自杀计划者比仅有自杀意愿者情况要严重得多。虽然有自杀计划的人最后不一定都会实施自杀行动，但也应该引起高度重视。特别要注意以下几个问题：①意图自杀者自杀计划是否周密？计划周密者实施成功的可能性较大。②意图自杀者拟采取何种自杀方法？打算采取暴力手段如枪击、自焚、卧轨、跳楼者死亡的危险性较大。③意图自杀者拟在何处自杀？选择封闭或偏僻地点自杀者死亡的危险性大。④拟在何时自杀？选择午夜至凌晨时段自杀者死亡的危险性较大。

（5）遗嘱：自杀者是否留有遗嘱或遗书，是否安排了后事也反映了自杀的危险程度。如果遗嘱语气平静、对后事安排周密有序，其自杀的危险性比较大。

四、评估自杀的内外环境

预测一个人的自杀风险，除了要正确评估他对生死的主观意愿以外，还要充分了解他的内外环境。通过综合分析，才可能对其自杀的危险性作出全面、正确的评估；同时，发现积极的支持因素将有助于预防自杀行为的发生。

（一）内环境

内环境包括个体的心理素质、价值观念、以往经历以及当前的身体和精神状态等。对自杀未遂者的调查发现：认知范围狭窄、情绪波动幅度大、行为具有冲动性、个性内向孤傲等心理特征容易促发自杀行为；消极悲观的世界观、相信生命轮回的有神论较易促进自杀观念产生；某些生活经历，如一生坎坷且屡战屡败，缺乏成功经历、巨大成功后高处不胜寒、突遭冷落或生活中曾经历过亲人、朋友的自杀等，这些经历都可能引起或加强自杀意愿。反之，丰富的个人经历以及以前处理类似心理危机的成功经验等，均可以降低自杀的危险性。

　　个体当前的身体情况和精神状态更直接地反映了当事者的内环境。身体是否健康可以影响当事者的生命欲望。身患严重疾病甚至是所谓的"不治之症"会令人绝望，容易使患者联想到自杀。康复无望的慢性疾病者、经受不住疾病疼痛的长期折磨者以及受不了连累家人者，也容易萌生轻生之念。身有残疾者或患上带有"歧视性"色彩的疾病者，诸如患"性病"、"艾滋病"者，也可能自觉无脸见人、不堪羞辱而想一死了之。

　　当事者的精神状态与自杀更有关联。精神状态不稳、失常者自杀的危险性大大增加。因为此时当事者可能意识清晰度下降，从而影响他对当前处境的判断能力、分析问题和解决问题的能力以及对自杀行为后果的预见能力。当事者感知不准、思维受限、情绪失控、行为失当等容易促成自杀后果。如果患者处于精神病态，例如极度自责、自罪，或受到幻觉妄想的支配、意识混浊谵妄，丧失了对周围环境的基本辨认能力和自我保护能力等，他们自杀危险性就更大了。

（二）外环境

　　外环境主要包括当事者所处的社会大环境和生活小环境。社会的文明程度、物质生活水平、主体价值观念和公认的道德标准、行为规范乃至于乡风民俗，甚至包括近期发生的重大新闻事件，共同形成了一种特定的社会氛围。这种社会的大环境构成了这个社会特有的思维模式和行为基调，这种模式和基调影响着每一个社会成员并被其中的大多数社会成员不同程度地接受。这种影响是潜移默化的，又是无所不及的。这种社会氛围会对个体的行为有很大的导向性。因此，社会文化对自杀的态度、意识形态的影响、社会主持公道的程度和伸张正义的能力、人情伦理的厚薄等都会影响个体对生命的态度。这就是为什么不同的国家、不同的文化和不同的社会群体之间自杀率不同的重要原因。就个体而言，他赖以生活的小环境与其是否有可能选择自杀的关系更为密切。这些小环境包括当事者面临的社会压力、遭遇的生活事件、职业状态、婚姻状态、工作单位和家庭情况以及当时当地的心理卫生机构和危机干预水平等。

　　通过内外环境的评估，不仅可以比较清楚地把握当事者自杀的危险程度，还可以了解他拥有的内外资源，以便针对性地开展预防工作。对内，可以发掘当事者未曾动员的心理应付能力或未曾完善的应对方式，可以矫正或治疗当事者异常的感知、思维、情绪和行为。对外，可以帮助当事者扩大思维、开阔视野，从不同的社会层面获得更多的实际帮助和情感支持。这样不仅有利于缓和情绪，也有利于解决实际问题。

根据危机干预专家 James 的总结，在社会上普遍存在的关于自杀的误解如下：

（1）与当事人讨论自杀可诱导其自杀。事实恰恰相反，与一个具共情性的当事人讨论自杀，将使当事者更容易获得信任感，并愿意花时间重新获得控制感。

（2）威胁要自杀的人不会自杀。事实上，绝大多数自杀死亡者都曾经威胁过别人他要自杀或向他人公开过自杀的想法。

（3）自杀是非理性的。从自杀者的角度看，几乎所有的自杀或自杀意念都是完全有道理的。

（4）自杀的人有精神病。有一些证据表明，自杀与精神病的关系主要集中在慢性抑郁症、精神分裂症、边缘型障碍、惊恐障碍、物质滥用等病症。事实上，绝大多数自杀者都是正常人，但是他们忍受着强烈的压抑、孤独、绝望、无助、被虐待、受打击、深深的失望、被抛弃或是其他情感方面的挫折。

（5）自杀不断发生在家庭内部，因此它具有遗传性。有时候，一个家庭内可能有几个人自杀。事实上，我们并没有发现自杀具有遗传性。自杀的倾向可能是习得的、情境性的或与抑郁及其他因素有关。

（6）想过一次自杀，就会总想自杀。许多人在一生中的某个时刻都想过自杀，但是绝大多数人都能从这暂时的威胁中恢复过来，并学会适应与控制，过着长久的、多姿多彩的生活，进而摆脱自我冲突的威胁，再也不会考虑自杀。

（7）如果一个人自杀未遂，自杀的危险就结束了。绝大多数自杀将在三个月内再次发生，且比开始时的情况更严重。一个危险的信号就是自杀者在抑郁期或自杀期过后的精神兴奋，这说明自杀者已经安排和计划好了一切，平静地接受死亡。

（8）一个想自杀的人开始表现慷慨和分享个人财产，表明此人有恢复和好转的迹象。许多想自杀的人在精力好转、能够作出明确决定的时候，就会处理他们最宝贵的财产。这种个人财产的安排有点类似于最后的愿望和遗嘱。

（9）自杀总是一种冲动性行为。自杀有好多种，有些确实是冲动性的行为，但另一些则是经过深思熟虑的。

（10）有钱人才自杀。自杀是平等的，对所有人一视同仁。一篇评论对过去 30 年的自杀文献进行回顾，指出穷人存在更大的自杀风险。

（11）自杀的发生是没有预兆的。对于自杀的想法，自杀者总会显示出许多迹象和征兆。

消除上述误解有助于我们正确看待及预防自杀行为。

第三节　自杀的处理

一、紧急处理

在自杀行为发生之后，挽救生命是首要的也是唯一的紧急任务。

对服毒或服药过量者应立即予以催吐、洗胃、导泻，尽快排毒和解毒；对割腕、自刎、坠楼、撞车、卧轨者应迅速予以外科救治，注意止血和伤口、骨折的处理；对自焚者应紧急送往烧伤科，注意呼吸情况和保护创面。对于心跳和呼吸已经停止者，应立即进行心肺复苏术，就地实施人工呼吸、胸外按压，有条件的立即给氧，尽早建立静脉给药通路，并进行心电监护。复苏早期可对自杀者进行气管插管、电起搏、心内注射、静脉给药等，以恢复自杀者的自主呼吸和血液循环。同时也要处理自杀者的休克症状，纠正酸中毒等症状。

二、危机干预

对于陷入危机准备自杀者、自杀时被发现和被中止者或被成功抢救的自杀未遂者，均应给予最快捷、最有力的心理帮助，即危机干预。不论自杀者是出于何种动机自杀，也不论已经造成的自杀后果是否严重，危机干预都是最重要的、最适合的，而且应该及时、就近、简单、切题。

（一）危机干预方法

危机干预工作者通常采取六步法来处理危机，检查评估则贯穿于六步法的整个干预过程之中。

第一步：明确核心问题。

在治疗的初期，危机干预工作者必须全面了解诱因、评价危机受害者寻求心理帮助的动机，分析采用什么技术或方法能在最短时间内达到最佳的干

预效果。危机干预工作者要从危机受害者的角度出发，确定和理解求助者本人所认识的问题现状，对求助者及其所面临的问题作出评估。在干预开始时，工作人员应使用倾听技术来帮助危机受害者确定危机问题。

第二步：保证当事者安全。

在危机干预的整个过程中，危机干预工作者需将保证求助者安全这一点作为首要目标，将他们对自我和对他人的生理和心理危险性降到最低。在检查评估、倾听和制订行动计划的整个过程中，安全问题都必须受到同等的、足够的关注。

第三步：提供情感支持。

危机干预工作者要给当事者以尽可能全面的、充分的理解和支持。这一步强调危机干预工作者与求助者的沟通和交流，要让求助者相信工作人员能够给予其真正的关心和帮助。这一阶段，工作人员必须无条件地以积极的方式接纳所有的求助者而不在乎回报。此时，工作者不要去评价求助者的经历和感受是否值得称赞或是否心甘情愿，而是给求助者提供一个机会，让求助者表达和宣泄自己的情感，给他们以同情、支持和鼓励，使他们明确感觉到"有人在关心我"。

第四步：开发应对资源。

自杀者或行将自杀者，其思维往往处于被抑制状态，很难判断什么是最佳选择，甚至觉得没有选择、无路可走。因此，第四步是开发患者的应对资源，即帮助患者认识到还有哪些变通的应对方式可供选择，而且其中有些选择比别的选择更为适宜。

从多种不同途径思考应对方式：①环境支持，这是提供帮助的最佳资源，让求助者了解有哪些人现在或过去都关心自己；②应对机制，即求助者可以用来战胜目前危机的行为或环境资源；③积极的、创造性的思维方式，可用来改变自己对问题的看法并减轻应激与焦虑水平。如果能从这三方面客观地评价各种可变通的应对方式，危机干预工作者就能够给感到绝望和走投无路的求助者以极大的支持。值得注意的是，虽然危机干预工作者可以考虑许多可变通的方式来应对求助者的危机，但是只需与求助者讨论其中的几种即可。因为处于危机之中的求助者不需要太多的选择，他们需要的是能真正处理其境遇的最合适的方式。

第五步：制订计划。

这一步是直接或间接地要求危机干预工作者与求助者共同制定行动步骤来纠正其情绪的失衡状态，但非人格的塑造。计划包括：①危机干预工作者确定有其他的个人、组织、团体和有关机构能够提供及时的支持；②危机干预工作者提供给求助者即刻就能采用的、积极的应对机制，确定求助者能够理解和把握行动步骤。根据求助者的应对能力，计划应具有切实可行性并能系统地帮助求助者解决问题。

计划的制订应该让当事者充分参与，使他们感到自己的权利、自尊没有被剥夺，使他们感觉到这是他们自己制订的计划，使他们感觉到既然是自己制订的计划，自然就应该而且也能够付诸实施。有些求助者可能并不会反对帮助者决定他们应该做什么，但此时这些求助者往往过分地关注于自己的危机而忽略了自己的能力，甚至会认为将计划强加给他们是应该的。让受情绪困扰的求助者接受一个善意强加给他们的计划往往很容易。因此，在计划制订过程中的主要问题是求助者的控制性和自主性，让求助者将计划付诸实施的目的是恢复他们的自主能力，保证他们不依赖于支持者。

第六步：得到承诺。

如果制订计划这一步完成得比较好，则承诺这一步就比较容易。多数情况下，这一步比较简单。要做的就是让当事者复述一下计划。干预工作者用以下话语进行引导："现在我们已经商讨了你计划要做什么，下一步就看你如何向他或她表达自己的愤怒情绪。请跟我讲一下你将采取哪些行动，以保证自己不会大发脾气，避免危机升级。"在这一步中，危机干预工作者要明确在实施计划时是否达成同意合作的协议。在继续关心支持当事者的同时，要用理解、共情和建设性的方式去询问、检查和核实他们实施计划的情况，并给予中肯、恰当的强化、支持和鼓励。

（二）危机干预方式

危机干预可通过多种形式开展，有群体干预，也有个体干预，可以是面对面交流，也可以通过电话、网络、书信等媒介进行。最常见的危机干预形式有热线电话危机干预、面对面的帮助以及书信指导。

（1）电话危机干预。电话危机干预是处于紧急情绪障碍、精神崩溃或企图自杀的人员通过拨打专用热线电话向干预人员求援，干预者通过电话实施危机干预的一种方法。这种方式具有方便、及时、经济和保密等优点，但因缺乏非言语性交流而难度较大，效果会打折。

（2）面对面的帮助。面对面的帮助是指危机干预工作者与受害者面对面地进行会谈。其优点是能够相对全面、准确地了解求助者的状况，从而及时、有针对性地对求助者实施解释、疏导及具体干预；其缺点是比较耗时耗力。

这种危机干预方式主要适合于危机状态下的个体直接到危机干预机构寻求帮助或者危机干预工作者到危机发生场合进行群体干预。

（3）书信指导。书信指导是一种通过书信求助的方法，多在路途遥远、交通不便、求助者不愿意暴露身份或是针对难以当面诉说的问题时使用。随着网络技术发展，这种方法逐渐被淘汰，目前越来越多的人通过网络手段进行心理危机救助，如网络语音或视频交流、电子邮件交流等。

三、心理治疗

危机干预之后，大部分自杀未遂者，尤其是那些常常出现自杀意愿的人，非常需要接受系统规范的心理治疗。心理治疗的目标包括：①改善当事者对自杀的认识和态度；②提高当事者的应对能力；③消除当事者的症状。心理治疗大致可以分为以下三个阶段，并需要注意一些问题。

心理治疗最初阶段的目标，不仅仅是初步评估患者的基本情况，更重要的是建立良好的医患关系。达到这些目标的关键是治疗者无条件地接受和理解患者的痛苦。治疗初期的患者可能常常有满腹的委屈、痛苦、甚至愤怒等。如果治疗者一开始就要求患者冷静、忍耐、全面地看待问题，或者指出患者的痛苦与其实际境遇相比太过分，或者急于想帮助患者解决问题，而不给机会让患者尽情诉说自己的痛苦，也不花较多的时间向患者表示理解和同情，那么心理治疗就将很难奏效。因为如果当事者第一次没有机会尽情倾诉，那么他可能会在以后的治疗中不断地提出自己的痛苦，使治疗很难顺利进行，他们甚至会因为没有机会表达自己的痛苦，觉得不被理解而加大自杀的危险性。要保证治疗成功，最好的办法是让患者尽情倾诉，治疗者可以反复地向患者表示同情，却不要对患者的情绪发泄和错误认知加以评判。

心理治疗中期，治疗师主要帮助当事人建立新的解决问题的思维方式，治疗者可以肯定患者以前解决问题的方式有哪些成功之处，也可以提出一些新的方式供其参考。治疗师可以与患者商量尝试用新的思维方式考虑或解决某个问题，让患者体验到成就感。治疗师要帮助患者将注意力从自杀行为本身转向解决问题的行为，使患者逐渐明白自杀是一个无效的解决问题的方式。虽然此时当事者的自杀念头不一定已经完全消失，但患者已经知道：自杀念头只是一个信号，一个提醒他需要动用新的应对和解决问题的方法的信号。

心理治疗末期重在帮助当事人学会解决问题的技巧，建立良好的人际关系。治疗师要对患者多加赞赏和鼓励，让患者回顾治疗过程中的进步和成绩，并强调患者自身的能力所起的作用，促使患者内化自我欣赏的能力。治疗的结束不能仅仅满足于危机的过去和症状的消失，而是要帮助患者树立信心面对未来，并确定具体的生活目标和远期规划。

自杀患者的治疗是一个系统的工程，可以联合运用多种心理治疗方法，包括支持性心理治疗、认知行为治疗、家庭治疗和生活技能训练等。迄今为止，尚没有令人信服的医学证据支持哪种心理治疗在处理自杀危机时特别优于其他的心理治疗，也没有资料表明哪种心理治疗是完全无效的。但是，心理治疗与适当的药物治疗相结合，其总体疗效优于单独的心理治疗或单独的药物治疗。

四、药物治疗

迄今为止，没有能预防、治疗"自杀"的特效药物，也还没有对所有自杀相关的症状都能产生满意疗效的药物。但是综合现有文献可知，如果当事者消极悲观、抑郁，可使用抗抑郁药物，足量、足疗程的治疗可以帮助当事者缓解抑郁情绪、增加生活乐趣、改善自我感觉、减轻各种"不适"症状。抗焦虑药物酌情使用，也能缓解负性情绪。这些药物如果合并心理治疗效果会更好。

除非当事者有过度的情绪激动和行为激越、可能要危及自己和他人的安全，或者出现较持久的精神症状，否则一般不主张使用抗精神病药物，尤其是不要大剂量地长期使用。明确诊断的精神障碍患者另当别论。精神障碍患者是自杀的主要高危人群，当确定患者存在自杀危险性时，要及时制订系统治疗方案，以下是针对精神障碍患者自杀的处理方法。

（1）锂盐。有研究结果表明，锂盐能够有效降低双相障碍患者的自杀风险。服用锂盐的双相障碍患者自杀未遂率是未服用药物双相障碍患者的1/8。需要注意的是，即使服用了锂盐，双相障碍患者的自杀成功率仍是普通人群的10倍。此外，锂盐的安全性和副作用也限制了其临床应用。锂盐潜在的过量毒性使得临床医师在开处方时不得不考虑到安全性因素而减少一次性处方量，以避免患者过量服药自杀的可能。但即使是这样做，仍难以彻底杜绝精神障碍患者采用过量服用锂盐自杀的方式。

（2）抗抑郁药物。抗抑郁药物具有显著的抗抑郁作用。抗抑郁药物可以在数周内显示出其抗抑郁作用，但大多数需要8～12周的时间才能充分发挥其最大作用。在给予患者抗抑郁药物治疗时，临床医师需要告知患者抗抑郁药物需要时间才能发挥其作用，并且需要对患者进行疾病常识教育，让患者明白在抗抑郁治疗的初始阶段抑郁症状的反复是很正常的现象。

（3）氯氮平。有研究报道，氯氮平能够有效地降低精神分裂症和分裂情感性精神病患者的自杀未遂率和自杀死亡率。目前，美国食品药品管理局（FDA）已经批准了氯氮平治疗精神分裂症或分裂情感性精神病患者复发性自杀的适应证。

（4）电抽搐治疗。电抽搐治疗（ECT）可用于治疗具有自杀意念、自杀企图以及自杀计划的心境障碍或精神病性障碍的患者，尤其对于既往药物治疗无效者更为适用。此外，当需要快速控制患者的自杀风险时，也可以考虑使用电抽搐治疗。有研究表明，抑郁障碍患者的自杀企图通过电抽搐治疗后得到了迅速缓解。虽然目前对于电抽搐治疗是否会对患者的记忆功能产生长期损害仍存在异议，但在使用电抽搐治疗时，仍需要考虑患者的短期记忆功能损害。

第四节　自杀的预防

自杀的预防是一项多部门、多阶段、多层面、多级别的系统性工程。目前，一些欧美发达国家已经开展了以国家为单位的自杀预防和干预活动，制订了综合性的国家自杀防治计划或框架。我国北京市、杭州市等也成立了区域性的自杀预防与危机干预中心，但尚无全国性的危机干预网络。

一、普通人群的预防

（一）宣传和教育

尽管从宏观层面上看，与自杀率有关的主要因素是社会、经济和文化因素，但每一个自杀者总会或多或少地存在某些医学或心理学的问题。因为宏观因素总是要通过对个体的影响才产生作用。在小学、中学、大学开设相关的心理卫生课程，使学生逐步掌握心理学的基本知识，学会各种生活技能，即分析问题、解决问题、应付挫折、正确表达思维和情绪的能力。充分利用广播、电视、报纸等媒体和社区墙报、公众讲座等形式广泛宣传心理卫生知识，提高全民的心理素质和精神卫生知识的水平。

根据不同人群的要求，宣传内容可以灵活把握，但一般包括以下内容：

①对自杀的认识和态度；②自杀行为的内在原因和激发动机；③识别高危人群；④消极言行的重要意义；⑤预防措施；⑥服务和转诊的方法；⑦自杀者的处理；⑧事后（自杀未遂后）照顾的需要。

宣传教育应针对多方面，针对各种不同群体，如普通公众、高危人群的家庭、医学生、精神卫生人员、一般护士和社会工作者、其他专业群体（教员、警察、司法人员）和从事自杀预防服务的人员（自杀预防中心的非专业人员）等，宣传教育的内容应各有侧重。宣传教育最终目的是要消除公众对自杀的偏见，使得轻生者有可能寻求帮助，在早期识别自杀风险并与有关部门合作给当事人提供支持，并使他们认识到自杀是可以防止的。实际上，自杀预防的有效性在很大程度上取决于社会的合作和支持。

（二）心理咨询和心理保健

国家应在各级医院和相关的公共卫生部门建立专业的心理卫生保健机构，并且这类机构要延伸到每一个社区，即在社区内配备相应的专业人员或社会工作者，开展心理咨询和心理保健工作，结合社区各个部门，化解各种矛盾，减少心理危机的发生。患者一旦产生心理危机，就要使其能够及时地得到专业性的支持和帮助，以防酿成自杀的后果。

（三）加强社会管理

严格相关的社会管理也可以减少有自杀观念者的自杀机会，例如加强武器管理，特别是枪支管理。对个人持枪的严格的法律管理可以有效减少以枪击为手段的自杀。对处于自杀危机中的持枪者应暂时剥夺其使用枪支的权力。加强有毒物质的管理，不应发展和推广对人类有高度毒性的化学杀虫剂、灭鼠剂等。对生产必需的有毒化学物质如农药等要有严格的生产、销售和使用管理制度。国家要加强对药品的管理，特别是对镇静药、镇痛药、麻醉药和精神类药物的管理，还要加强对危险场所的防护和管理，如对容易发生自杀行为的大桥、高楼、风景名胜地进行针对性强的管理。另外，国家还要适当地控制媒体对自杀个案的报道和渲染，特别是知名人物如影视明星、社会名流的自杀行为，连篇累牍的报道可能导致某些人的效法和模仿。

（四）建立预防自杀的专门机构

建立专门的预防自杀的机构，如自杀预防中心、危机干预中心、家庭暴力避难所等也可以减少自杀观念者的自杀机会。建立专门机构可以让意图轻

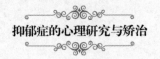

生者通过便利的热线电话得到求助的机会和及时的帮助，让一念之差自杀未遂者得到及时有效的生命救治和危机干预。

二、高危人群的预防

（一）早发现

要预防高危人群的自杀，建立社区监测体系是非常必要的。一般认为，自杀的高危人群主要包括精神病患者、严重躯体疾病患者、躲避追捕的人、贫病交加的孤寡老人、遭遇不幸又性格孤僻的人、离乡背井又陷入困境的人、屡屡受挫又孤独无援的人等。他们是自杀预防的重点，其中曾有自杀未遂史和自杀家族史者更堪称重中之重。从理论上说，上述高危人群都不难识别，但实际上，最易识别的可能是精神病患者。我们不仅要善于从一般人群中识别这些自杀的高危者，更重要的是要评估高危人群中某一种情况下或某一个体发生自杀的危险程度。例如在精神病患者中，抑郁症、精神分裂症、酒中毒和药物成瘾者自杀的危险性最高。

（二）早防治

早发现是为了早防治，有的放矢才可能有成效。自杀的原因往往是多方面的，要想有效地防治自杀也往往要从多方面入手。如能解决自杀高危者的实际问题从而使其走出困境，自然可能使其放弃自杀打算。但很多时候我们不一定能很快弄清是什么问题逼得他想死，即使弄清后也未必有能力让这些实际问题迎刃而解。所以，更实际、更可靠的方法是周围人都应该立即地、无条件地对当事者给予力所能及的帮助，关键是一定要他"领会"大家对他的理解、同情和关爱。然后我们要做的才是如何改变当事者对其处境的看法，如何缓和当事者的绝望情绪，如何提高当事者解决复杂问题的技能，如何加强当事者应对困境的能力等。总之，解决当事者的实际困难、缓和当事者的人际关系、解除当事者的心理困惑、治疗当事者的精神障碍等，这些都可以明显地起到防治自杀的作用。对于曾经有过自杀行为的人更要有针对性地对其进行专科治疗或心理治疗，加强社会支持系统，以防止其再次自杀。

三、特殊人群的预防

（一）青少年

据调查，青少年是自杀风险较高的人群，青少年自杀具有冲动性的特点，因此预防显得尤为重要。首先，许多青少年自杀未遂的动机是表达敌意或是吸引注意。因此，生活技能训练是预防干预的有效手段之一，通过训练教会他们更直接地表达自己的感受和需要，学会倾听和接受他人不同的意见，让他们意识到自杀并非是最理想的解决问题的方法。

其次，青少年的自杀行为多与学业有关，教师需严密监测学生的心理状况，鼓励学校设立心理咨询室，对一些性格高危学生（如性格偏执、过于内向、缺乏兴趣爱好、情绪不稳定的学生）和家庭高危学生（如家庭破裂、父母粗暴、有自杀家族史的学生）需特别重视。值得注意的是，青少年服过量药物自杀占较大比例。因此，从社会到家庭都要一起努力，加强对药品等危险物品的管理也十分重要，这样才能在更大程度上减少悲剧的发生。

（二）老年人

老年人是自杀的另一高危人群。老年人的自杀是多因素的，抑郁是其首要因素，其他常见的诱发因素包括老伴或好友的去世、严重的躯体疾病、重大角色变故如退休以及僵化、孤僻的人格特点等。与青少年不同，老年人的自杀具有隐蔽性强、致命性强、获救机会少的特点。

完善社会保障制度对预防老年人的自杀是最为重要的，譬如建立社区心理保健中心，设立个人心理档案，监测和跟踪他们的情绪变化；国家也可为老年人提供更多的活动场所，丰富他们的生活内容，消除老年人普遍存在的内心孤独感；另外，国家还可开办老年人心理健康咨询门诊。通过心理健康咨询，解答老年人在实际生活中遇到的心理难题，降低老年人的自杀率。

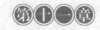

抑郁相关量表介绍

一、贝克抑郁问卷（Beck Depression Inventory，BDI）

Beck 将抑郁表述为 21 个"症状—态度类别"，贝克抑郁问卷的每个条目便代表一个类别。包括心情、悲观、失败感、不满、罪感、惩罚感、自厌、自责、自杀意向、痛哭、易激惹、社会退缩、犹豫不决、体象歪曲、活动受抑制、睡眠障碍、疲劳、食欲下降、体重减轻、有关躯体的先占观念与性欲减退等，其目的是评价抑郁的严重程度。对每个类别的描述按其所显示的症状严重程度不同分为四级，即 0~3 级，总分范围为 0~63 分。其中≤4 分为无抑郁或极轻微抑郁；5~13 分为轻度抑郁；14~20 分为中度抑郁；≥21 分为重度抑郁。

该量表具有良好的信效度，其中分半信度系数为 0.86；两周重测性信度系数为 0.70~0.80；聚合效度为 0.60~0.90。该表的区分效度也较好。BDI 已成为最常用的抑郁自评量表，主要用于测量当事人最近一周的状况。它不仅有适用于各年龄段的成年人的版本，也有适用于儿童与少年的版本，但在老年人群的适用性尚有待进一步验证。

Beck 抑郁问卷

指导语：该问卷由许多组项目组成，请仔细看每组的项目，然后在每组内选择最适合你现在情况（最近一周，包括今天）的一项描述，并将那个数字圈出。请先读完一组内的各项叙述，然后再选择。

A

0. 我不感到忧愁

1. 我感到忧愁

2. 我整天都感到忧愁，且不能改变这种情绪

3. 我非常忧伤或不愉快，以致我不能忍受

B

0. 对于将来我不感到悲观

1. 我对将来感到悲观

2. 我感到没有什么可指望的

3. 我感到将来无望，事事都不能变好

C

0. 我不像一个失败者

1. 我觉得我比一般人失败的次数多些

2. 当我回首过去，我看到的是许多失败

3. 我感到我是一个彻底失败了的人

D

0. 我对事物像往常一样满意

1. 我对事物不像往常一样满意

2. 我不再对任何事物感到真正的满意

3. 我对每件事都不满意或讨厌

E

0. 我没有特别感到内疚

1. 在相当一部分时间内我感到内疚

2. 在部分时间里我感到内疚

3. 我时刻感到内疚

F

0. 我没有感到正在受惩罚

1. 我感到我可能受惩罚

2. 我预感会受惩罚

3. 我感到我正在受惩罚

G

0. 我感到我并不使人失望

1. 我对自己失望

2. 我讨厌自己

3. 我痛恨自己

H

0. 我感觉我并不比别人差

1. 我对自己的缺点和错误常自我反省

2. 我经常责备自己的过失

3. 每次发生糟糕的事我都责备自己

I

0. 我没有任何自杀的想法

1. 我有自杀的念头但不会真去自杀

2. 我很想自杀

3. 如果我有机会我就会自杀

J

0. 我并不比以往爱哭

1. 我现在比以前爱哭

2. 现在我经常哭

3. 我以往能哭，但现在即使我想哭也哭不出来

K

0. 我并不比以往容易激惹

1. 我比以往容易激惹或容易生气

2. 我现在经常容易发火

3. 以往能激惹我的那些事情现在则完全不能激惹我了

L

0. 我对他人的兴趣没有减少

1. 我对他人的兴趣比以往减少了

2. 我对他人丧失了大部分兴趣

3. 我对他人现在毫无兴趣

M

0. 我与以往一样能作决定

1. 我现在作决定没有以前果断

2. 我现在作决定比以前困难得多

3. 我现在完全不能作决定

N

0. 我觉得自己看上去和以前差不多

1. 我担心我看上去老了或没有以前好看了

2. 我觉得我的外貌变得不好看了，而且是永久性的改变

3. 我认为我看上去很丑了

O

0. 我能像以往一样工作

1. 我要经一番特别努力才能开始做事

2. 我做任何事都必须作很大的努力，强迫自己去做

3. 我完全不能工作

P

0. 我睡眠像以往一样好

1. 我睡眠没有以往那样好

2. 我比往常早醒 1～2 小时，再入睡有困难

3. 我比往常早醒几个小时，且不能再入睡

Q

0. 我现在并不比以往感到容易疲劳

1. 我现在比以往容易疲劳

2. 我做任何事都容易疲劳

3. 我太疲劳了以致我不能做任何事情

R

0. 我的食欲与以前一样好

1. 我现在食欲没有往常那样好

2. 我的食欲现在差多了

3. 我完全没有食欲了

S

0. 我最近没有明显的体重减轻

1. 我体重下降超过 2.5 公斤

2. 我体重下降超过 5 公斤

3. 我体重下降超过 7.5 公斤，我在控制饮食来减轻体重

T

0. 与以往比，我并不过分担心身体健康

1. 我担心我身体的毛病如疼痛、反胃及便秘

2. 我很着急身体的毛病而妨碍我思考其他问题

3. 我非常着急身体疾病，以致不能思考任何其他事情

U

0. 我的性欲最近没有什么变化

1. 我的性欲比以往差些

2. 现在我的性欲比以往减退了许多

3. 我完全丧失了性欲

二、抑郁自评量表（Self-rating Depression Scale，SDS）和抑郁状态问卷（Depression Status Inventory，DSI）

抑郁自评量表是 Zung 于 1965 年编制的，用于衡量抑郁状态的轻重程度及其在治疗中的变化。1972 年，Zung 增编了与之相应的他评版本，即抑郁状态问卷。其中，两者的评定时间跨度均为最近一周。

SDS 和 DSI 分别由 20 个陈述句和相应的问题条目组成。每一条目相当于一个有关症状，按 1～4 级评分。这 20 个条目能反映抑郁状态四组特异性症状：①精神性—情感症状，包含抑郁心境和哭泣两个条目；②躯体性障碍，包含情绪的日间差异、睡眠障碍、食欲减退、性欲减退、体重减轻、便秘、

心动过速、易疲劳这八个条目；③精神运动性障碍，包含精神运动性迟滞和激越两个条目；④抑郁的心理障碍，包含思维混乱、无望感、易激惹、犹豫不决、自我贬值、空虚感、反复思考自杀和不满足这八个条目。

　　每一个条目均按1、2、3、4四级来评分。其中1表示"从无或偶尔"；2表示"有时"；3表示"经常"；4表示"总是如此"。20个条目中有10项，即第2、5、6、11、12、14、16、17、18和20项需反序计分。而SDS和DSI评定的抑郁严重度指数＝（抑郁严重度指数—各条目累计分）/80（量表最高分），指数范围为0.25~1.0，指数越高表示抑郁程度越重。

　　SDS的分半信度为0.92（1986）。SDS与Beck抑郁问卷（BDI）、Hamilton抑郁量表（HRSD），MMPI的"D"分量表的评分之间具有高和中度的相关性。Zung等人提出SDS和DIS评分指数在0.5以下者为无抑郁；0.50~0.59为轻微至轻度抑郁；0.60~0.69为中至重度抑郁；0.70以上为重度抑郁。总分乘以1.25取整数，即得标准分，分值越小越好，分界值为50。

　　SDS和DSI为一短程自评量表，操作方便，容易掌握，能有效地反映抑郁状态的有关症状及其严重程度和变化，特别适用于综合医院用来发现抑郁症病人；且其评分不受年龄、性别、经济状况等因素影响。1985年，我国学者将其引入国内，施测结果具有较好的信效度。

抑郁自评量表

　　指导语：下面有二十条关于你最近一周情况的描述，请仔细阅读每一条，然后根据您的实际情况在相应的数字后画圈，其中1表示"没有或很少时间"；2表示"小部分时间"；3表示"相当多时间"；4表示"绝大部分或全部时间"。（＊表示此条需反序计分）

		没有或很少时间	小部分时间	相当多时间	绝大部分时间
1	我觉得闷闷不乐，情绪低沉	1	2	3	4
2＊	我觉得一天之中早晨最好	1	2	3	4
3	我一阵阵哭出来或觉得想哭	1	2	3	4
4	我晚上睡眠不好	1	2	3	4

（续上表）

		没有或很少时间	小部分时间	相当多时间	绝大部分时间
5*	我吃得跟平常一样多	1	2	3	4
6*	我与异性密切接触时和以往一样感到愉快	1	2	3	4
7	我发觉我的体重在下降	1	2	3	4
8	我有便秘的苦恼	1	2	3	4
9	我心跳比平常快	1	2	3	4
10	我无缘无故地感到疲乏	1	2	3	4
11*	我的头脑跟平常一样清楚	1	2	3	4
12*	我觉得经常做的事情并没有困难	1	2	3	4
13	我觉得不安而平静不下来	1	2	3	4
14*	我对将来抱有希望	1	2	3	4
15	我比平常容易生气和激动	1	2	3	4
16*	我觉得作出决定是容易的	1	2	3	4
17*	我觉得自己是个有用的人，有人需要我	1	2	3	4
18*	我的生活过得很有意思	1	2	3	4
19	我认为如果我死了，别人会生活得好些	1	2	3	4
20*	平常感兴趣的事我仍然感兴趣	1	2	3	4

抑郁状态问卷

		没有或很少时间	小部分时间	相当多时间	绝大部分时间
1	你感到情绪沮丧、郁闷吗？	1	2	3	4
2	你要哭或想哭吗？	1	2	3	4
3	你感到早晨心情最好吗？	1	2	3	4
4	你夜间睡眠不好吗？经常早醒吗？	1	2	3	4
5	你吃饭像平时一样多吗？食欲如何？	1	2	3	4
6	你感到体重减轻了吗？	1	2	3	4
7	你的性功能正常吗？乐意注意具有吸引力的异性，并喜欢和他/她说话或在一起吗？	1	2	3	4
8	你为便秘烦恼吗？	1	2	3	4
9	你的心跳比平时快吗？	1	2	3	4
10	你无故感到疲劳吗？	1	2	3	4
11	你坐卧不安，难以保持平静吗？	1	2	3	4
12	你做事情比平时慢吗？	1	2	3	4
13	你的头脑像往常一样清楚吗？	1	2	3	4
14	你感到生活很空虚吗？	1	2	3	4
15	你对未来感到有希望吗？	1	2	3	4
16	你觉得决定什么事很容易吗？	1	2	3	4
17	你比平时更容易激怒吗？	1	2	3	4
18	你仍旧喜爱自己平时喜爱的事情吗？	1	2	3	4
19	你感到自己是有用的和不可缺少的人吗？	1	2	3	4
20	你曾经想过自杀吗？	1	2	3	4

三、流调中心用抑郁量表（Center for Epidemiologic Studies Depression Scale，CES－D）

流调用抑郁自评量表由美国国立精神卫生研究所 Radloff 于 1977 年编制而

成，原名为流行学研究中心抑郁量表（Center for Epidemiological Survey，Depression Scale，CES－D）。目前该表在流行学的调查中用以筛查出有抑郁症状的对象，以便进一步检查确诊；它也可用于临床检查，评定患者抑郁症状的严重程度。与其他抑郁自评量表相比，CES－D更着重于个体的情绪体验，较少涉及抑郁时的躯体症状。

CES－D为20个题目的自评量表，分别调查20项症状。按个体过去一周内出现相应情况或感觉的频度评定：不足一天者为"没有或基本没有"，1～2天为"少有"，3～4天为"常有"，5～7天为"几乎一直有"。除标有"＊"号的4、8、12和16题为反向评分，即评分顺序为1—2—3—4外，其余条目均按上述顺序依次评为4—3—2—1分。CES－D的主要统计指标是总分，即20个单项分的总和。个体测评总分≤15分为无抑郁症状，16～19分为可能有抑郁症状，≥20分为肯定有抑郁症状。

需要注意的是，该量表由评定对象自行填写，在填表前必须让测评者把填表说明、填表方法以及问题内容看明白。文盲或半文盲，一般不宜作为评定对象。如有特殊需要，可由评定员念给测评者听，然后在表格中注明，供分析时参考，一般5～7分钟可以完成。CES－D在我国大学生群体中报告的内部一致性系数为0.85，Spearman－Brown系数为0.83，三周后重测系数为0.87。可见，该量表具有较好的测量学指标。

流调中心用抑郁量表

指导语：下面是对您可能存在的或最近有过的感受的描述，请仔细评价最近一周来您出现这种感受的强度，其中"1"表示偶尔或无（少于1天），"2"表示有时（1～2天），"3"表示时常或一半时间（3～4天），"4"表示多数时间或持续（5～7天）。（＊代表本条为反向评分）

题号	内容	偶尔	有时	时常	持续
1	一些通常并不困扰我的事使我心烦	1	2	3	4
2	我不想吃东西；我胃口不好	1	2	3	4
3	我觉得即便有爱人或朋友帮助也无法摆脱这种苦闷	1	2	3	4
＊4	我感觉同别人一样好	1	2	3	4
5	我很难集中精力做事	1	2	3	4

（续上表）

题号	内容	偶尔	有时	时常	持续
6	我感到压抑	1	2	3	4
7	我感到做什么事都很吃力	1	2	3	4
*8	我觉得未来有希望	1	2	3	4
9	我认为我的生活一无是处	1	2	3	4
10	我感到恐惧	1	2	3	4
11	我睡觉不解乏	1	2	3	4
*12	我很幸福	1	2	3	4
13	我比平时话少了	1	2	3	4
14	我感到孤独	1	2	3	4
15	人们对我不友好	1	2	3	4
*16	我生活快乐	1	2	3	4
17	我曾经放声痛哭	1	2	3	4
18	我感到忧愁	1	2	3	4
19	我觉得别人厌恶我	1	2	3	4
20	我走路很慢	1	2	3	4

四、汉密尔顿抑郁量表（Hamilton Depression Rating Scale for Depression，HRSD）

汉密尔顿抑郁量表是由 Hamilton 于 1960 年编制而成，是临床上最普遍使用的用于评定成人抑郁状态的量表。该表编制后经过多次修订，版本有 17 项、21 项和 24 项三种。本文采用 24 项版本。

该量表应由经过训练的两名评定员对被评定者进行 HRSD 联合检查。一般采用交谈与观察方式，待检查结束后，两名评定员分别独立评分。若需比较治疗前后患者的抑郁症状和病情变化，则在被评定者入组时，由评定者评定其当前或入组前一周的情况；治疗后 2~6 周，再次评定其状况，以资比较。

HRSD 大部分项目采用 0~4 分的 5 级评分法："0" 代表无，"1" 代表轻度，"2" 代表中度，"3" 代表重度，"4" 代表很重；少数项目评定则为 0~2 分 3 级："0" 代表无，"1" 代表轻—中度，"2" 代表重度。

HRSD - 24 能较好地反映患者病情的严重程度，即病情越轻，总分越低；病情越重，总分越高。被测评者总分超过 35 分表示可能为严重抑郁，超过 20 分可能是轻或中等度的抑郁，小于 8 分表示没有抑郁症状。

HRSD 是经典的抑郁评定量表，可用于抑郁症、躁郁症、焦虑症等多种疾病的抑郁症状之评定；但本量表对于是抑郁还是焦虑症不能很好地进行鉴别，因为两者的总分都有类似的增高。

汉密尔顿抑郁量表

指导语：在下面最适合被试者的情况上打钩。

五级评分项目："0" 为无、"1" 轻度、"2" 中度、"3" 重度、"4" 很重：

1. 抑郁情绪

只在问到时才诉述；…………………………………………… 1

在言语中自发地表达；…………………………………………… 2

不用言语也可从表情、姿势、声音或

哭泣中流露出这种情绪；………………………………………… 3

病人的自发语言和非自发语言（表情、

动作），几乎完全表现为这种情绪。…………………………… 4

2. 有罪感

责备自己，感到自己已连累他人；…………………………… 1

认为自己犯了罪，或反复思考以往的过失和错误；………… 2

认为目前的疾病，是对自己错误的惩罚，或有罪恶妄想；… 3

罪恶妄想伴有指责或威胁性幻觉。…………………………… 4

3. 自杀

觉得活着没有意义；…………………………………………… 1

希望自己已经死去，或常想到与死有关的事；……………… 2

消极观念（自杀念头）；……………………………………… 3

有严重自杀行为。……………………………………………… 4

4. 入睡困难

主诉有时有入睡困难，即上床后半小时仍不能入睡；……… 1

主诉每晚均有入睡困难。……………………………………… 2

5. 睡眠不深

睡眠浅多噩梦；………………………………………………… 1

半夜（晚上 12 点以前）曾醒来（不包括上厕所）。………… 2

6. 早醒

有早醒，比平时早醒 1 小时，但能重新入睡； ……………… 1

早醒后无法重新入睡。 ………………………………………… 2

7. 工作和兴趣

提问时才诉述； ………………………………………………… 1

自发地直接或间接表达对活动、工作或学习失去兴趣，

如感到没精打采、犹豫不决、不能坚持或

需强迫自己去工作或活动； ………………………………… 2

病室劳动或娱乐不满 3 小时； ……………………………… 3

因目前的疾病而停止工作，住院患者不参加

任何活动或者没有他人帮助便不能完成病室日常事务。 …… 4

8. 迟缓：指思维和语言缓慢，注意力难以集中，主动性减退。

精神检查中发现轻度迟缓； …………………………………… 1

精神检查中发现明显迟缓； …………………………………… 2

精神检查进行困难； …………………………………………… 3

完全不能回答问题（木僵）。 ………………………………… 4

9. 激越

检查时表现得有些心神不定； ………………………………… 1

明显的心神不定或小动作多； ………………………………… 2

不能静坐，检查中曾站立； …………………………………… 3

搓手，咬手指，扯头发，咬嘴唇。 ………………………… 4

10. 精神性焦虑

问到时才诉述； ………………………………………………… 1

自发地表达； …………………………………………………… 2

表情和言谈流露明显忧虑； …………………………………… 3

明显惊恐。 ……………………………………………………… 4

11. 躯体性焦虑：指焦虑的生理症状，包括口干、腹胀、腹泻、打呃、

腹绞痛、心悸、头痛、过度换气和叹息以及尿频和出汗等。

轻度； …………………………………………………………… 1

中度，有肯定的上述症状； …………………………………… 2

重度，上述症状严重，影响生活或需加处理； …………… 3

严重影响生活和活动。 ………………………………………… 4

12. 胃肠道症状

食欲减退，但不需他人鼓励便自行进食； ………………… 1

进食需他人催促或请求，或需要应用泻药或助消化药。 …………… 2

13. 全身症状

四肢、背部或颈部沉重感，背痛，头痛，肌肉疼痛，

全身乏力或疲倦； ………………………………………………… 1

上述症状明显。 ………………………………………………… 2

14. 性症状：指性欲减退、月经紊乱等。

轻度； ………………………………………………………………… 1

重度。 ………………………………………………………………… 2

不能肯定，或该项对被评者不适合。（不计入总分）

15. 疑病

对身体过分关注； ………………………………………………… 1

反复考虑健康问题； ……………………………………………… 2

有疑病妄想； ……………………………………………………… 3

伴幻觉的疑病妄想。 ……………………………………………… 4

16. 体重减轻

一周内体重减轻 1 斤以上； ……………………………………… 1

一周内体重减轻 2 斤以上。 ……………………………………… 2

17. 自知力

知道自己有病，表现为忧郁； …………………………………… 0

知道自己有病，但归因于伙食太差、环境问题、

工作过忙、病毒感染或需要休息等； …………………………… 1

完全否认自己有病。 ……………………………………………… 2

18. 日夜变化（如果症状在早晨或傍晚加重，先指出哪一种，然后按其

变化程度评分）

轻度变化； ………………………………………………………… 1

重度变化。 ………………………………………………………… 2

19. 人格解体或现实解体：指非真实感或虚无妄想。

问及时才诉述； …………………………………………………… 1

自发诉述； ………………………………………………………… 2

有虚无妄想； ……………………………………………………… 3

伴幻觉的虚无妄想。 ……………………………………………… 4

20. 偏执症状

有猜疑； …………………………………………………………… 1

有关系观念；　　　　　　　　　　　　　　　　　　　　2

有关系妄想或被害妄想；　　　　　　　　　　　　　　3

伴有幻觉的关系妄想或被害妄想。　　　　　　　　　　4

21. 强迫症状：指强迫思维和强迫行为。

问及时才诉述；　　　　　　　　　　　　　　　　　　1

自发诉述。　　　　　　　　　　　　　　　　　　　　2

22. 能力减退感

仅于提问时方引出主观体验；　　　　　　　　　　　　1

病人主动表示能力减退感；　　　　　　　　　　　　　2

需鼓励、指导和安慰才能完成病室日常事务或个人卫生；　3

穿衣、梳洗、进食、铺床或个人卫生均需他人协助。　　4

23. 绝望感

有时怀疑"情况是否会好转"，但解释后能接受；　　　1

持续感到"没有希望"，但解释后能接受；　　　　　　2

对未来感到灰心、悲观和绝望，解释后不能排除；　　　3

自动反复诉述"我的病不会好了"或诸如此类的情况。　4

24. 自卑感

仅在询问时诉述有自卑感（我不如他人）；　　　　　　1

自动诉述有自卑感（我不如他人）；　　　　　　　　　2

病人主动诉述："我一无是处"或"低人一等"，

与评2分者只是程度的差别；　　　　　　　　　　　　3

自卑感达妄想的程度，例如"我是废物"等类似情况。　4

五、症状自评量表（Symptom Checklist 90, SCL - 90）

　　症状自评量表是 Derogatis 于 1975 在 Hopkin's 症状清单的基础上编制而成的，共包括 90 个项目。此表包含比较广泛的精神病症状学内容，如思维、情感、行为、人际关系、生活习惯等，通常是用来评定测评者一周以来的情况。

　　该量表条目分为五级评分（从 0 ~ 4 级），0 = 从无，1 = 轻度，2 = 中度，3 = 较重，4 = 严重，该表有的也用 1 ~ 5 级来评分。在计算实得总分时，应将所得总分减去 90。SCL - 90 除了自评外，也可以作为医生评定病人症状的一种方法。

分析统计指标：

（一）总分

（1）总分是 90 个项目所得分之和。

（2）总均分（General Symptomatic Index）是将总分除以 90。

（3）阳性项目数是指评为 1~4 分的项目数；阳性症状痛苦水平（Positive Symptom Distress Level）是指总分除以阳性项目数。

（二）因子分

SCL–90 包括 9 个因子，每一个因子反映出病人某方面症状的痛苦情况，通过因子分可了解症状分布特点。

因子分 = 组成某一因子的各项目总分/组成某一因子的项目数

当得到因子分后，医生便可以用轮廓图（Profiles）分析方法，了解各因子的分布趋势和评定结果的特征。

9 个因子含义及所包含项目如下：

（1）躯体化（Somatization）：包括 1、4、12、27、40、42、48、49、52、53、56、58 共 12 项，该类因子主要反映患者身体的不适感，包括心血管、胃肠道、呼吸和其他系统的主诉不适和头痛、背痛、肌肉酸痛，以及焦虑的其他躯体表现等。

（2）强迫症状（Obsessive–Compulsive）：包括 3、9、10、28、38、45、46、51、55、65 共 10 项，主要指那些明知没有必要，但又无法摆脱的无意义的思想、冲动和行为，还有一些比较一般的认知障碍的行为征象也在这一类因子中有所反映。

（3）人际关系敏感（Interpersonal Sensitivity）：包括 6、21、34、36、37、41、61、69、73 共 9 项。主要指某些个人的不自在与自卑感，特别是与其他人相比较时更加突出。主要反映个体在人际交往中的自卑感、心神不安、明显不自在，以及人际交流中的自我意识、消极的期待等症状。

（4）抑郁（Depression）：包括 5、14、15、20、22、26、29、30、31、32、54、71、79 共 13 项。苦闷的情感与心境为该类的代表性症状，该类症状还以生活兴趣的减退、动力缺乏、活力丧失等为特征。该类症状主要反映失望、悲观以及与抑郁相联系的认知和躯体方面的感受。另外，该类症状还包括有关死亡的思想和自杀观念。

（5）焦虑（Anxiety）：包括 2、17、23、33、39、57、72、78、80、86 共

10 项。一般指那些烦躁、坐立不安、神经过敏、紧张以及由它们引发的躯体征象，如震颤等。测定游离不定的焦虑及惊恐发作是本类因子的主要内容。此外还包括一项解体感受的项目。

（6）敌对（Hostility）：包括 11、24、63、67、74、81 共 6 项，主要从思想，感情及行为三个方面来反映敌对的表现。其项目包括厌烦的感觉、摔物、争论直到不可控制的脾气暴发等各方面。

（7）恐怖（Photic Anxiety）：包括 13、25、47、50、70、75、82 共 7 项。个体恐惧的对象包括出门旅行、空旷场地、人群或公共场所和交通工具。此外，本类因子中还有反映社交恐怖的一些项目。

（8）偏执（Paranoid Ideation）：包括 8、18、43、68、76、83 共 6 项。本类因子是围绕偏执性思维的基本特征而制定的。主要反映投射性思维、敌对、猜疑、关系观念、妄想、被动体验和夸大等。

（9）精神病性（Psychoticism）：包括 7、16、35、62、77、84、85、87、88、90 共 10 项。本类因子主要反映各式各样的急性症状和行为，有代表性地视为较隐讳，限定不严的精神病性过程的指征。此外，本类因子也可以反映精神病性行为的继发征兆和分裂性生活方式的指征。

此外，本量表中还有 19、44、59、60、64、66、89 共 7 个项目未归入任何因子，分析时将这 7 项作为附加项目（Additional Items）或其他，或作为第 10 个因子来处理，以便使各因子分之和等于总分。

症状自评量表（SCL - 90）

指导语：以下表格中列出了有些人可能有的病痛或问题，请仔细阅读每一条，然后根据最近一周内下列问题影响你或使你感到苦恼的程度，在相应数字后划一个"√"。请不要漏掉问题。

题号	内容	从无	轻度	中度	较重	严重
1	头痛	0	1	2	3	4
2	神经过敏，心中不踏实	0	1	2	3	4
3	头脑中有不必要的想法或字句盘旋	0	1	2	3	4
4	头晕和昏倒	0	1	2	3	4
5	对异性的兴趣减退	0	1	2	3	4
6	对旁人责备求全	0	1	2	3	4
7	感到别人能控制自己的思想	0	1	2	3	4

（续上表）

题号	内容	从无	轻度	中度	较重	严重
8	责怪别人制造麻烦	0	1	2	3	4
9	忘记性大	0	1	2	3	4
10	担心自己衣饰的整齐及仪态的端正	0	1	2	3	4
11	容易烦恼和激动	0	1	2	3	4
12	胸痛	0	1	2	3	4
13	害怕空旷的场所或街道	0	1	2	3	4
14	感到自己的精力下降，活动减慢	0	1	2	3	4
15	想结束自己的生命	0	1	2	3	4
16	听到旁人听不到的声音	0	1	2	3	4
17	发抖	0	1	2	3	4
18	感到大多数人都不可信任	0	1	2	3	4
19	胃口不好	0	1	2	3	4
20	容易哭泣	0	1	2	3	4
21	同异性相处时感到害羞和不自在	0	1	2	3	4
22	感到受骗、中了圈套或有人想抓住您	0	1	2	3	4
23	无缘无故地突然感到害怕	0	1	2	3	4
24	自己不能控制地发脾气	0	1	2	3	4
25	怕单独出门	0	1	2	3	4
26	经常责怪自己	0	1	2	3	4
27	腰痛	0	1	2	3	4
28	感到难以完成任务	0	1	2	3	4
29	感到孤独	0	1	2	3	4
30	感到苦闷	0	1	2	3	4
31	过分担忧	0	1	2	3	4
32	对事物不感兴趣	0	1	2	3	4
33	感到害怕	0	1	2	3	4
34	觉得感情容易受到伤害	0	1	2	3	4
35	旁人能知道自己的私下想法	0	1	2	3	4

（续上表）

题号	内容	从无	轻度	中度	较重	严重
36	感到别人不理解自己，不同情自己	0	1	2	3	4
37	感到人们对自己不友好，不喜欢自己	0	1	2	3	4
38	做事必须做得很慢以保证做得正确	0	1	2	3	4
39	心跳得很厉害	0	1	2	3	4
40	恶心或胃部不舒服	0	1	2	3	4
41	感到比不上他人	0	1	2	3	4
42	肌肉酸痛	0	1	2	3	4
43	感到有人在监视自己谈论自己	0	1	2	3	4
44	难以入睡	0	1	2	3	4
45	做事必须反复检查	0	1	2	3	4
46	难以作出决定	0	1	2	3	4
47	怕乘电车、公共汽车、地铁或火车	0	1	2	3	4
48	呼吸有困难	0	1	2	3	4
49	一阵阵发冷或发热	0	1	2	3	4
50	因为感到害怕而避开某些东西、场合或活动	0	1	2	3	4
51	脑子变空了	0	1	2	3	4
52	身体发麻或刺痛	0	1	2	3	4
53	喉咙有梗塞感	0	1	2	3	4
54	感到没有前途没有希望	0	1	2	3	4
55	不能集中注意力	0	1	2	3	4
56	感到身体的某一部分软弱无力	0	1	2	3	4
57	感到紧张或容易紧张	0	1	2	3	4
58	感到手或脚发重	0	1	2	3	4
59	想到死亡的事	0	1	2	3	4
60	吃得太多	0	1	2	3	4
61	当别人看着自己或谈论自己时感到不自在	0	1	2	3	4
62	有一些不属于自己的想法	0	1	2	3	4

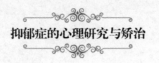

（续上表）

题号	内容	从无	轻度	中度	较重	严重
63	有想打人或伤害他人的冲动	0	1	2	3	4
64	醒得太早	0	1	2	3	4
65	必须反复洗手、点数目或触摸某些东西	0	1	2	3	4
66	睡得不稳不深	0	1	2	3	4
67	有想摔坏或破坏东西的冲动	0	1	2	3	4
68	有一些别人没有的想法或念头	0	1	2	3	4
69	感到对别人神经过敏	0	1	2	3	4
70	在商店或电影院等人多的地方感到不自在	0	1	2	3	4
71	感到任何事情都很困难	0	1	2	3	4
72	一阵阵恐惧或惊恐	0	1	2	3	4
73	感到在公共场合吃东西很不舒服	0	1	2	3	4
74	经常与人争论	0	1	2	3	4
75	单独一人时神经很紧张	0	1	2	3	4
76	别人对您的成绩没有作出恰当的评价	0	1	2	3	4
77	即使和别人在一起也感到孤单	0	1	2	3	4
78	感到坐立不安、心神不定	0	1	2	3	4
79	感到自己没有什么价值	0	1	2	3	4
80	感到熟悉的东西变成陌生或不像是真的	0	1	2	3	4
81	大叫或摔东西	0	1	2	3	4
82	害怕会在公共场合昏倒	0	1	2	3	4
83	感到别人想占您的便宜	0	1	2	3	4
84	为一些有关"性"的想法而很苦恼	0	1	2	3	4
85	自己认为应该因为本身的过错而受到惩罚	0	1	2	3	4
86	感到要赶快把事情做完	0	1	2	3	4
87	感到自己的身体有严重问题	0	1	2	3	4
88	从未感到和其他人很亲近	0	1	2	3	4
89	感到自己有罪	0	1	2	3	4
90	感到自己的脑子有毛病	0	1	2	3	4

第十二章
医疗机构简介

专科医院，是与综合医院对应而言的，它不像综合性医院分科齐全，有内科、外科、妇科、儿科等。专科医院就是只针对这些分科中的某一科室的疾病进行治疗的医院，如眼科医院、骨科医院、五官科医院、妇幼保健医院、精神病院等。精神卫生专科医院就是针对有精神疾病的患者设立的专门性分科治疗医院。

精神病患者的数目巨大，目前全球有4.5亿人罹患某种类型的精神病或脑疾患，因精神和脑疾患造成的全球疾病负担将上升15%。抑郁症、精神分裂症、双相情感障碍、酒精依赖、早老性痴呆和其他痴呆均列入残疾的13种主要原因之中。而且由于精神疾病多为终生性疾病，因此有人说，每一个精神病患者家庭都有一部血泪史，每一个患者背后都有一颗为之破碎的心。那么，为精神疾病患者提供各种治疗、康复措施的"精神卫生专科医院"究竟是一个什么样的机构呢？笔者将为大家揭开其神秘的面纱，让大家对之有一些大致的了解。

随着中国经济发展水平的提高，人们对心理健康的要求也越来越高，医疗消费动机表现出多层次、多样化的特点。心理咨询及精神健康方面服务的潜在需求不断增长，一方面为精神卫生专科医院开拓出了更广的市场，另一方面也促使专科医院针对社会各群体的不同需求提供多元化的服务。为了帮助大家更好地了解精神病专科医院的性质，解除在文艺作品的渲染下对精神卫生专科医院产生的神秘感和恐惧心理，防止因为讳疾忌医而延误病情，本章将对精神卫生专科医院作一个简要的介绍。本章内容主要包括精神卫生专科医院的主要职能、精神卫生专科医院门诊简介，并介绍一些广东省内的重要精神卫生专科医院，为广大患者朋友提供一个诊疗指南。

第一节　精神卫生专科医院的主要职能

精神卫生专科医院的主要职能分为以下五大部分。

一、为精神疾病患者提供各种治疗

精神卫生专科医院是为各种精神病患者提供各种医疗服务、控制其临床症状、减除患者痛苦、帮助精神病患者回归社会的重要场所。随着精神医学的发展，对精神病患者的治疗手段越来越多样化，但药物治疗一直是精神疾病患者治疗的重要手段。从 20 世纪 50 年代氯丙嗪问世开始，精神疾病的治疗迈入了现代科学的发展道路；20 世纪 80 年代，第二代抗精神病药物的研发和推出使精神疾病的治疗迈上了新台阶，帮助了大批的精神病人从精神病专科医院回归了家庭、社会。除了药物治疗之外，精神病专科医院还提供包括电痉挛治疗、胰岛素治疗（休克/昏迷治疗，低血糖治疗）、内分泌（激素）治疗、心理治疗、中医、中西医结合治疗等多种治疗手段。近年来，手术治疗也开始应用于精神疾病的治疗，有些新的诊疗技术已经比较成熟，但还需要对应用技术的医疗机构和医务人员资质作出规定；有些技术在安全性、有效性、医学伦理等方面尚有争议，不适于临床应用；一些医疗机构在不具备相应人员、设备、设施、技术条件的情况下，存在不规范地应用相关医疗技术的现象。

二、精神卫生预防保健工作

近年来，生活变好了，老百姓也开始对心理健康越来越重视。卫生部门对精神卫生专科医院的要求也相应提高，专科医院的职能越来越多样化、人性化，精神疾病预防工作已经成为其工作的一项重要内容，政府每年都会拨发相应经费组织精神卫生工作者开展精神病预防工作。精神卫生专科医院每年都会开展针对不同人群的各种心理卫生知识宣教、义诊咨询、团体活动。这样一方面启蒙了老百姓的心理保健意识，全面地提高了整个社会的心理健康水平；另一方面也增加了大家对精神疾病的认识，让患者能够尽早被发现、及时就医，防止精神病患者发生肇事肇祸等恶性事件。

三、为精神病患者提供康复服务

现在，精神病患者的治疗已经不仅仅满足于控制症状，更多的是达到促进患者回归社会，像一个正常人一样地生活、学习、工作的目标。目前，精神病患者康复工作主要包括院内康复和社区康复，而精神卫生专科医院在精神病患者康复中到底起到什么作用？我们将对此作一些简要的介绍。

1. 医院内康复

医院内康复一般实行开放式或者半开放式的病人管理模式，为患者提供宽松的生活环境，避免社会剥夺，保持一定的人际交往；对患者开展生活、学习、工作能力与社交能力等方面技能培训，保持患者的社会功能；合理安排患者加入唱歌、手工等的工娱治疗项目，促进患者心理健康水平提高和保持患者的工作能力。设立康复科和健身场所，努力减少长期住院患者因为缺少活动或者长期服药等因素导致的躯体功能下降和抵抗疾病能力下降等症状。

2. 医院康复的训练措施

（1）生活行为的康复训练：其目的是训练住院患者适应生活环境的行为技能，使患者保持日常生活活动以及娱乐、社交所需的行为技能，主要包括以下三个方面：①生活自理能力训练。这类训练主要是针对衰退症状以及智力障碍生活不能自理的患者。重点是培训患者的生活自理能力和保持个人卫生的能力，如洗漱、穿衣、吃饭、排便等活动的能力。②社会交往能力的训练。精神障碍患者由于长期社会剥夺，社交能力常严重受损。对这些患者的训练主要包括训练患者如何去理解对方并正确表达自己，使他们能够举止得体，能够保持和人正常交流的能力。鼓励患者通过语言、书信等方式与家人保持联系，让患者能有正常的亲情交流，保持与外界的接触，了解外部信息。③娱乐活动训练。该类活动主要训练患者积极参与各种群体活动，提高他们社会交往的主动性，让患者能够自觉地去学会寻找生活中的乐趣，通过一些文娱活动促进自身身心健康。但文娱活动也应该因人而异，要根据患者的病情、兴趣爱好、文化程度等而定，既可以是一般观赏活动，如听音乐、看电视等，也可以是需要积极参与的一些活动，如唱歌、绘画、游戏等。

（2）学习行为的技能训练：根据患者的具体情况，可以安排不同的学习方式。如开展心理保健知识教育、康复知识教育、常识教育、科普知识教育等，也可以开展针对性比较强的学习班，有选择地集中不同病情状态的患者进行训练。经过这种训练后，患者在回归社会前应进一步学习有关技能，如

简单的家务料理、社交技能、交通工具使用等。只有熟悉这些基本的生活技能，才能帮助患者更好地适应社会。具体活动可根据患者的兴趣要求和文化程度进行安排。

（3）就业行为的技能训练：即对精神障碍患者进行劳动就业方面的培训，这些训练对帮助精神障碍患者再就业，促进患者全面回归社会具有重要的意义。

精神病患者的治疗和康复是一个长期的过程，单纯的医院康复已经不能满足患者的要求。精神卫生专科医院在积极参与患者康复的同时，还常常扮演社区康复的组织者和领导者的角色，如参与组织制订精神障碍患者康复工作计划、方案，组织、协调相关部门（社区医院及残联、街道等）开展社区精神卫生三级预防工作，做好精神疾病防治康复技术指导、业务培训工作，为基层医生提供技术支持与保障服务等。

四、开展相关教学或科研活动

根据医院的不同级别，可以开展相应的教学和科研活动。一些大型精神卫生专科医院如上海市精神卫生中心、北京回龙观医院等多是高校的教学医院，除了为高校大学生提供实习基地外，还作为高校精神卫生专业硕士或者博士研究生的重要临床培训基地，并承担大量的科研任务。近年来，科研成果常常作为衡量一个精神卫生专科医院在业界学术地位的一个重要指标，随着专科医院医师学历越来越高，专科医院的科研能力也突飞猛进，每年发表论文数量增多，质量也得到大大的提升。

为了满足社会上对心理卫生服务的需求，目前很多精神病专科医院都设有心理咨询培训中心，为社会培养了大量心理咨询和心理治疗方面的人才。同时，精神卫生专科医院常常筹划组织基层精神卫生专业人员的继续教育工作，为基层医务工作者提供精神卫生知识培训，提高基层医生对精神疾病的识别和处理能力。

五、危机干预

现代精神病专科医院常常设立危机干预中心及心理热线，为社会各阶层的心理危机求助者提供及时的心理援助。精神病患者在精神病症状的支配下，常常发生危害公共安全或者危害他人安全的行为、自伤或者自杀行为、急性药物中毒（自杀或误服）或者长期服药过程中出现的需及时处理的严重药物不良反应等情况，鉴于这些情况，精神病医院在家属的要求下，开始协助相关政府部门开展危机干预工作。危机干预工作根据现场情况作出处置。如患者疾病诊断明确、问题清楚、处理措施不复杂的情况下，再如一般的急性药物不良反应患者或病情不重、治疗依从性较好、患者家庭有一定管理条件的患者，可作现场临时性应急处置，并进行随访。

如果患者病情危重，需要保护性治疗或强制性治疗，应及时转到精神科门诊留观或精神科紧急住院治疗。

院外应急处置常用措施有以下五种：

① 心理危机干预。

治疗师使用支持性和解释性言语，缓解患者紧张、恐惧和愤怒情绪，劝说患者停止危害行为。治疗师同时对现场其他人的焦虑、紧张、恐惧情绪给予必要的安慰性疏导、转移。

② 保护性约束。

保护性约束是为了及时控制和制止危害行为发生或者升级而对患者实施的保护性措施。治疗师经患者监护人（家属）同意，在当地公安机关公务人员协同下，使用有效的保护性约束手段对患者进行约束，对其所携危险物品及时全部搜缴、登记、暂存，将患者限制于相对安全的场所。

③ 快速药物镇静。

为迅速控制患者情绪，经应急处置医疗组的精神科执业医师诊断并处方，可使用抗精神病药物（如氟哌啶醇等，或加用苯二氮卓类药物）对患者进行快速镇静。用药后，应注意观察药物的不良反应。

④ 持续性药物治疗。

对社区管理的患者，根据疾病诊断和既往治疗情况，治疗师应及时制订和调整患者的长期药物治疗方案，以巩固治疗效果，控制并缓解病情。

⑤ 其他治疗。

此类治疗如查看并处理患者出现的身体损伤，必要时请附近综合性医院协助等。

第二节 广东省内重要精神卫生专科医院简介

一、广州市脑科医院

广州市脑科医院始建于 1898 年，由美国人约翰·克尔（John Kerr）创办，是中国第一间精神病专科医院，被纳入"中华之最"系列。医院占地面积 10 万平方米，业务用房 4 万多平方米，分设芳村住院部、江村住院部、芳村门诊部、荔湾门诊部及江村门诊部。医院环境优美，就诊方便舒适，是广州市首批医保定点医疗机构。

广州市脑科医院共 19 个病区，包括普通精神科病区、早期干预病区、中西医结合病区、神经内科、神经外科病区、老年精神科病区和 ICU 病房，并且成立了广州市药物依赖治疗康复研究所、医院司法鉴定所等机构。其中，该院的老年精神科被广东省卫生厅列为"省五个一兴医工程"重点专科。目前，该院门诊部除设普通精神科外，还开设有神经症、癫痫、儿童多动症、药物依赖、心身疾病、性心理障碍、心理咨询、智力测查、司法鉴定、老年精神科、睡眠障碍科及中医等科目。

二、广东省精神卫生研究所

广东省精神卫生研究所创建于 1959 年，是广东省重要的精神病与精神卫生学临床、科研和教学基地，负责全省精神疾病防治和康复的技术指导、宣传教育以及科研、医师培训等工作。2003 年 12 月，该院与广东省人民医院进行资源整合后，迁址至广东省人民医院惠福分院。该研究所提供就业指导、职业压力调适、人际交往障碍、学习障碍、青少年儿童心理问题、妇女心理障碍、老年心理障碍、情绪障碍、睡眠障碍、性心理障碍、药物依赖、网络成瘾等症状的咨询、治疗以及各类重性精神障碍的诊断、治疗、咨询、预防和康复；该院开展多种心理（包括智力、人格、心理状况、情绪状况等）测验和司法精神医学鉴定，同时开展包括正电子发射、核磁共振等脑影像学等多项特殊检查和各项临床检验检查。

三、汕头大学精神卫生中心

该卫生中心是由香港著名实业家李嘉诚先生捐资兴建，由我国精神卫生事业奠基人之一、国际著名精神医学家、汕头大学医学院名誉院长伍正谊教授主持创办的新型精神卫生机构。汕头大学精神卫生中心以四大特色即"建筑园林化、管理开放化、生活家庭化、治疗综合化"的精神卫生机构管理新模式，赢得了国内外同行的赞誉，被称为"中国二十一世纪精神病医院新模式雏形"。

四、深圳市康宁医院

深圳市康宁医院位于深圳市罗湖区翠竹路，目前已成为深圳市精神疾病诊断与治疗中心、心理咨询中心、精神卫生技术培训与继续教育中心、市民精神健康与精神卫生监测中心。该院收治各种精神疾病患者如精神分裂症、心境障碍、神经症、老年精神病、药物依赖等，其中神经症病房为全开放式管理，精神科病房分类封闭式和半开放式管理两类，职业治疗科面向康复期病人和门诊病人开放。该院的业务科室包括精神科门诊、心理咨询中心（含心理测验中心）、儿童心理科、老年精神科、性医学科、戒毒中心、医学鉴定科、职业治疗科等临床科室；研究所设临床精神病学、临床心理学、儿童心理卫生、生物精神病学及电生理等研究室；医技科室包括心电图室、B超室、脑电图室、放射科、检验科等科室。

参考文献

1. Cipriani A. , Furukawa T. A. , Salanti G. , et al. Comparative Efficacy and Acceptability of 12 New – generation Antidepressants: a Multiple-treatments Meta-analysis. *The Lancet*, 2009(9665).

2. Corruble E. Recurrent Depression and Life Events: ACTUEL survey. *Encephale*, 2006, 32(1):983 – 987.

3. Friis R. H. , Wittchen H. U. , Pfister H. , et al. Life Events and Changes in the Course of Depression in Young Adults. *European Psychiatry*, 2002(5).

4. Grant K. E. , Compas B. E. , Stuhlmacher A. F. , et al. Stressors and Child and Adolescent Psychopathology: Moving from Markers to Mechanisms of Risk. *Psychological Bulletin*, 2003(3).

5. Kenth H. ,Mcdowell J.. Sudden Bereavement in Acute Care Settings. *Nursing Standard*,2004(6).

6. Leskela U. S. , Melartin T. K. , Lestela – Mielonen P. S. , et al. Life Events, Social Support, and Onset of Major Depressive Episode in Finnish Patients. *The Journal of Nervous and Mental Disease*, 2004(5).

7. Maciejewski P. K. , Prigerson H. G. , Mazure C. M. Sex Differences in Event – related Risk for Major Depression. *Psychological Medicine*, 2001(4).

8. Morse J. Q. , Robins C. J.. Personality—life Event Congruence Effects in Late – life Depression. *Journal of Affective Disorder*, 2005(1).

9. Olie J. P. , Kasper S.. Efficacy of Agomelatine, a MT1/MT2 Receptor Agonist with 5 – HT2C Antagonistic Properties, in Major Depressive Disorder. *The international journal of Neuropsychopharmacology*, 2007(5).

10. Pjrek E. ,Winkler D. , Konstantinidis A. , et al. Agolmelatine in the Treatment of Seasonal Affective Disorders. *Psychopharmacology*,2007(4).

11. ［英］保罗·贝内特. 异常与临床心理学. 陈传峰等译. 北京：人民邮电出版社, 2005.

12. ［美］大卫·伯恩斯．伯恩斯新情绪疗法．李安龙译．哈尔滨：北方文艺出版社，2007.

13. 常义．精神外科的历史与现状．中华外科杂志，2007（24）．

14. 陈娟．心理社会因素在重性抑郁障碍中的作用．校园心理，2009（2）．

15. 陈朝阳．人格因素与抑郁症．中国行为医学科学，2001（4）．

16. 陈树林，郑全全，黄鑫．社会应激、认知心理因素和抑郁症的关系研究．中国行为医学科学，1999（2）．

17. 陈树林．抑郁症的社会认知理论研究．临床精神医学杂志，2001（4）．

18. 程赓，张晓莉，钟慧等．老年人精神分裂症和抑郁症的临床特征．蚌埠医学院学报，2003（2）．

19. 崔青，侯钢，孙静等．抑郁症晨重夕轻特征与生物学的关系．临床精神医学杂志，2006（5）．

20. 杜巧琳，王小云．抑郁症病因研究．现代中西医结合杂志，2003（1）．

21. 杜亚松．青少年儿童情绪障碍的常见类型及防治．中国儿童保健杂志，2005（3）．

22. 范肖冬，汪向东，于欣等译．ICD－10．北京：人民卫生出版社，1993.

23. 房伟．居丧障碍报告．中外医疗，2010（33）．

24. 费立鹏．中国的自杀现状及未来的工作方向．中华流行病学杂志，2004（4）．

25. 傅先明，牛朝诗．立体定向和功能性神经外科学．合肥：安徽科学技术出版社，2004.

26. 郭文斌，姚树桥．认知偏差与抑郁症．中国行为医学科学，2003（1）．

27. 韩向前，韩丹．新型毒品滥用者强制戒毒期间抑郁状况调查．临床心身疾病杂志，2009（2）．

28. 韩彦超，宗艳红，张彦恒等．117例抑郁症患者的躯体症状和首诊情况调查．中国心理卫生杂志，2008（12）．

29. 贺凤山．老年性抑郁症与痴呆的鉴别．日本医学介绍，1987（4）．

30. 洪炜，姬雪松，马晓军．抑郁障碍患者的生活事件、防御机制与其发病关系的研究．中国临床心理学杂志，2004（1）．

31. 胡茂荣，陈晋东，李乐华等．阿戈美拉汀：一种新型抗抑郁药．中国新药与临床杂志，2009（2）．

32. 胡佩诚．心理治疗．北京：人民卫生出版社，2007.

33. 胡淑丽．神经症患者的睡眠障碍及影响因素．中国民康医学，2010（11）．

34. 黄成坷，周伶俐，王增寿．青少年儿童抑郁症药物治疗的研究进展．中国医院药学杂志，2009（1）．

35. 黄晓艳，王哲．青少年儿童抑郁症的治疗．中国现代医生，2009（4）．

36. 季建林．抑郁症治疗规范流程．上海精神医学，2005（3）．

37. 江开达．抑郁障碍防治指南．北京：北京大学医学出版社，2007．

38. ［英］卡洛琳·凯斯，苔萨·达利．艺术治疗手册．黄水婴译．南京：南京出版社，2006．

39. ［英］弗农·科尔曼．心理的力量——隐藏的功能．樊伟译．合肥：安徽人民出版社，2004．

40. 李东阳，曹玉鸣，阎月敏．老年慢性酒精中毒与抑郁症的抑郁症状比较．贵阳医学院学报，2003（1）．

41. 李洪．安定依赖导致自杀1例报告．临床精神医学杂志，2002（4）．

42. 江开达．精神病学．北京：人民卫生出版社，2010．

43. 李素水．青少年儿童抑郁症的治疗研究进展．国际精神病学杂志，2010（1）．

44. 李文红，翟昕东，战广茂等．环性心境障碍．国外医学精神病学分册，2003（2）．

45. 刘协和，杨权．精神科急诊医学．长沙：湖南科学技术出版社，1999．

46. 刘贻德．抑郁症诊断标准的探讨．临床误诊误治，2009（11）．

47. 梅峰，欧红霞，舒京平．抑郁症与神经症合并躯体慢性疼痛比较研究．实用老年医学，2010（5）．

48. 孟沛欣．艺术疗法——超越言语的交流．北京：化学工业出版社，2009．

49. ［德］乌尔苏拉·努贝尔．不要恐惧抑郁症．王泰智，沈惠珠译．北京：生活·读书·新知三联书店，2003．

50. 彭卫珍，孔令春，陈华．抑郁症治疗药物研究进展．海峡药学，2011（7）．

51. 鲁文莉，徐大斌，李冬雪等．癫痫患者伴发抑郁症的临床研究．罕少疾病杂志，2008（1）．

52. 钱春红．加替沙星导致精神障碍的护理．现代护理，2006（5）．

53. 任显峰，程荣玉，颜淑环．心理社会因素在抑郁症发生中的作用．临床精神医学杂志，2006（1）.

54. 申荷永. 荣格与分析心理学. 广州：广东高等教育出版社，2004.

55. 沈渔邨. 精神病学（第5版）. 北京：人民卫生出版社，2010.

56. 舒明跃. 青少年儿童抑郁症. 国外医学精神病学分册，2004（3）.

57. 舒明跃. 青少年儿童抑郁症临床治疗进展. 临床心身疾病杂志，2006（2）.

58. 孙伯民. 精神疾病的外科治疗. 中国微侵袭神经外科杂志，2006（3）.

59. 田成华，舒良. 老年抑郁症治疗新进展. 中华医学杂志，1999（7）.

60. 田敏，罗小萌. 产后抑郁症与血清催乳素、雌二醇、孕酮水平变化的相关性研究. 中国计划生育学杂志，2011（12）.

61. 汪业汉，陈海宁. 精神外科过去、现在与未来. 立体定向和功能性神经外科杂志，2008（1）.

62. 王晓峰，李拴德. 立体定向和功能性神经外科杂志，2006（5）.

63. 王瑛，陈生弟. 抑郁症治疗进展. 世界临床药物，2005（3）.

64. 邬志美，郭田生，匡卫平. 精神外科的相关理论与临床实践. 国际精神病学杂志. 2007（1）.

65. 吴歆，刘芳. 儿童、青少年抑郁症的诊断和治疗进展. 中国儿童保健杂志，2008（2）.

66. 吴艳茹，肖泽萍. 青少年抑郁症与应激相关的病因研究进展. 上海精神医学，2006（5）.

67. 吴志江，刘金风. 恶劣心境患者和抑郁症患者的防御机制对照研究. 健康心理学杂志，2003（5）.

68. 修波. 难治性抑郁症的神经外科治疗. 立体定向和功能性神经外科杂志，2002（3）.

69. 许恒忠，李金英. 抑郁症的合理药物治疗. 中国药师，2008（6）.

70. 许又新. 神经症. 北京：人民卫生出版社，1993.

71. 玄吉龙，金花. 60例抑郁症患者躯体症状分析. 延边大学医学学报，2003（3）.

72. 薛林. 酒精所致精神障碍的临床与类型. 四川精神卫生，1990（2）.

73. 亚普科. 蓝调心情（如何创造轻松愉快的家庭精神）. 哈尔滨：北方文艺出版社，2011.

74. 美国精神病学会. 美国精神障碍诊断与统计手册（第4版）（DSM-

Ⅳ）. 颜文伟译. 上海精神医学，1994，6（1）.

75. 杨艳，杨德兰，郭俊伟等. 抑郁症患者家庭环境和父母教养方式的研究. 重庆医科大学学报，2008（4）.

76. 杨东，蒋茜. 艺术疗法：操作技法与经典案例. 重庆：重庆出版社，2007.

77. 杨海晨. 心境障碍研究进展. 国外医学. 精神病学分册，2003（3）.

78. 杨怀亮. 精神分裂症与情感性精神障碍的界限在哪里. 基层医学论坛，2007（24）.

79. 伊娃·帕蒂丝·肇嘉. 沙盘游戏与心理疾病的治疗. 刘建新，蔡成后等译. 广州：广东高等教育出版社，2006.

80. 袁勇贵，李海林，吴瑞枝. 抑郁症的焦虑症状和焦虑症的抑郁症状. 中国行为医学科学，2002（2）.

81. ［美］詹姆斯，吉利兰. 危机干预策略（第5版）. 高申春等译. 北京：高等教育出版社，2009.

82. 张明园. 精神科评定量表手册. 长沙：湖南科学技术出版社，1993.

83. 张少丽，石少波. 抑郁症治疗的研究进展. 精神医学杂志，2008（2）.

84. 张新波，盛苏娜，翟书涛. 产后抑郁症与社会心理因素. 临床精神医学杂志，2002（6）.

85. 钟明天. 抑郁认知易感者负性情绪信息加工的杏仁核激活及脑功能连接特征. 中南大学博士学位论文，2011.